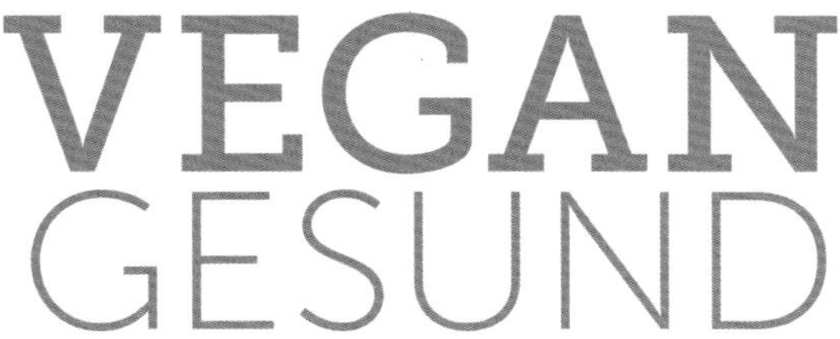

VEGAN
GESUND

Sich besser fühlen und deutlich leistungsfähiger werden
mit der gesündesten Ernährung

Gourmetkoch Raphael Lüthy und Dr. med. Ernst Walter Henrich

VEGAN
GESUND

Sich besser fühlen und deutlich leistungsfähiger werden
mit der gesündesten Ernährung

Impressum

© 2014 ProVegan Shop GmbH
www.VeganGesund.info
www.ProVegan.info
www.ProVegan-Shop.info
www.hotelswiss.info

Fotografie: Gabi Sonnenschein, Fotostudio Imago
Bildnachweise: getty images/Blend Images/Dave and Les Jacobs (Seite 34),
© Robert Kneschke – Fotolia.com (Seite 36)
Foodstyling: Sabine Dittmar
Gestaltung: Ulrich Bender, Tim Christopher Klonk, Anja Randolf
Gesamtherstellung: Schmelzer Medien GmbH
Druck: Vorländer GmbH & Co. KG

Printed in Germany

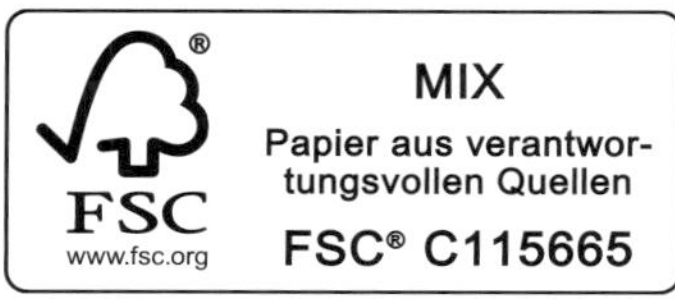

ISBN 978-3-00-047572-6

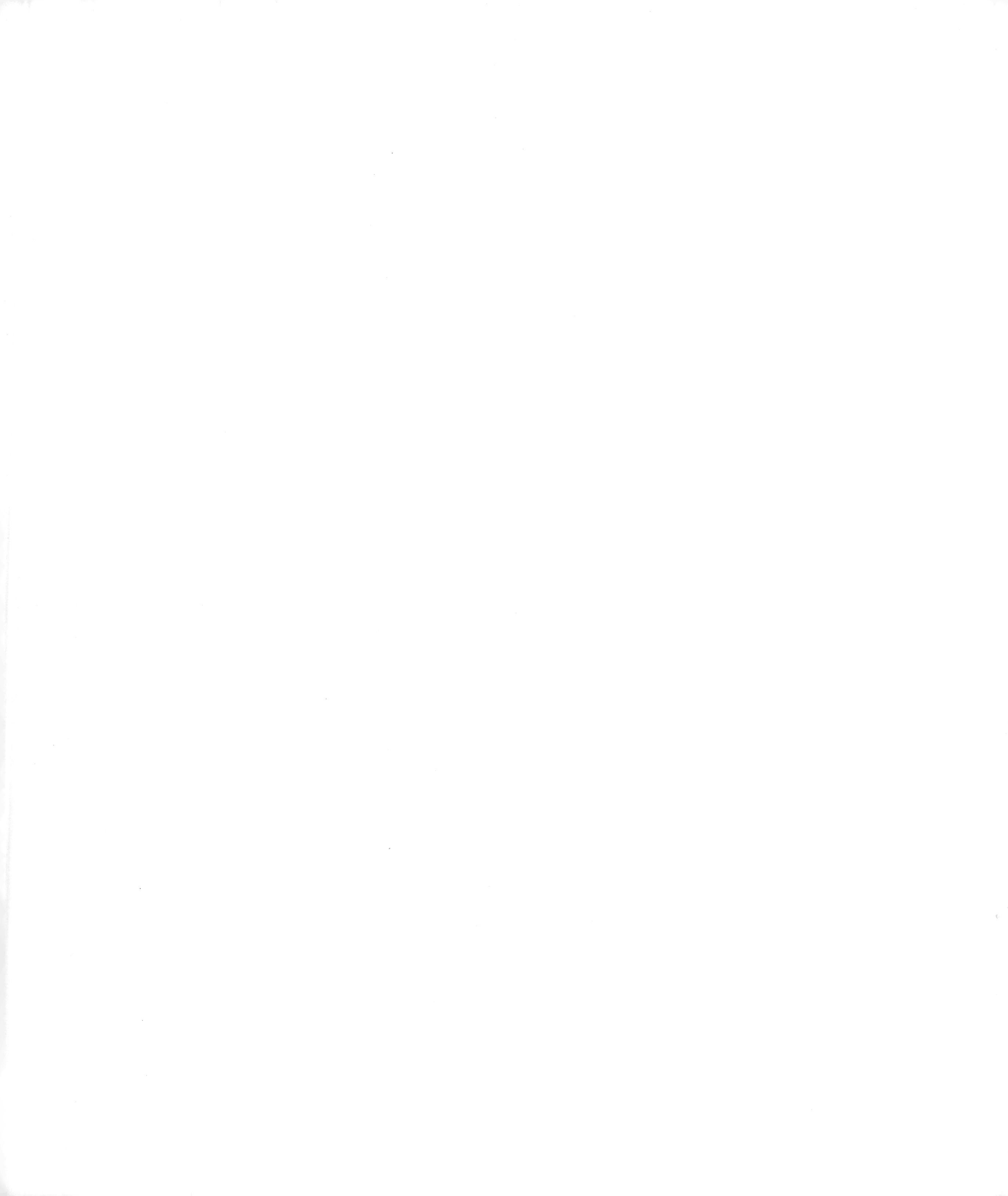

Inhaltsverzeichnis

Abkürzungen

TL = Teelöffel   **l** = Liter

EL = Esslöffel   **Msp** = Messerspitze

g = Gramm   **Pck** = Päckchen

kg = Kilogramm   **Bd** = Bund

ml = Milliliter

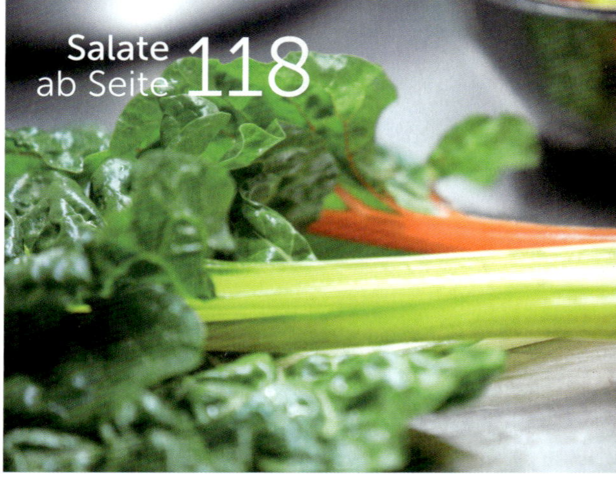

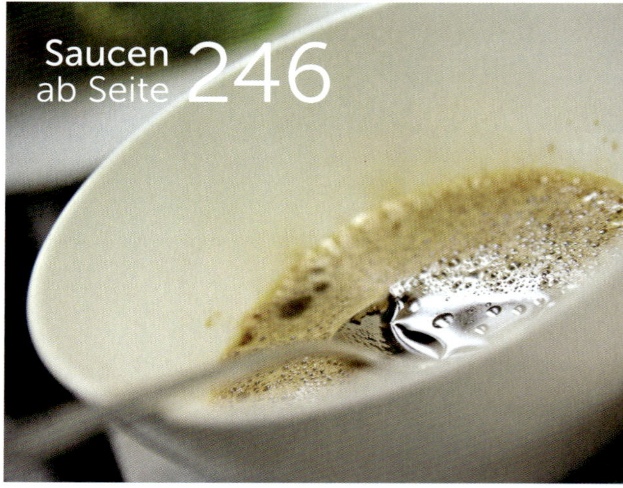

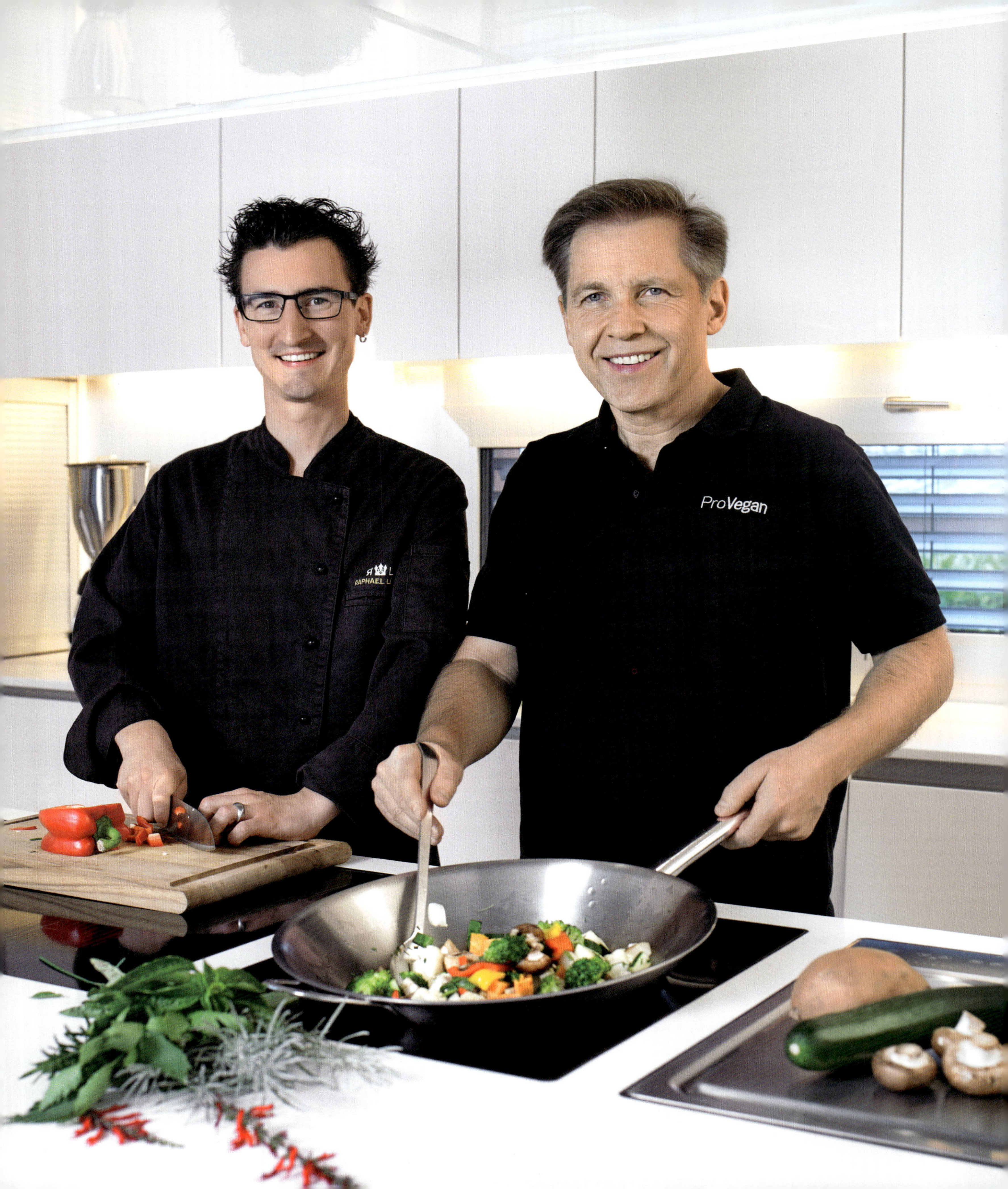

ProVegan

VEGAN GESUND – die gesündeste und beste Entscheidung Ihres Lebens

Vegan zu leben bedeutet, der Verantwortung gegenüber der eigenen Gesundheit und gegenüber allem Leben auf unserem Planeten gerecht zu werden. Aus diesem Bewusstsein heraus entsteht die Entscheidung für eine konsequent vegane Lebensweise. Die vegane Lebensweise ist die rücksichtsvollste Haltung, die wir für unsere Mit-Lebewesen einnehmen können. Die vegane Ernährung ist der wichtigste Schritt, um Leid und vorzeitigen Tod zu vermeiden. Dies gilt nicht nur in Bezug auf die Tiere, sondern auch für uns selbst. Denn eine vegane Ernährung kann Krankheit, Leid und vorzeitigen Tod verhindern. Allerdings können auch bei einer veganen Ernährung Fehler gemacht werden, die der eigenen Gesundheit nicht zuträglich sind. Aus diesem Grund haben wir die VEGAN GESUND Initiative gestartet. VEGAN GESUND bedeutet, dass unsere Ernährung nicht nur besonders schmackhaft ist, sondern auch unsere Gesundheit optimal fördert. Dazu bedarf es einiger weniger Regeln, auf die wir in diesem Buch ausführlich eingehen werden. Zu diesen Regeln gehört beispielsweise, dass wir so wenige zusätzliche Öle und Fette wie möglich verwenden. Am besten verwendet man gar keine zusätzlichen Öle und Fette, denn in einer abwechslungsreichen Kost sind bereits in natürlichen Nahrungsmitteln genügend Fette enthalten.

Wir haben die Erfahrung gemacht, dass regelmässig zu viel Öl zum Braten verwendet wird. Weniger ist hier mehr. Am besten ist es aber, wann immer dies je nach Rezept und verwendeter Nahrungsmittel möglich ist, überhaupt kein Fett zum Braten zu verwenden. Nehmen Sie einfach Wasser. Sie werden erstaunt sein, wie gut und oft das geht.

Unser Buch möchte Ihnen einen Einstieg in die gesunde vegane Küche vermitteln, Ihnen die wenigen Regeln einer gesunden Ernährung schmackhaft machen und Ihnen den Spass einer neuen Art der Gaumenfreude nahebringen. Wenn Sie einmal die alten Gewohnheiten abgelegt haben, dann ist alles ganz einfach. Allerdings sollte man nicht das Suchtpotenzial von fetten, gezuckerten und stark gesalzenen Produkten unterschätzen. Dazu gehören insbesondere Milchprodukte, Käse und industrielle Fertigprodukte mit einem sehr hohen Suchtpotenzial. Nur wenn man diese Produkte (auch die veganen Varianten) über einige Wochen konsequent meidet, kann man diese Sucht überwinden.

Danach werden Sie überrascht sein, wie stark sich Ihr Geschmackssinn verändert hat und wie positiv Sie eine neue Welt des Genusses tagtäglich erleben.

Dr. med. Ernst Walter Henrich
Dr. med. Henrich ProVegan Stiftung

Raphael Lüthy
Gourmetkoch Hotel Swiss, Kreuzlingen/CH

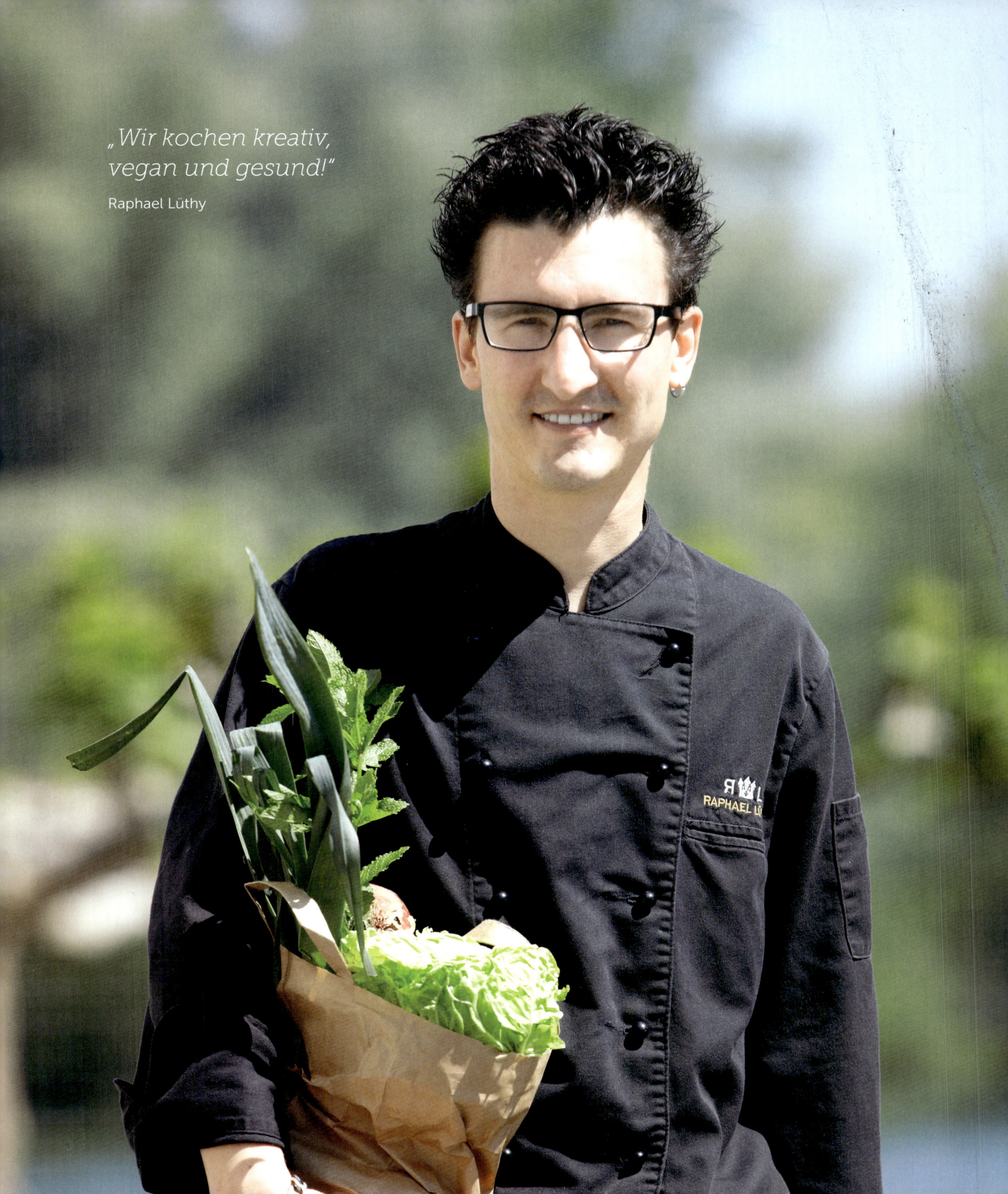
„Wir kochen kreativ,
vegan und gesund!"
Raphael Lüthy

Das Beste für Leib und Seele –
7 Sterne für die Pflanzenkost

*„Die Kochkunst wird sich entwickeln,
ohne dabei aufzuhören, Kunst zu sein!"*

Das Zitat stammt von Georges Auguste Escoffier (1846 bis 1935, franz. Meisterkoch), einem der grössten Küchenmeister seiner Zeit. Dieses Zitat hat mich schon lange vor meiner ersten Begegnung mit der veganen Küche beeindruckt. Die Kochkunst hat sich seit dem grossen Auguste Escoffier tatsächlich sehr verändert, und sie wird dies auch in Zukunft tun. Wichtig für mich ist, dass sie vernünftiger wird, aber dabei – wie das Zitat besagt – nie aufhört, Kunst zu sein.

Fisch, Fleisch und Milchprodukte gehörten viele Jahre zu den Lebensmitteln, die das Zentrum auch meiner Küche ausgemacht haben. Rückblickend gesehen ist es erschreckend, wie wenig Aufmerksamkeit wir den übrigen Komponenten eines Menüs geschenkt haben, wobei wir auch schon früher um die ethische und gesundheitliche Problematik tierlicher Produkte Bescheid wussten. Trotzdem schenkten wir diesem Aspekt wenig Beachtung. Unser Bestreben war es, eine regionale und saisonale Küche mit Fleisch und Milchprodukten von glücklichen Tieren anzubieten. Aber Hand aufs Herz: Welche Speisekarte wird heute nicht mit diesen Schlagwörtern geschmückt, und wie viele Gastronomen reden von Nachhaltigkeit und Ökologie, ohne sich damit wirklich auseinanderzusetzen?

Es scheint mir wichtig, dass wir uns um diese Themen wirklich kümmern. Mit den heutigen Medien und dem fast unendlichen Zugang zu Informationen ist es nahezu jedem Menschen möglich, sich mit dieser Thematik auseinanderzusetzen und sich eine eigene Meinung zu bilden. In meinem eigenen Umfeld erkenne ich jedoch immer wieder, dass dies viel zu wenig geschieht. Sind es nur unsere Gewohnheiten, die wir nicht ändern wollen? Vielleicht ist es die Angst vor Veränderungen, die viele Leute davon abhält, sich intensiv mit diesem Thema zu befassen. Diese Angst möchte ich nehmen, indem ich aufzeige, wie einfach es ist und um wie viel besser die Lebensqualität sein kann, wenn man sich bewusst, gesund und ohne Verzicht vegan ernährt.

Als wir das Hotel Swiss in Kreuzlingen als veganes Hotel eröffnet haben, wurden wir mit Reaktionen überhäuft. Davon waren 99 Prozent positiv bis gar euphorisch. Dies erlebe ich auch heute noch bei meiner täglichen Arbeit. Ich sehe, wie sich der vegane Trend ausbreitet und das Interesse an einer fairen und gesunden Ernährung wächst. Die Gespräche, die ich mit meinen Gästen oder Kochkursteilnehmern führe, sind so unterschiedlich wie ihre Motivation, sich bewusster zu ernähren. Die Gründe reichen von Ethik und Moral bis hin zu mehr Gesundheit und Leistung. Diverse Leistungssportler haben die vegane Ernährung längst entdeckt und nutzen diese. Doch längst nicht alle meine Gäste sind reine Veganer. Viele geniessen einfach die vegane Küche oder probieren gerne etwas Neues aus. So unterschiedlich die Motivationen zum Besuch unseres Restaurants auch sein mögen – das Ziel ist einheitlich: eine gesunde und sinnvolle Küche zu geniessen.

Ich werde oft gefragt, welche Produkte uns in der veganen Küche überhaupt noch zur Verfügung stehen. An dieser Frage erkennt man, wie sich vor allem in unserem Kulturkreis die klassische Küche auf die tierlichen Produkte konzentriert hat. Da beim Kochen die Milchprodukte meist problemlos ersetzt werden und sogenannte Sättigungsbeilagen, Saucen und Gemüse immer auch vegan hergestellt werden können, wird deutlich, dass sich diese Frage von selbst beantwortet.

Der grösste Anteil der Lebensmittel ist auch im klassischen Speiseplan vegan. Die veganen Produkte erhalten einfach die kleinere Bedeutung in der Menüschreibung. Es handelt sich hier vor allem um ein Problem der Benennung, wie es zum Beispiel das Wort „Sättigungsbeilage" belegt. Die klassische Küche hat einfach alles, was weder Fisch noch Fleisch ist, auf Beilagen reduziert. Interessanterweise wurde, da das kochtechnische

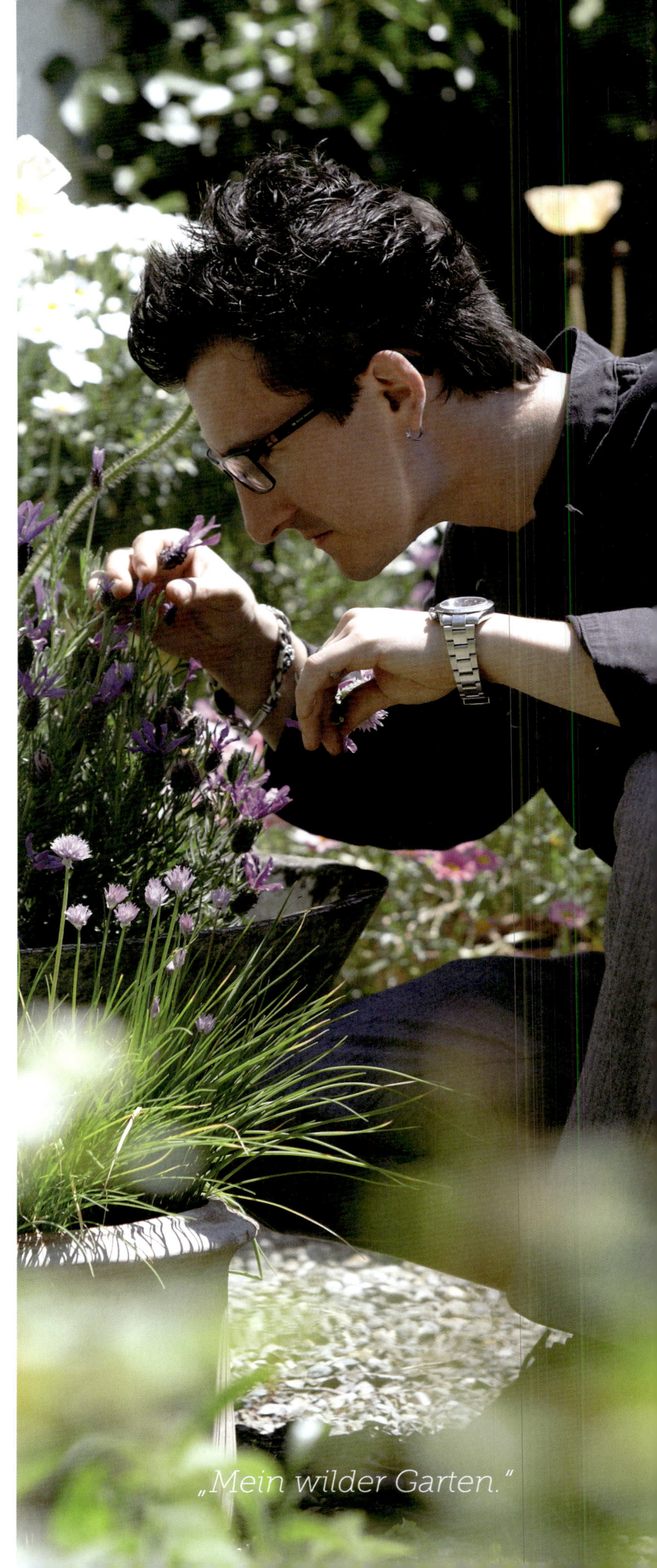

Potenzial des Fleisches oder des Fisches eher begrenzt ist, in der Spitzengastronomie in die sogenannten Beilagen immer schon mehr Arbeitsaufwand investiert. In der veganen Küche setzen wir einfach andere Produkte ins Zentrum. Das ist so einfach, wie es sich anhört. Die Produkte und das Handwerk des Kochens bleiben dasselbe. Viele Gäste haben mir nach dem Essen gesagt, dass sie gewisse Produkte zum ersten Mal richtig geschmeckt haben. Obwohl sie schon von Kind auf Karotten als Gemüse kennen, haben sie den Geschmack der Karotte das erste Mal bewusst wahrgenommen: weil sie nicht als Nebensächlichkeit auf dem Teller lag, sondern in unserer Küche in den Mittelpunkt gerückt wurde. Wir kochen kreativ, vegan und gesund.

Die Verwendung regionaler und saisonaler Produkte – wenn möglich immer aus biologischem und fairem Anbau – gehört für mich ebenso in die oberste Wichtigkeitskategorie. Wie vorher schon angesprochen, wird mit diesen Schlagwörtern in jedem zweiten Restaurant geworben. Ich handhabe dies in meinem Restaurant so, dass ich 90 Prozent der Frischprodukte von Herstellern beziehe, die in einem Umkreis von nicht mehr als zehn Autominuten zu erreichen sind. Dies ist vor allem im Winter eine Herausforderung, die nur mit Kreativität und Freude an der Sache zu bewältigen ist. Hier sind regelmässige Besuche bei den Produzenten ebenso wichtig wie das Kochen selbst.

Wie ich auch privat immer wieder erkennen muss, liegt die Schwierigkeit einer veganen Ernährung meist nicht im eigentlichen Kochvorgang, sondern beim Beschaffen der Zutaten. Bei einer frischen Karotte ist noch vergleichsweise unschwer zu erkennen, dass sie vegan ist.

Bei anderen Produkten kann das schwieriger werden. Im Supermarkt bleibt einem der Aufwand leider nicht erspart, alle Etiketten sorgfältig nach tierlichen Produkten abzusuchen. Das kostet Zeit und Nerven und verschafft trotzdem nur bedingte Sicherheit, zumal die Verarbeitungsprodukte nicht deklariert werden müssen. Das bedeutet, dass Produkte, die einem Lebensmittel während dessen Produktion zugefügt und später wieder entzogen werden, nicht auf dem Etikett ersichtlich sind. Dies ist beispielsweise bei Apfelsaft oder Wein der Fall: Beide Produkte werden z. T. mit Gelatine geschönt. Das Schönen mit tierlichen Produkten wäre produktionstechnisch gar nicht nötig. Deshalb versuche ich sowohl privat als auch beruflich mit vielen frischen und möglichst unverarbeiteten Lebensmitteln zu arbeiten.

Dass in unserer heutigen Küche viele tierliche Produkte zum Einsatz kommen, obwohl dies keinen Sinn macht, sieht man auch bei vielen alten Hausrezepten. Beim veganen Umschreiben diverser Rezepturen aus der klassischen Küche bemerkten wir, dass viele tierliche Produkte einfach weggelassen werden können, ohne dass sich das Ergebnis verändert. Am Beispiel der Verwendung von Eiern in der Patisserie wird das deutlich. Auch in meinem Privatleben legen meine Familie und ich viel Wert auf eine gesunde und ausgewogene Ernährung. Unsere Kinder sollen in einem Umfeld aufwachsen, in dem die Ernährung einen wichtigen Stellenwert hat. Abgesehen vom veganen Aspekt wird dies in unserer Gesellschaft meiner Meinung nach vernachlässigt. Im Gegensatz zu meinem beruflichen Alltag bleibt für die Küche zu Hause allerdings wenig Zeit. Nach einem langen Arbeitstag möchte ich nur möglichst wenig Zeit mit Kochen verbringen. Gesund, frisch, abwechslungsreich und schnell widerspricht sich aber nicht im Geringsten. Bei uns zu Hause stehen viele Pastagerichte auf dem Speiseplan. Oft kochen wir einfach nur Pasta mit frischem Gemüse und Pilzen. Die klassischen Fleischersatz-Produkte kommen bei uns – genau wie in unserem Restaurant – nur selten zum Einsatz.

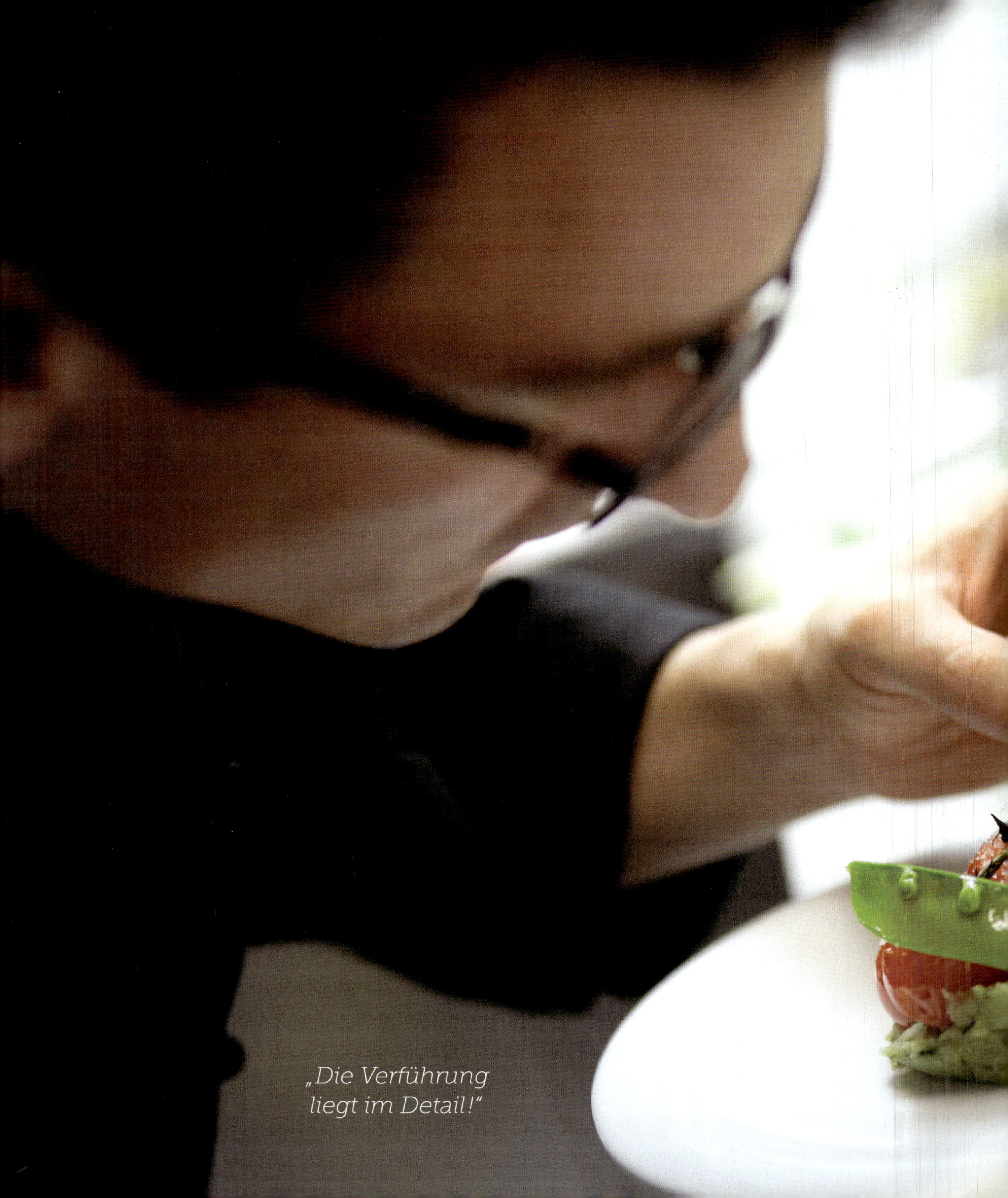
„Die Verführung
liegt im Detail!"

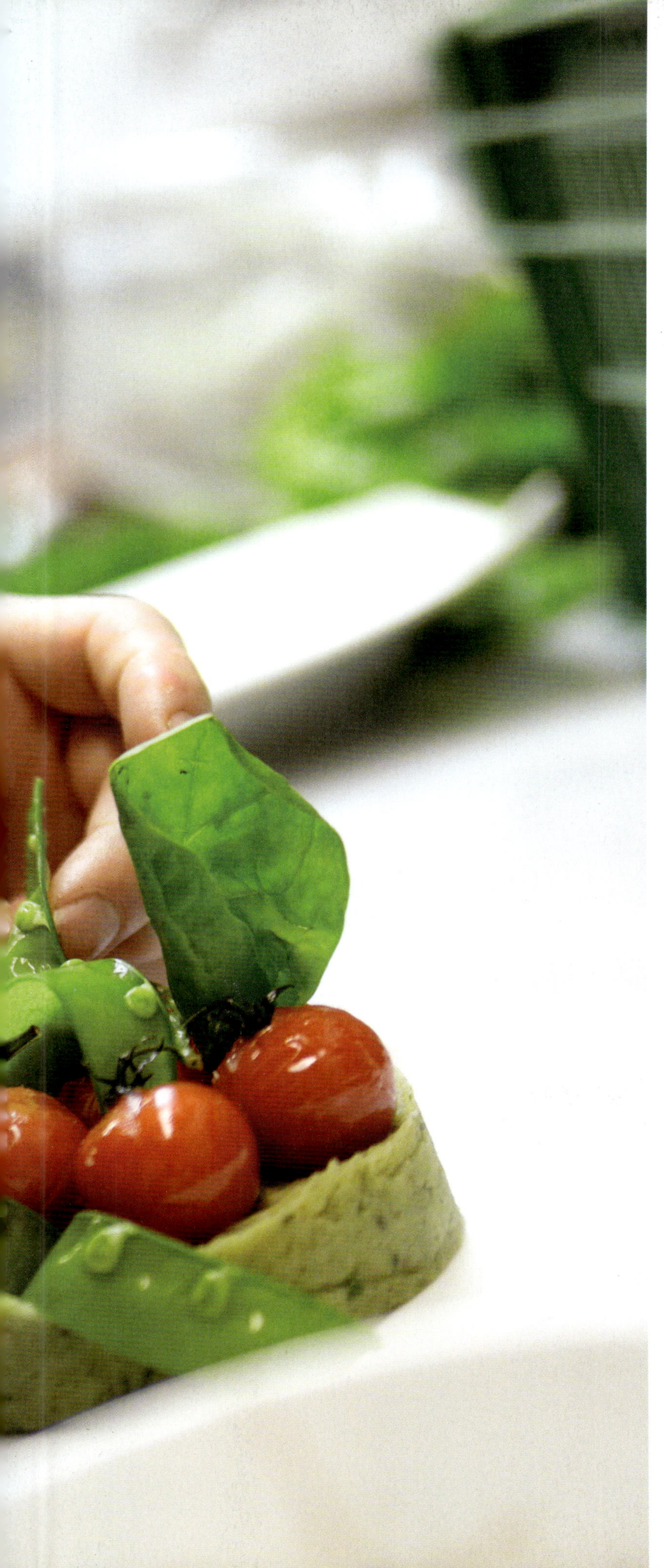

Die vegan gesunde Küche hat es nicht nötig, Fleisch- oder Fischprodukte zu imitieren. Abgesehen von wenigen Ausnahmen verzichte ich in meinen Rezepten auf sogenannte Ersatzprodukte. Und auch bei der alternativen Zubereitung der Klassiker der konventionellen Küche ist es nicht meine Motivation, das Original zu imitieren, sondern eine vegan gesunde Abwechslung in den Speiseplan zu bringen. Ich weiss, dass die vegane, gesunde Ernährung die beste für Leib und Seele ist.

7 Sterne für die pflanzliche Küche.

Raphael Lüthy

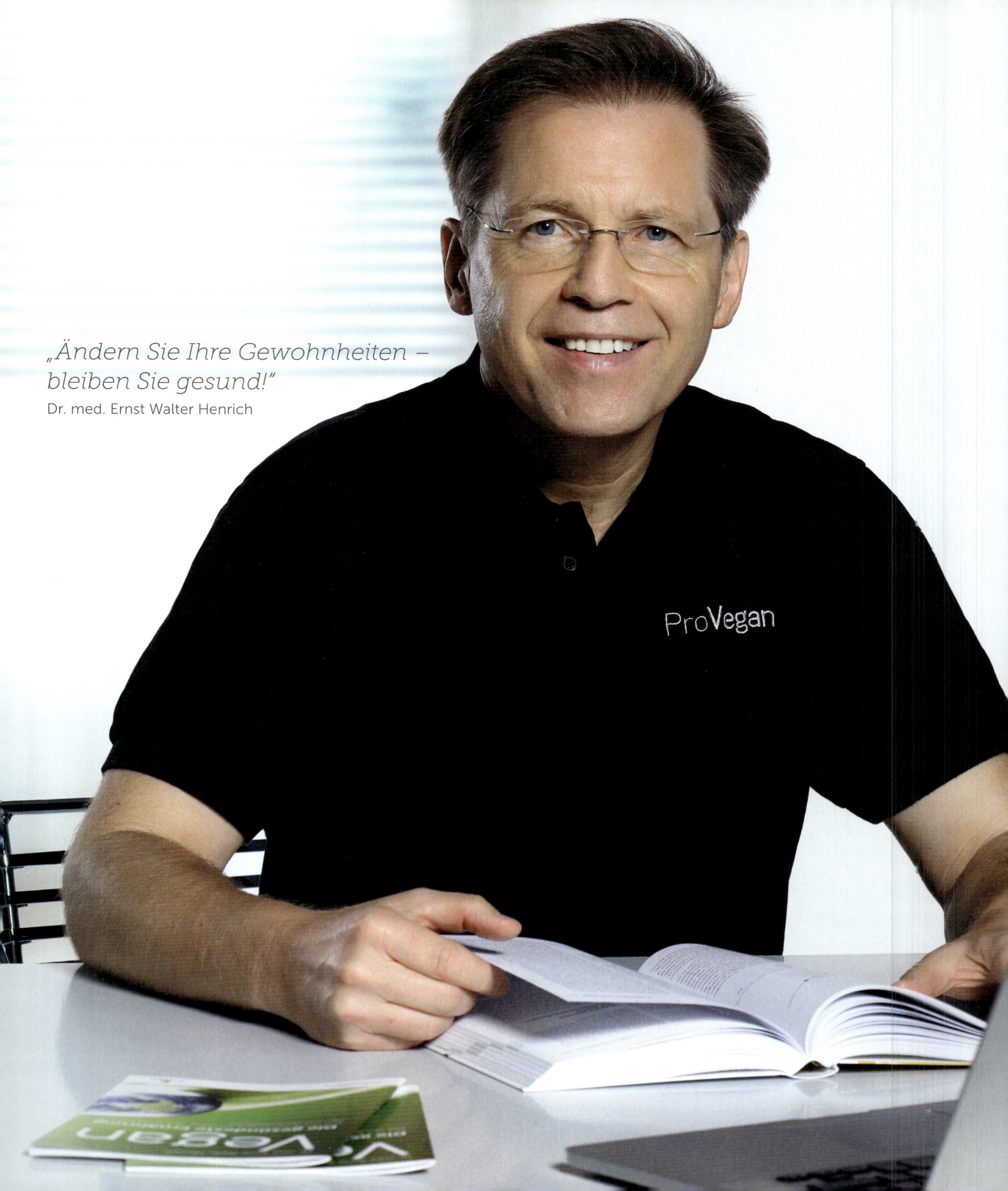
„Ändern Sie Ihre Gewohnheiten –
bleiben Sie gesund!"
Dr. med. Ernst Walter Henrich

VEGAN GESUND – die gesündeste Ernährung aus Sicht des Arztes und Ernährungsexperten

Der Grund, warum die vegane Kost die gesündeste, ja sogar die einzig gesunde Ernährung ist, liegt nicht in erster Linie am üppigen Nährstoffgehalt. Denn alle essenziellen Nährstoffe kann man auch in ausreichender Menge durch eine abwechslungsreiche omnivore oder vegetarische Ernährung erhalten. Ob eine Ernährung gesund ist, hängt nicht nur vom ausreichenden Gehalt aller erforderlichen Nährstoffe ab, sondern insbesondere von der Abwesenheit gesundheitsschädigender Substanzen. Wertet man die ernährungswissenschaftlichen Studien aus, so erkennt man sofort, dass der besondere gesundheitliche Wert der veganen Ernährung in dem fast völligen Fehlen extrem gesundheitsschädlicher Substanzen begründet ist:

Giftstoffe hauptsächlich in Tierprodukten

92 Prozent aller Giftstoffe (Dioxine, PCPs) in Nahrungsmitteln stammen aus Tierprodukten. Das Schweizer Bundesamt für Gesundheit (BAG) hat seinen neuesten Bericht zu Schadstoffen in Lebensmitteln am 8. Oktober 2013 veröffentlicht. Danach werden die vorherigen Untersuchungen bestätigt, wonach 92 Prozent (!) aller Giftstoffe in Nahrungsmitteln aus Tierprodukten stammen. Am höchsten belastet sind Milchprodukte, aus denen mittlerweile 54 Prozent (!) aller Giftstoffe in Nahrungsmitteln stammen. 35 Prozent der Giftstoffe stammen aus Fleisch und Fisch. Nur 8 Prozent aller Giftstoffe stammen aus pflanzlichen Nahrungsmitteln. Die Ergebnisse werden durch Untersuchungen in anderen Ländern bestätigt.

Schon 2008 empfahl das Schweizer Bundesamt für Gesundheit:

Aus medizinischer Sicht ist die Schlussfolgerung des BAG erstaunlich und sie scheint von Interessenskonflikten mit der Agrarindustrie geprägt zu sein. Denn wenn es tatsächlich das Ziel ist, „die Aufnahme der Giftstoffe gering zu halten", wäre nicht der „massvolle Konsum" der Giftstoffe, sondern deren Vermeidung zielführend. Im Interesse der Konsumenten wäre es deshalb aus ärztlicher Sicht richtig gewesen, von allen Tierprodukten grundsätzlich abzuraten. Denn noch andere, wichtigere Gründe sprechen gegen Tierprodukte. Ausser den Umweltgiften enthalten Tierprodukte noch die darin natürlich vorkommenden Stoffe, die die Gesundheit der Menschen massiv schädigen, wie z. B. krebsfördernde Tierproteine, Schwangerschaftshormone, Wachstumshormone, Sexualhormone, gesättigte Fette und Cholesterin.

Die Wirkung von Hormonen und Proteinen aus Tierprodukten

Der hohe Gehalt an Umweltgiften ist daher nicht einmal das Schlimmste beim Konsum von Tierprodukten. Selbst ohne Giftbelastung wären Tierprodukte sehr gesundheitsschädlich. Auch Säuglingsnahrung auf Kuhmilchbasis kann schlimmste Folgen für das weitere Leben haben,

u. a. Adipositas und Diabetes. Das Risiko im späteren Leben übergewichtig zu werden, ist für mit Kuhmilch ernährte Kinder signifikant höher. Kaum ein Laie weiss, dass der Zucker- und Kaloriengehalt der Milch mindestens so hoch ist, wie in Cola und Limonaden. Die Folgen sind seit Jahren sichtbar: Die Epidemie der Fettleibigkeit nimmt immer mehr zu. Der sehr viel höhere Gehalt an schädlichem Tierprotein und die Hormone in der Kuhmilch (im Vergleich zur menschlichen Muttermilch) stimulieren zudem die Bildung von Wachstumshormonen (u. a. IGF 1, GH usw.), Insulin und den sogenannten „mTORC1-Signalweg" im Organismus des Kindes.

Das für jede Säugetierart spezifische Spektrum an Eiweiss und Hormonen dient als „Signalsystem", um das Wachstum und das Gewicht der Neugeborenen artspezifisch zu steuern. Ein Kalb verdoppelt sein Geburtsgewicht innerhalb von nur 40 Tagen, ein menschliches Kind innerhalb von 180 Tagen. Daher enthält die Kuhmilch sehr viel mehr biologische Signalstoffe, die das Wachstum beschleunigen. Ernähren wir menschliche Babys, Kinder oder Erwachsene mit Kuhmilch, so setzen wir diese Organismen einem regelrechten Tsunami von Wachstumsbeschleunigern aus, die sich physiologisch verheerend auf den betroffenen Organismus auswirken.

Daher ist es sehr einfach zu verstehen, dass Kuhmilch weder für Kleinkinder noch für Erwachsene als Nahrungsmittel geeignet ist. Mit Kuhmilch ernährte Kinder legen übermässig in Grösse und Gewicht zu und neigen dann zur Fettleibigkeit. Beim Erwachsenen treffen Eiweiss und Hormone der Kuhmilch auf einen Organismus, der nicht mehr wachsen kann. Die Folgen sind verheerend. Der Milchkonsum und der damit verbundene Wachstumsreiz sorgt auch im Erwachsenenalter nicht nur für Fettleibigkeit. Wenn auf einen ausgewach-

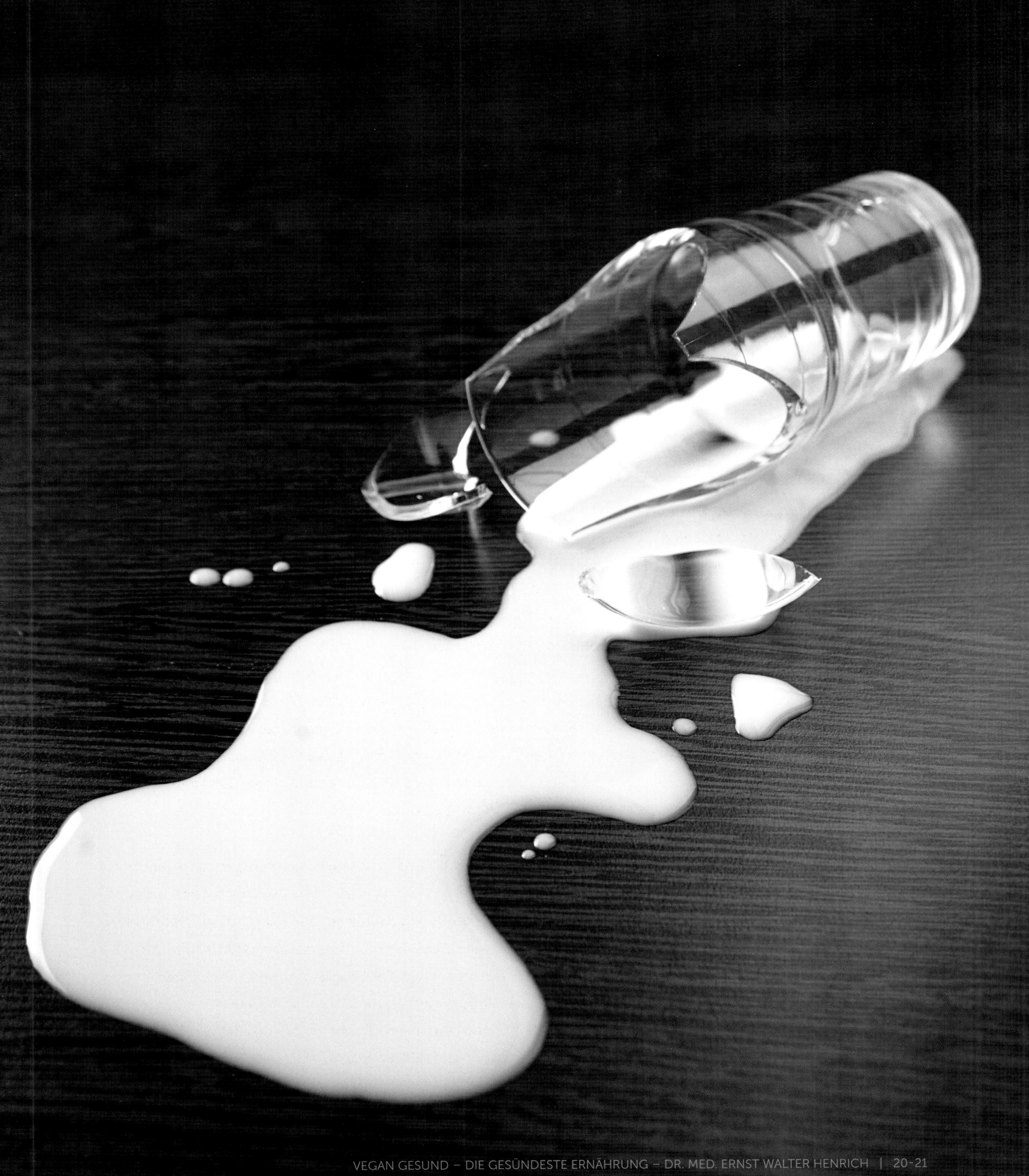

senen Organismus ständig die Wachstumssignale von Tierproteinen und Wachstumshormonen treffen, so ist es nicht überraschend, dass nunmehr Krebs entsteht und wächst. Gerade die häufigsten Krebsarten beim Mann (Prostatakrebs) und bei der Frau (Brustkrebs) stehen nachweislich besonders in Verbindung mit Fleisch- und Milchkonsum!

Die Wissenschaftler um Professor Dr. Bodo Melnik von der Universität Osnabrück beschreiben und erforschen diese Zusammenhänge sehr genau:

Zitat 1: „Die erhöhte Versorgung mit Tierproteinen durch eine auf Kuhmilch basierende Kindernahrung im Vergleich mit dem niedrigeren Proteingehalt der menschlichen Milch ist ein sehr gut anerkannter Risikofaktor für Übergewicht im Kindesalter."
Referenz: http://www.ncbi.nlm.nih.gov/pmc/articles/PMC3317169/
(Zuletzt abgerufen am 03. 11. 2014)

Zitat 2: „Während Milch aus der menschlichen Brustdrüse das ideale Nahrungsmittel für Kinder darstellt, um angemessen zu wachsen und den Stoffwechsel speziesspezifisch zu programmieren, kann eine hohe persistierende Signalwirkung durch fortgesetzten Kuhmilchkonsum während der Jugend und des Erwachsenenalters die Zivilisationskrankheiten fördern, die durch mTORC1 gesteuert werden."
Referenz: http://www.ncbi.nlm.nih.gov/pmc/articles/PMC3725179/
(Zuletzt abgerufen am 03. 11. 2014)

Zitat 3: „Diese Arbeit liefert den Beweis, dass die Entstehung und das Fortschreiten des Prostatakrebses durch Kuhmilch, aber nicht durch menschliche Milch, gefördert wird, indem die Signalwirkung von mTORC1 stimuliert wird."
Referenz: http://www.ncbi.nlm.nih.gov/pubmed/22891897
(Zuletzt abgerufen am 03. 11. 2014)

Zitat 4: „Die vorgestellte These identifiziert den Konsum von Kuhmilch als Risikofaktor des westlichen Ernährungsstils für Diabetes Typ2."
Referenz: http://www.ncbi.nlm.nih.gov/pubmed/21251764
(Zuletzt abgerufen am 03. 11. 2014)

Hormone in Milch, Milchprodukten und Fleisch steigern den Hormongehalt im menschlichen Organismus und vergrössern dadurch massiv das Risiko für Krebs und andere schwerwiegende Erkrankungen. Tierprotein, insbesondere Kasein (mit 87 Prozent Hauptprotein der Milch), zeigt in wissenschaftlichen Studien eine stark krebsfördernde Wirkung bei Menschen und Tieren. Professor Dr. T. Colin Campbell, der leitende Wissenschaftler der sogenannten „China Study" und Autor des gleichnamigen Ernährungsbuchs, schreibt in eben diesem Buch:

„Die enge Verbindung einer tierproteinreichen, fettreichen Ernährung mit Sexualhormonen und einer frühen Menarche, von denen beide das Brustkrebsrisiko erhöhen, ist eine wichtige Beobachtung. Sie verdeutlicht, dass wir unsere Kinder keine Kost, die reich an Nahrungsmitteln tierischen Ursprungs ist, konsumieren lassen sollten."

„Welches Protein erwies sich durchwegs stark und nachhaltig als krebserregend? Kasein, das 87 Prozent des in der Kuhmilch enthaltenen Proteins ausmacht, förderte alle Stadien des Krebswachstums. Welche Proteinart erwies sich auch bei Verabreichung hoher Dosen als nicht förderlich für die Krebsentstehung? Die gefahrlosen Proteine waren pflanzlichen Ursprungs, z. B. aus Weizen und Soja."

„Diejenigen Menschen, die die meisten Nahrungsmittel tierischen Ursprungs zu sich nahmen, litten am meisten unter chronischen Erkrankungen. Sogar relativ kleine Nahrungsmittelmengen tierischen Ursprungs waren mit nachteiligen Wirkungen assoziiert. Diejenigen Menschen, die den grössten Nahrungsmittelanteil pflanzlichen Ursprungs zu sich nahmen, waren am gesündesten und tendierten dazu, keinerlei chronische Erkrankungen zu haben."

Hier eine Zusammenfassung der gesundheitlichen Gefahren durch Milchprodukte mit Angabe der zugrunde liegenden 118 Studien und wissenschaftlichen Artikel: www.ProVegan.info/milchprodukte

Cholesterin ist nur in Tierprodukten enthalten
Tierprotein, gesättigte Fette und Nahrungscholesterin erhöhen den Blutcholesterinspiegel, der wiederum ein Risikofaktor für die koronare Herzerkrankung, Diabetes, Demenz, Alzheimer und andere Erkrankungen ist. Bitte beachten Sie, dass zwar ein Cholesterinspiegel von unter 200 mg/dl in der Medizin als „normal" gilt, aber nur ein Cholesterinspiegel von unter 150 mg/dl für die Gesundheit bedenkenlos ist und eine koronare Herzkrankheit nahezu ausschliessen kann. Dr. Caldwell Esselstyn wurde 1994/1995 in die Liste der besten Ärzte der USA aufgenommen. Er führte u. a. den ehemaligen US-Präsidenten Bill Clinton zu einer veganen Ernährung. In seinem Buch „Prevent and Reverse Heart Disease" konnte er aufgrund seiner langjährigen Studien zur koronaren Herzkrankheit folgende Fakten benennen:

- Rauchen, Übergewicht und eine genetische Veranlagung können **keine** koronare Herzkrankheit auslösen, wenn man den Cholesterinspiegel unter 150 mg/dl hält **und** sich vegan ernährt.
- Eine Senkung des Cholesterinspiegels unter die kritische Grenze von 150 mg/dl nur durch Medikamente (ohne vegane Ernährung) kann erneute Herzanfälle und Todesfälle **nicht** verhindern.

Dr. Caldwell Esselstyn weiter in seinem Buch „Prevent and Reverse Heart Disease":

„Jemand, der sein ganzes Leben lang das Cholesterin im Blut unter 150 mg/dl hält, wird keine koronare Herzkrankheit entwickeln, selbst wenn er oder sie raucht, einen familiären Hintergrund mit koronarer Herzkrankheit hat, an Bluthochdruck und Übergewicht leidet!"

„Hier gibt es einen entscheidenden Hinweis auf die überwältigende Wichtigkeit der Ernährung. Nach meinen Erfahrungen erreichen vollständig kooperierende Patienten einen normalen HSCRP-Blutspiegel innerhalb von 3 bis 4 Wochen nach der Aufnahme meines rein pflanzlichen Ernährungsprogramms. Die Resultate sind zeitnah, sicher und dauerhaft."

Anmerkung: Hohe HSCRP-Werte deuten auf das Vorliegen einer Arteriosklerose hin und damit die Gefahr, Herz-Kreislauf-Erkrankungen zu entwickeln, wie zum Beispiel Schlaganfall, Angina pectoris, Herzinfarkt oder plötzlichen Herztod.

In einer abwechslungsreichen, rein pflanzlichen Ernährung, bei der man einige wenige Regeln befolgt, fehlt es an nichts. Ganz im Gegenteil enthält sie besonders grosse Mengen an gesundheitsfördernden Substanzen (Antioxidantien, Faserstoffe/Ballaststoffe, pflanzliches Protein usw.). Am wichtigsten ist aber die Tatsache, dass extrem gesundheitsschädliche Stoffe in veganer Ernährung fast vollständig fehlen. In Pflanzennahrung existieren von Natur aus keine gesundheitsschädlichen Stoffe, sondern nur durch Menschen in die Umwelt gebrachte Giftstoffe, die aber im Vergleich mit den Tierprodukten in der Pflanzennahrung nur in sehr geringen Konzentrationen enthalten sind.

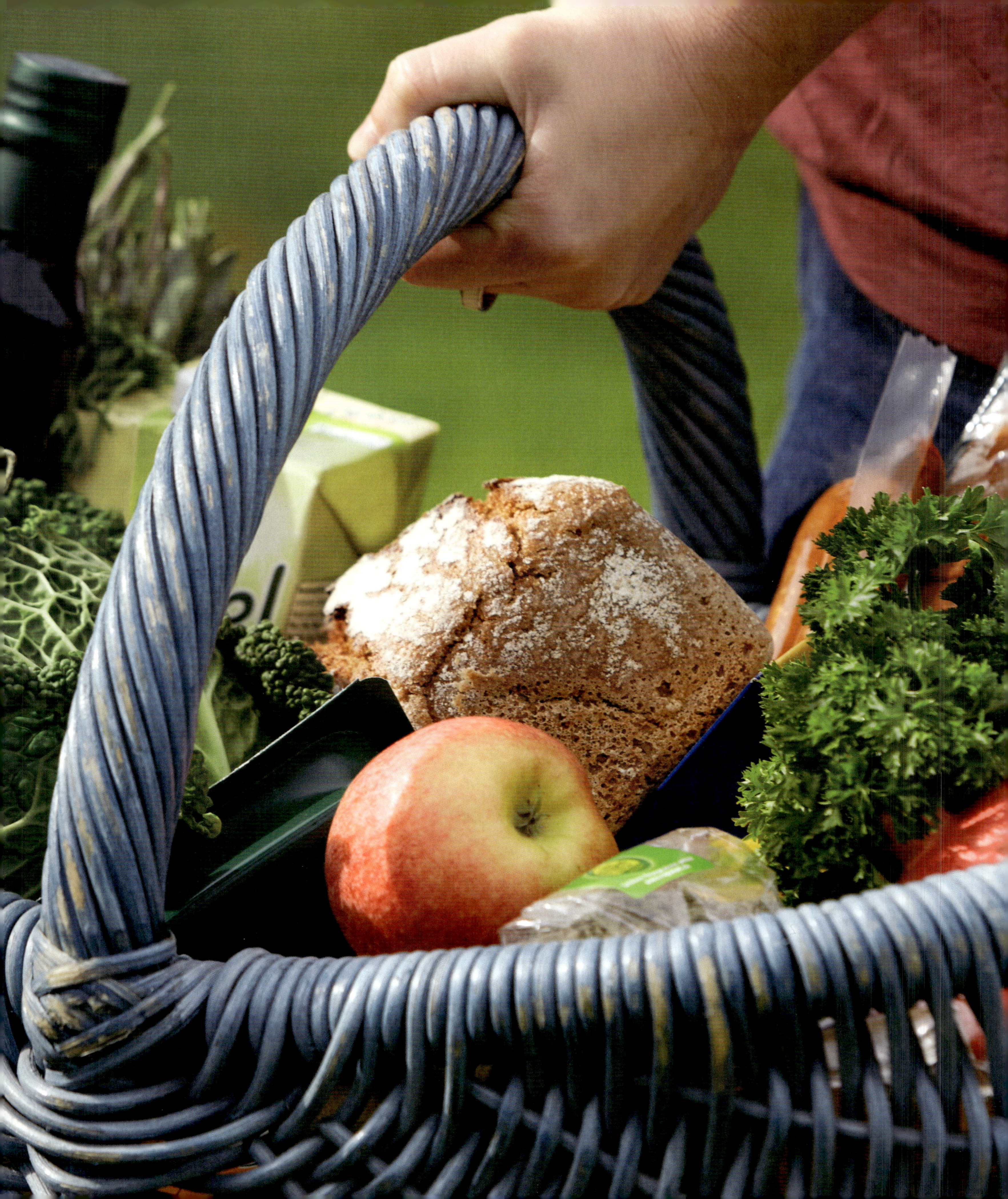

Die 7 Regeln der gesunden veganen Ernährung

Eine vegane Ernährung ist nur dann die gesündeste Ernährung, wenn man auch einige wenige Regeln einhält. Diese werden aber leider nach meinen Beobachtungen nur selten beachtet, insbesondere dann, wenn die vegane Ernährung ethisch motiviert ist. Aber gerade ein ethisch motivierter Veganer sollte sich auf jeden Fall gesund ernähren, damit er als positives Beispiel auch andere für den Veganismus motiviert. Abschreckende Beispiele von ungesunden und fehlernährten VeganerInnen liefern leider Munition gegen den Veganismus, obwohl kein Ernährungsexperte behauptet, dass eine fehlerhafte und nachlässige vegane Ernährung gesund sei. Es gibt keinen vernünftigen Grund, eine vegane Ernährung nachlässig und fehlerhaft durchzuführen, da zum einen die wenigen Regeln einfach sind und zum anderen aus einer Nichtbeachtung dieser Regeln ernsthafte gesundheitliche Konsequenzen folgen können. Wenn man die seriöse wissenschaftliche Literatur auswertet, kommt man zu diesen 7 goldenen Hauptregeln einer veganen Ernährung, die unbedingt beachtet werden sollten:

Regel 1 ist am wichtigsten: So abwechslungsreich wie möglich ernähren!

Wenn Sie sich mit vollwertigen pflanzlichen Nahrungsmitteln abwechslungsreich ernähren, brauchen Sie sich über Ihre Nährstoffzufuhr keine Sorgen zu machen. Sie erhalten automatisch alle für Ihre Gesundheit wichtigen Nährstoffe in einer ausreichenden Menge und in einem ausgewogenen Verhältnis, eventuell mit einer Ausnahme: Vitamin B12. Sie können von diesen Nahrungsmitteln auch so viel essen wie Sie wollen, ohne zu viele Kalorien aufzunehmen. Bei diesen naturbelassenen Nahrungsmitteln können Sie sich auf Ihr natürliches Sättigungsgefühl verlassen.

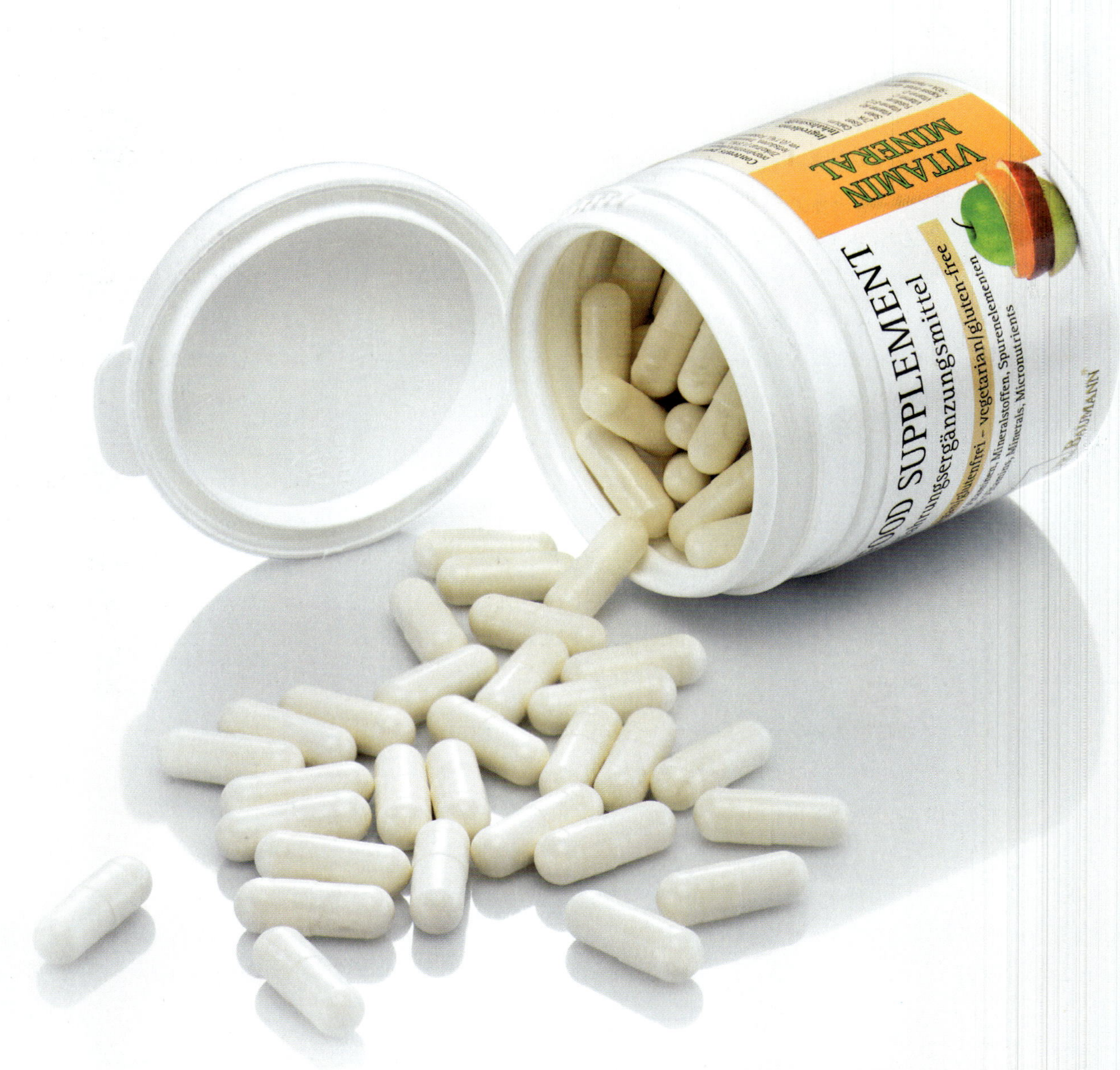

VITAMIN MINERAL
FOOD SUPPLEMENT
Nahrungsergänzungsmittel
vegetarian | gluten-free
glutenfrei, Mineralstoffen, Spurenelementen
vegetarian, Spurenelementen
Minerals, Micronutrients
BROMANN

Regel 2

Vitamin B12 als Nahrungsergänzung nehmen, im Winter eventuell Vitamin D (entweder veganes Vitamin D2 oder Vitamin D3 veganer Herkunft), Jod erhalten Sie aus Algen oder Jodsalz, das Sie aber bitte sparsam verwenden.

Vitamin B12 kommt in einer rein pflanzlichen Ernährung nicht oder nur in sehr geringen Konzentrationen vor, insbesondere dann, wenn man hygienisch lebt. Denn Vitamin B12 wird ausschliesslich von Bakterien gebildet. Aber auch bei einer omnivoren Ernährung mit Tierprodukten kommt ein Vitamin-B12-Mangel häufig vor, besonders ab dem 50. Lebensjahr, wenn durch Störungen im Magen-Darm-Bereich der sogenannte „Intrinsic Factor" fehlt, der für die Resorption von Vitamin B12 notwendig ist. Die Einnahme einer Vitamin-B12-Nahrungsergänzung ist also nicht nur bei einer veganen Ernährung, sondern prinzipiell bei jeder Ernährungsform zu empfehlen.

Vitamin D wird ganz überwiegend durch UV-Strahlung in der Haut gebildet. Geht man öfters mal für 15 bis 30 Minuten an die Sonne, ist eine ausreichende Versorgung gesichert. Allerdings sei in diesem Zusammenhang ausdrücklich vor zu viel Sonne bzw. vor Sonnenbränden gewarnt, weil hierdurch die Haut schneller altert und Hautkrebs entstehen kann!

Gerade Deutschland und die Schweiz gelten als Jodmangelgebiete. Hier nehmen die Menschen zu wenig Jod auf, sodass ernstzunehmende Erkrankungen der Schilddrüse entstehen können. Lassen Sie sich bitte nicht durch Falschmeldungen im Internet verwirren, wo vor der Aufnahme von Jod gewarnt wird. Diese entbehren jeglicher wissenschaftlichen Grundlage. Mit Salz sollte man eher sparsam umgehen, da die meisten Menschen zu viel Salz konsumieren. Insbesondere verarbeitete Fertigprodukte enthalten oft Unmengen von Salz. Vor Meeresfisch als Jodquelle möchte ich in diesem Zusammenhang ausdrücklich warnen, da er neben Quecksilber noch andere krebserregende und neurotoxischen Umweltgifte enthält. Spanische Universitäten haben in mehreren wissenschaftlichen Studien feststellen können, dass die Kinder mit dem höchsten Fischkonsum in ihrer kognitiven Gehirnleistung regelmässig deutlich eingeschränkt sind.

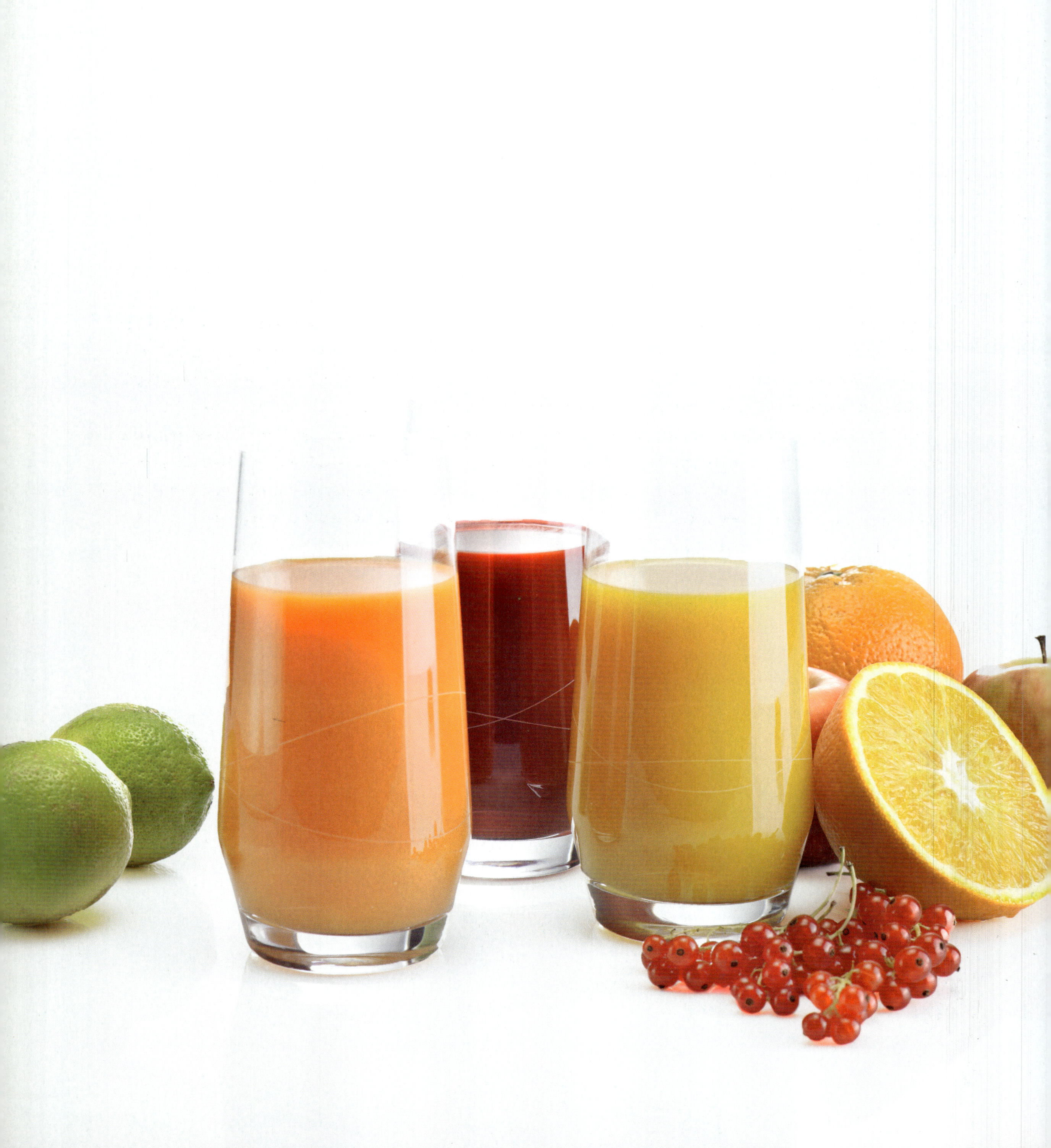

Regel 3
Vitamin-C-haltige Getränke zu den Mahlzeiten, um die Eisenaufnahme zu optimieren.

Eisenmangel ist in der Regel nicht durch mangelhafte Zufuhr, sondern durch zu starke Verluste, insbesondere Blutungen, bedingt. Deshalb sind von einem Eisenmangel vorwiegend Frauen mit starken Menstruationsblutungen betroffen. Trotzdem ist es auch bei veganer Ernährung sinnvoll, dafür zu sorgen, dass das mit der Nahrung aufgenommene Eisen optimal resorbiert und vom Körper aufgenommen wird. Dies stellt man dadurch sicher, indem man Vitamin-C-haltige Getränke oder Nahrungsmittel zu den Mahlzeiten konsumiert, also zum Beispiel ein Glas Fruchtsaft. Der Vorteil einer rein pflanzlichen Ernährung besteht zudem auch darin, dass Sie nie zu viel Eisen aufnehmen können. Diese Gefahr besteht allerdings beim Konsum von Fleisch, sodass dann sehr negative Effekte auf die Gesundheit durch einen zu hohen Eisenspiegel im Körper resultieren können.

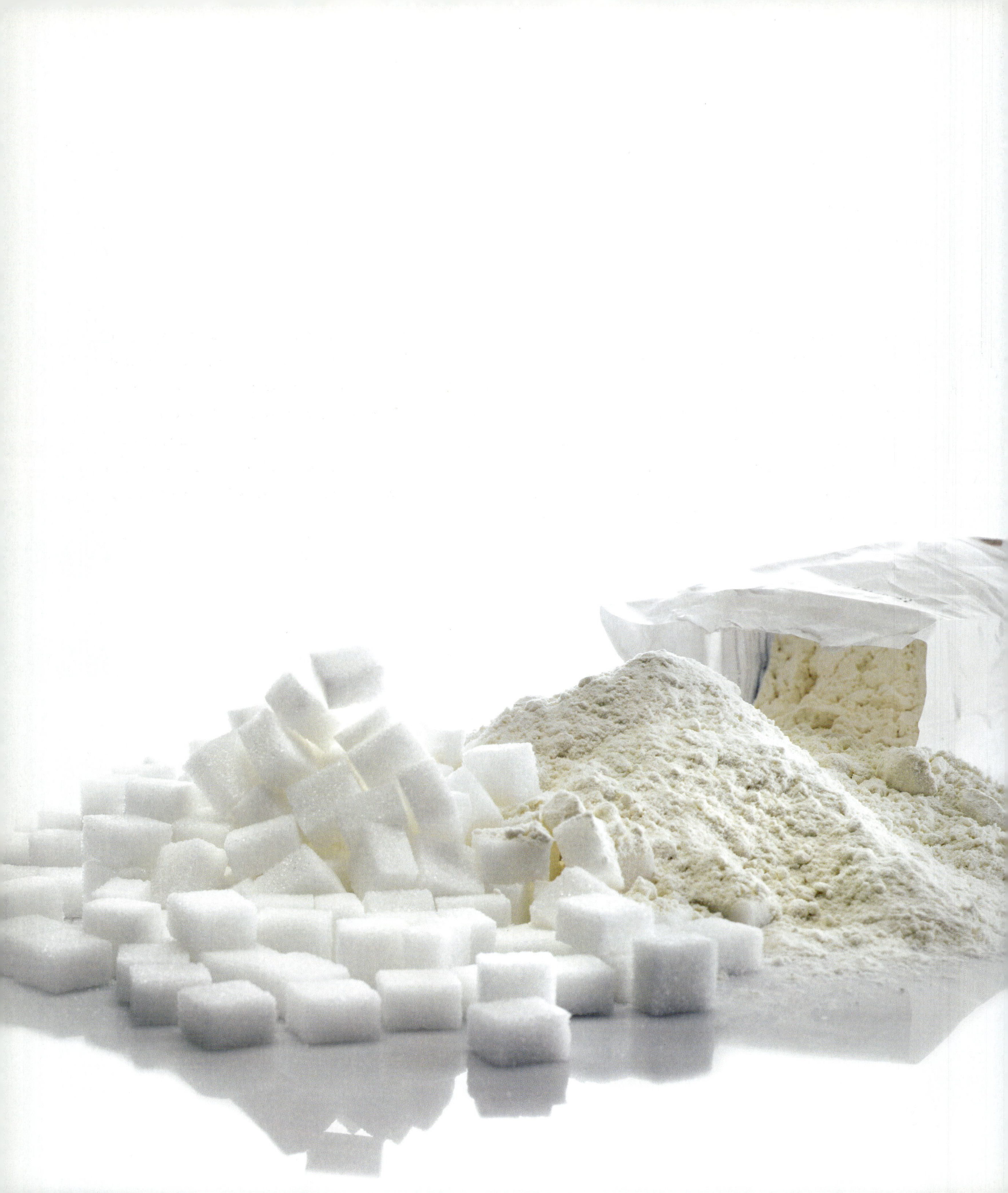

Regel 4
Raffinierten Zucker und Auszugsmehl meiden.

Diese verarbeiteten und für den Körper völlig unnatürlichen Produkte haben keine gesundheitsfördernden Nährstoffe und schaden der Gesundheit ganz erheblich. Unser Körper hatte in seiner Entwicklungsgeschichte nie die Möglichkeit, sich an diese unnatürlichen und hochkonzentrierten Substanzen anzupassen. So funktioniert beim Verzehr dieser Produkte auch das Sättigungsgefühl nicht mehr richtig, sodass die Menschen unkontrolliert zu viele Kalorien aufnehmen und Übergewicht entwickeln. Dieses Phänomen existiert auch bei einer veganen Ernährung. Deshalb sei an dieser Stelle ausdrücklich vor verarbeiteten veganen Fertigprodukten mit raffiniertem Zucker und Weissmehl/Auszugsmehl gewarnt, wodurch der gesundheitliche Wert einer veganen Ernährung erheblich eingeschränkt wird.

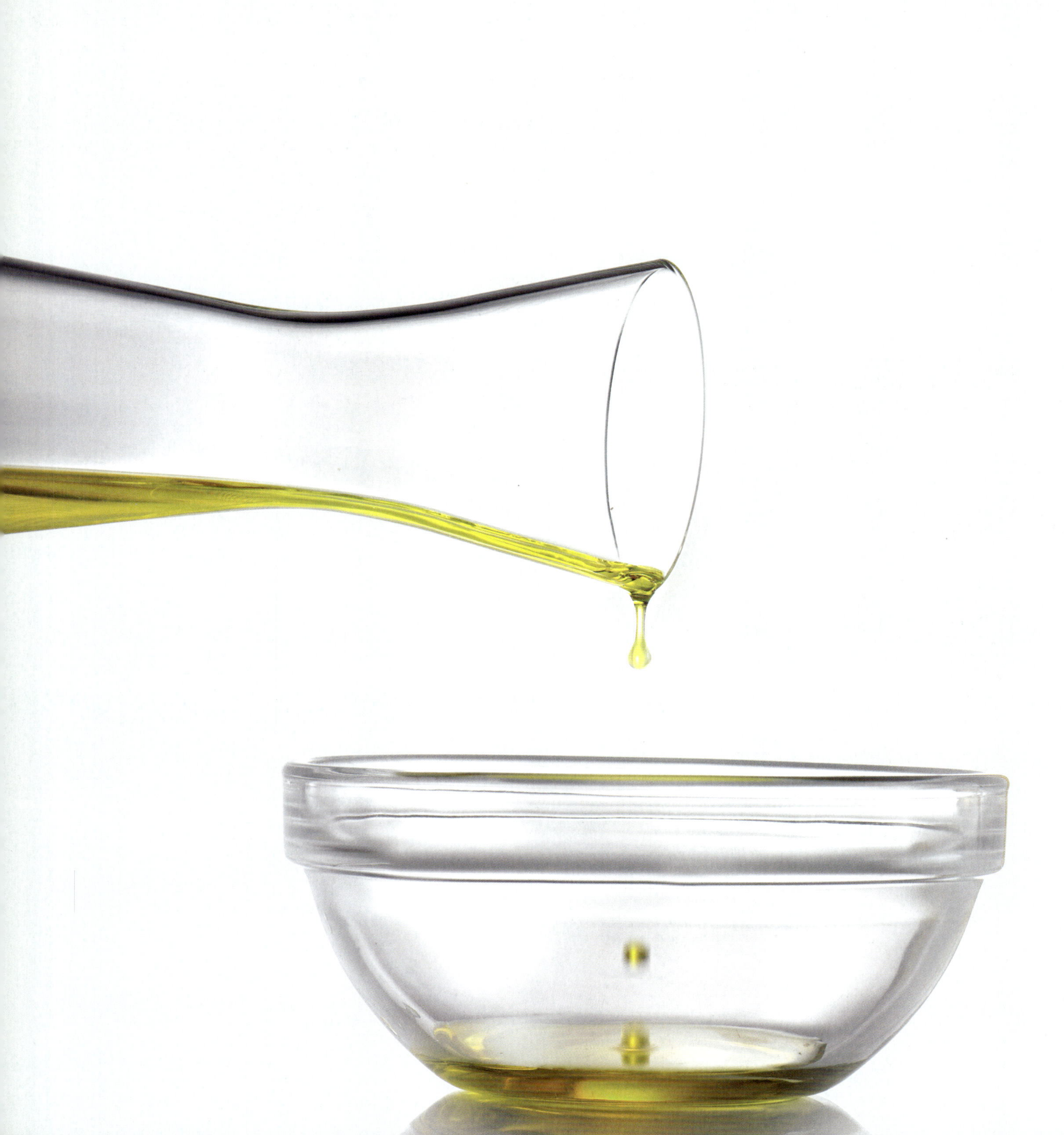

Regel 5
Zusätzliche Fette/Öle nur in geringen Mengen (Herzkranke sollten auf zusätzliche Fette/Öle völlig verzichten). Dies gilt aber nicht für vegane Kleinkinder.
Tipp: Omega-3-Fettsäuren bezieht man am besten aus frisch gemahlenem Leinsamen.

Auch industriell hergestellte Fette und Öle sind nicht gesund, auch wenn sie kalt gepresst oder mit sonstigen Vorzügen beworben werden. Wissenschaftler wie Dr. Esselstyn haben eindeutig feststellen können, dass Pflanzenöle genauso die Arteriosklerose fördern wie Tierfette in Wurst und Fleisch. Die Fette, die sie in den natürlichen unveränderten Nahrungsmitteln aufnehmen, wie zum Beispiel in Nüssen und Leinsamen, sind für eine Versorgung mit essenziellen Fetten wie Omega-3-Fettsäuren optimal. Lassen Sie sich nicht durch Fehlinformationen dazu verleiten, zusätzliche Öle und Fette als gesund anzusehen und dadurch besonders grosse Mengen davon zu konsumieren.

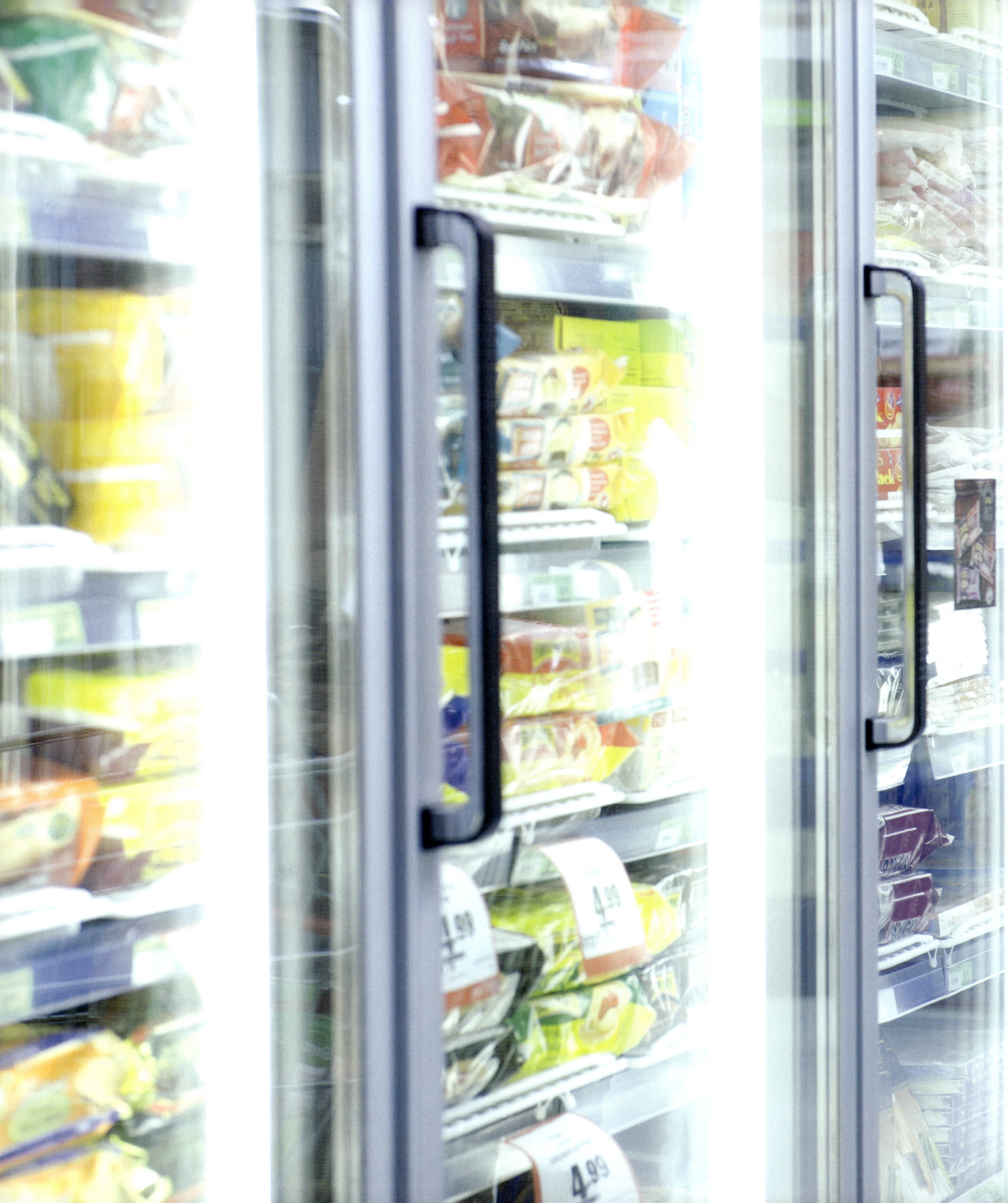

Regel 6
Industriell verarbeitete Nahrungsmittel eher selten konsumieren.

Ernähren Sie sich von naturbelassenen Nahrungsmitteln und vermeiden Sie industriell verarbeitete Nahrungsmittel. Dies gilt, wie oben bereits angeführt, für Fette, Öle, raffinierten Zucker und Weissmehle/Auszugsmehle, aber auch für vegane Fertigprodukte, die sowohl in Bioläden als auch veganen Supermärkten zu finden sind. Essen Sie stattdessen möglichst frische naturbelassene Produkte und möglichst viel Rohkost. Eine 100-prozentige Rohkost ist allerdings nicht zu empfehlen, weil man so ohne Not Einschränkungen in der Geschmacksvielfalt und in der Nahrungsmittelauswahl in Kauf nehmen muss. Denn einige ernährungsphysiologisch äusserst wertvolle Nahrungsmittel wie Bohnen und Kartoffeln können nur in gekochter Form konsumiert werden.

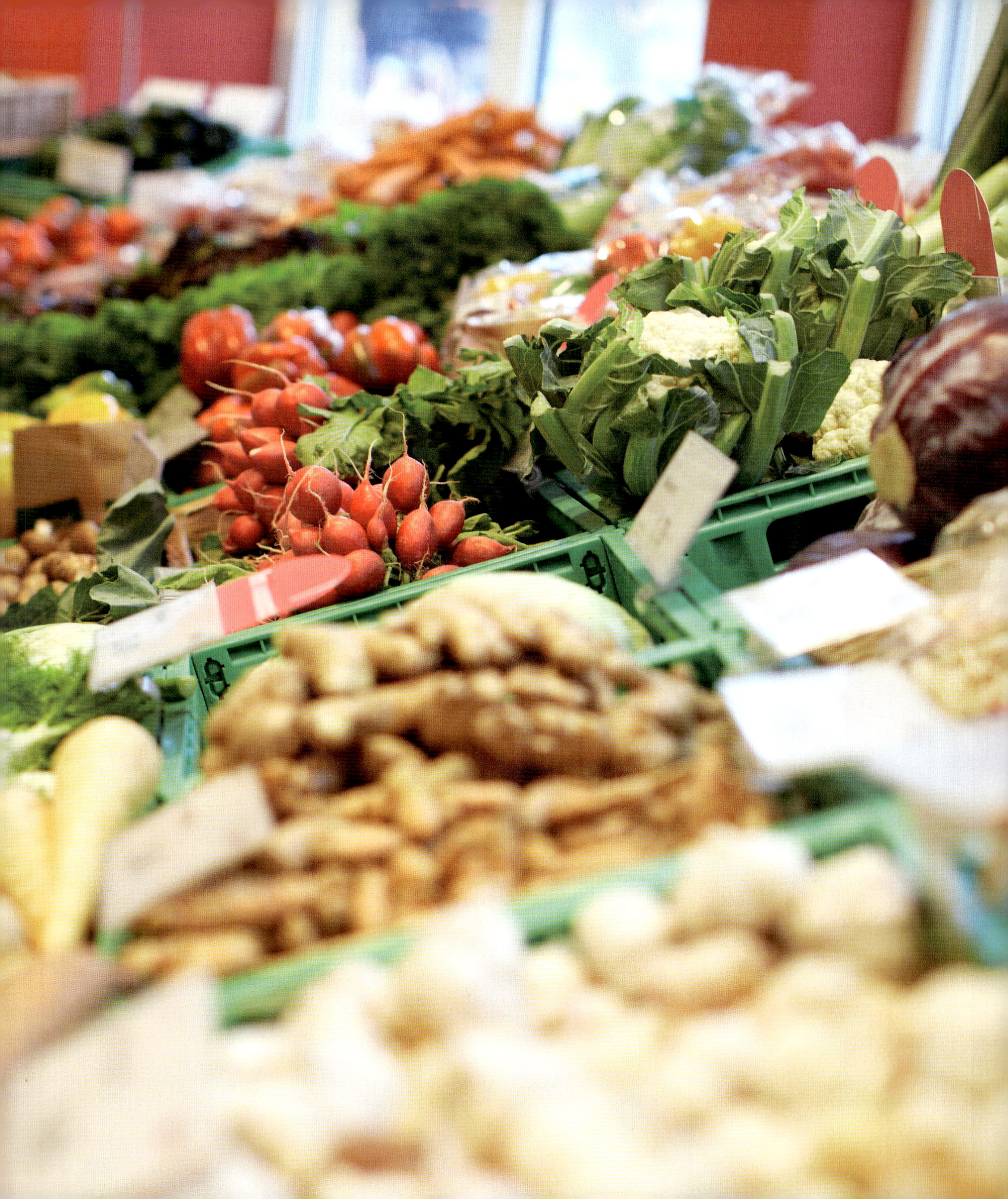

Regel 7
Frische Früchte, Gemüse, Hülsenfrüchte und Vollkornprodukte bevorzugen.

Frische Früchte, Gemüse, Hülsenfrüchte und Vollkornprodukte stellen in allen Variationen die Basis einer gesunden veganen Ernährung dar. Die gesundheitlichen Vorteile dieser Nahrungsmittel sind in sehr vielen seriösen Studien belegt. Wenn Sie in einer abwechslungsreichen Ernährung auf diese Nahrungsmittel achten und für eine ausgewogene Zufuhr sorgen, dann stellt dies das Beste dar, was Sie von der Ernährung her für Ihre Gesundheit tun können.

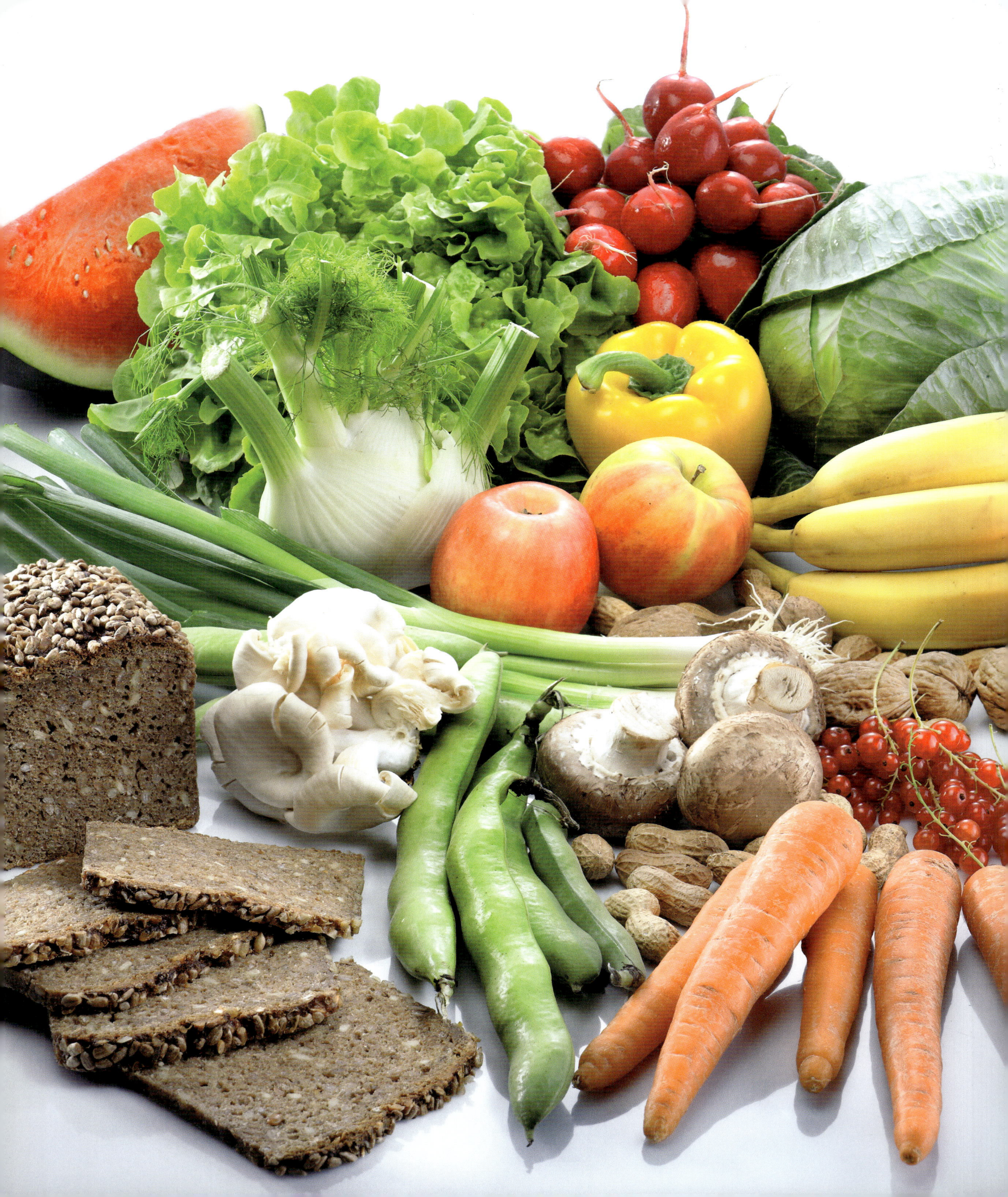

Wie gesund ist eine vegetarische Ernährung?

Es sei an dieser Stelle ausdrücklich betont, dass eine vegetarische Ernährung keinen gesundheitlichen Vorteil hat (einen ethischen schon gar nicht) und dass die manchmal besseren Gesundheitswerte der Vegetarier in einigen Studien im Vergleich zu Fleischessern auf einen insgesamt gesünderen Lebensstil der gesundheitsbewussten Vegetarier zurückzuführen sind. Denn Milch und Milchprodukte sind ganz sicher die gesundheitsschädlichsten Nahrungsmittel überhaupt (Stichworte: Hormongehalt, kanzerogene tierische Proteine und Schadstoffgehalt).

Dr. Esselstyn schreibt dazu:

> „Der Verzehr von Fett bewirkt, dass der Körper selbst hohe Mengen an Cholesterin produziert, weshalb Vegetarier, die Öle, Butter, Käse, Milch, Eis, glasierte Donuts und gefülltes Gebäck essen, eine koronare Herzkrankheit entwickeln, obwohl sie Fleisch vermeiden."

Dr. Esselstyn betont in allen seinen öffentlichen Auftritten und in seinem Buch, dass nur eine rein pflanzliche Ernährung ohne Tierprodukte gesund ist und Herzkrankheiten verhüten oder heilen kann. Er lehnt daher jede Abweichung von einer streng veganen Ernährung ab:

> „Der Schlüssel zum Erfolg besteht darin, auch die Details zu beachten. In unserem Programm eliminieren wir die Aufnahme aller Bausteine der Arteriosklerose vollständig. Ohne Ausnahme. Patienten müssen den Satz ‚Ein bisschen kann nicht schaden.' aus ihrem Vokabular und Denken streichen. Heute wissen wir, dass das Gegenteil richtig ist: Schon ein bisschen kann schaden – und schadet auch tatsächlich."

Professor Dr. T. Colin Campbell drückt es so aus:

> „Kurz gesagt handelt es sich dabei um den vielfältigen Gesundheitsnutzen pflanzlicher Nahrungsmittel und die weitgehend unbeachteten Gesundheitsrisiken von Nahrungsmitteln tierischer Herkunft, welche alle Fleischarten, Milchprodukte und Eier beinhalten."

Ein veganer Lebensstil hat nicht nur ganz erhebliche gesundheitliche Vorteile, sondern noch eine Reihe weiterer positiver Auswirkungen, die ich nachfolgend in aller Kürze und in Anlehnung an meine „Vegan-Broschüre" (www.ProVegan.info) skizzieren möchte.

Vegan – für Menschenrechte

Täglich sterben zwischen 6.000 und 43.000 Kinder an Hunger, während ca. 40 Prozent der weltweit gefangenen Fische, ca. 50 Prozent der weltweiten Getreideernte und ca. 90 Prozent der weltweiten Sojaernte an die „Nutztiere" der Fleisch- und Milchindustrie verfüttert werden! 80 Prozent der hungernden Kinder leben in Ländern, die einen Nahrungsüberschuss produzieren, doch die Kinder bleiben hungrig und verhungern, weil der Getreideüberschuss an Tiere verfüttert bzw. exportiert wird. Die Verfütterung von pflanzlicher Nahrung zur Erzeugung gesundheitlich bedenklicher tierlicher Produkte ist eine Absurdität, ein Skandal und eine Verschwendung der Superlative: Für die Erzeugung von nur 1 kg Fleisch sind je nach Tierart bis zu 16 kg pflanzlicher Nahrung und 10 bis 20 Tonnen (10.000 bis 20.000 Liter!) Wasser notwendig.

Aus der „Dritten Welt" werden pflanzliche Futtermittel für die „Nutztierhaltung" in die Industrienationen exportiert, obwohl in diesen armen Staaten Kinder und Erwachsene hungern und an Hunger sterben. Sie kennen sicher die bekannte Redewendung: „Die Tiere der Reichen essen das Brot der Armen". Beispielsweise kam es 1984 nicht deshalb zu einer Hungersnot in Äthiopien, weil die dortige Landwirtschaft keine Nahrungsmittel produziert hat, sondern weil diese Nahrungsmittel nach Europa exportiert und dort an „Nutztiere" verfüttert wurden. Während der Hungerkrise, die zehntausende Menschen das Leben kostete, importierten europäische Staaten aus Äthiopien Getreide, um damit Hühner, Schweine und Kühe zu füttern. Wäre das Getreide dazu verwendet worden, die äthiopischen Menschen vor Ort zu ernähren, hätte es keine Hungersnot gegeben. In Guatemala sind etwa 75 Prozent der Kinder unter 5 Jahren unterernährt. Trotzdem werden jährlich weiterhin über 17.000 Tonnen Fleisch für den Export in die USA produziert. Für die Mästung dieser Tiere sind gigantische Mengen an Getreide und Soja notwendig, die den unterernährten Kindern nicht zur Verfügung stehen. Anstatt die Hungernden der Welt zu ernähren, nehmen wir ihnen die Nahrung, um damit die gequälten

„Nutztiere" zu mästen und damit unsere krankmachende Sucht nach Fleisch, Eiern und Milch zu befriedigen.

Die Aussage des „WorldWatch Institute" dazu ist eindeutig:

> „Fleischverzehr ist ein ineffizienter Nutzen des Getreides – das Getreide wird effizienter genutzt, wenn die Menschen es verzehren. Ein ständiges Ansteigen der Fleischerträge hängt davon ab, ob Tieren Getreide gefüttert wird, was zu einem Konkurrenzkampf um Getreide zwischen der zunehmenden Zahl an Fleischessern und den Armen dieser Welt führt."

Philip Wollen ist der ehemalige Vizepräsident der Citibank, der im Alter von 34 Jahren vom australischen Magazin für Wirtschaft in die Top-40-Liste der einflussreichsten Führungskräfte aufgenommen wurde. Mit 40 Jahren änderte er sein Leben völlig, weil er seinen Beitrag gegen die Verbrechen an Tieren, Menschen und Umwelt leisten wollte:

> „Wenn ich um die Welt reise, sehe ich, wie arme Länder ihr Getreide an den Westen verkaufen, während ihre eigenen Kinder in ihren Armen verhungern. Und der Westen verfüttert dieses Getreide an ihre ‚Nutztiere'. Nur damit wir ein Steak essen können? Bin ich denn der einzige, der sieht, dass das ein Verbrechen ist? Glauben Sie mir, jedes Stück Fleisch, das wir essen, ist ein Schlag in das verweinte Gesicht eines hungrigen Kindes. Wenn ich diesem Kind in die Augen blicke, wie kann ich dann noch schweigen? Die Erde kann genug Nahrung produzieren, um die Bedürfnisse aller Menschen, nicht jedoch die Gier aller Menschen zu befriedigen."

Professor Dr. Jean Ziegler, ehemaliger Schweizer Nationalrat und UNO-Sonderbeauftragter für das Recht auf Nahrung:

> „Die weltweite Getreideernte ist rund 2 Milliarden Tonnen pro Jahr. Über 500.000 werden dem Vieh der reichen Nationen verfüttert – während in den 122 Ländern der Dritten Welt pro Tag nach UNO-Statistik 43.000 Kinder am Hunger sterben. Diesen fürchterlichen Massenmord will ich nicht mehr mitmachen: kein Fleisch zu essen ist ein minimaler Anfang."

> „Ein Kind, das heute am Hunger stirbt, wird ermordet."

Vegan – für Klima- und Umweltschutz

Die Nutztierindustrie und ihre Produktion von Fleisch und Milch ist durch den Ausstoss von Treibhausgasen wie Methan und CO_2 noch vor dem gesamten globalen Verkehr (PKW, LKW, Schiffe, Flugzeuge) und der gesamten Industrie der **Hauptverursacher der globalen Erwärmung und damit der Klimakatastrophe.** Die für das Weltklima wichtigen tropischen Regenwälder werden für Weideflächen der Nutztiere und zum Anbau der Futterpflanzen gerodet. Die grüne Lunge der Mutter Erde wird in einem nie dagewesenen Tempo vernichtet.

Sogar das deutsche **Umweltbundesamt** hat die Verbraucher zu einem klimabewussten Verhalten und zu Einschränkungen beim Fleischverzehr aufgerufen. In der Berliner Zeitung sagte Behördenchef **Prof. Dr. Andreas Troge**: Wir sollten unseren hohen Fleischkonsum überdenken. Das tue nicht nur der Gesundheit gut, sondern nutze auch dem Klima. Und es bedeutet wohl kaum Verzicht auf Lebensqualität, sagte der Umweltamtspräsident. Der Vorsitzende der UNO-Organisation Intergovernmental Panel on Climate Change (IPCC), der **Friedensnobelpreisträger Rajendra Pachauri,** rief dazu auf, weniger Fleisch zu essen, da der Fleischverzehr eine sehr klimaschädigende Angewohnheit sei. Studien hätten gezeigt, dass die Produktion von 1 kg Fleisch Emissionen in der Grössenordnung von 36,4 kg CO_2 hervorruft.

> „Die menschlichen, ökonomischen und ökologischen Kosten des Klimawandels werden bald untragbar sein."
Ban Ki Moon, UN-Generalsekretär (am 23. 09. 2014 zur Eröffnung des UNO-Klimagipfels in New York)

Schon 2006 stellte die UNO-Organisation FAO (UN Food and Agriculture Organization) in einer Studie fest, dass die Nutztierhaltung weltweit für 18 Prozent aller Treibhausgase verantwortlich ist, also mehr Treibhausgase als der weltweite Verkehr mit Autos, Eisenbahnen, Schiffen und Flugzeugen insgesamt erzeugt.

Quelle: FAO (2006), Livestocks Long Shadow
http://www.fao.org/docrep/010/a0701e/a0701e00.HTM
(Zuletzt abgerufen am 03. 11. 2014)

Aus persönlichen Gesprächen mit Angestellten von UNO-Organisationen ist mir bekannt, dass schon wegen dieser Studie erheblicher Druck von Regierungen und Tierindustrie-Lobbyisten auf die FAO ausgeübt wurde. Wahrscheinlich wurden deshalb in dieser Studie der FAO nicht alle Faktoren einbezogen, die zu einem weit höheren Beitrag der Nutztierhaltung zur Klimaerwärmung führen.

Denn am 21. 10. 2009 stellte das renommierte World Watch Institute in einer Studie fest, dass die von der UN bzw. FAO vorgelegten Zahlen viel zu niedrig sind, weil viele Faktoren und Auswirkungen der Nutztierhaltung in der FAO-Studie gar nicht berücksichtigt wurden. Demnach ist der Konsum von Fleisch, Milch, Fisch und Eiern für mindestens 51 % der weltweiten von Menschen ausgelösten Treibhausgasemissionen verantwortlich!

Quelle: WorldWatch (2009)
http://www.worldwatch.org/files/pdf/Livestock%20and%20Climate%20Change.pdf
(Zuletzt abgerufen am 03. 11. 2014)

Vegan – wegen der Tiere

Die Quantität und Qualität der Tierausbeutung durch den Menschen ist auf Anhieb gar nicht richtig erkennbar. Sie geschieht hinter hohen Mauern, damit den Auftraggebern, also den Konsumenten, nicht der Appetit auf Fleisch, Milch und Eier vergeht.

Zwar sehen wir hin und wieder TV-Berichte und Filmbeiträge über die Zustände in Tierfabriken, in Schlachthöfen, bei Tiertransporten usw., deren schlimme Zustände aber schnell von der Tierindustrie und der Politik mit Standardbeschwichtigungen („Ausnahmen", „gefälscht", „manipuliert", „nicht aktuell" usw.) abgetan werden, um die Konsumenten zu beruhigen. Wenn man aber als unbefangener Normalbürger tiefer in das Thema eindringt, dann erkennt man recht schnell, wie extrem die Situation der Tiere wirklich ist. Am besten kann man sich durch eine persönliche Inaugenscheinnahme vor Ort und durch Filme informieren. Texte wirken eher verharmlosend.

Der Bericht der ehemaligen Tiermedizin-Studentin und heutigen **Tierärztin Christiane M. Haupt** mit dem Titel „Um eines kleinen Bissens Fleisches willen ..." über ihre Erlebnisse in der ganz normalen Tierindustrie gibt aber einen ersten guten Einblick. Er sei Ihnen an dieser Stelle sehr empfohlen:

www.provegan.info/de/vegan/fuer-tierschutz-und-tierrechte/

Die unzähligen Dokumentationen über Tierquälereien werden von den Tätern und ihren Helfern in der Politik verharmlost. Dann heisst es regelmässig, es seien nur Ausnahmen und das Tierschutzgesetz schütze die Tiere. Aber das Gegenteil ist der Fall. In Wahrheit sind die weltweiten „Tierschutz"-Gesetze lediglich „Tiernutzungs"- und „Ausbeutungs"-Gesetze, unter denen die Tiere extrem leiden müssen und die lediglich dazu dienen, die brutale Tierausbeutung zu legalisieren.

Die **„Milchkühe"** sind in kurzer Zeit durch die ständige Milchproduktion verbraucht und werden geschlachtet, wenn aus den ausgelaugten Tieren nicht mehr genug Milch herauszuholen ist. Statt einer normalen Lebensspanne von etwa 25 bis 30 Jahren werden die ausgelaugten „Milchkühe" schon nach 4 bis 5 Jahren „entsorgt". Jährlich werden die Kühe geschwängert, damit der Milchfluss nicht versiegt. Denn nur nach der Geburt eines Kälbchens gibt eine Kuh Milch. Nach der Geburt werden Mutter und Kind getrennt, was einen traumatischen Trennungsschmerz bei beiden auslöst. Dieser Trennungsschmerz ist aufgrund der angeborenen Instinkte so dramatisch, dass sowohl die Kuh als auch ihr Kälbchen noch tagelang wimmern. Aber auch für die Kälbchen ist der Leidensweg noch nicht zu Ende. Die weiblichen Kälbchen kommen in die Milchproduktion, wo sie ihre ausgelaugten Mütter ersetzen. Auch diese Kälbchen sind dann im Teufelskreis von erzwungener Schwangerschaft, körperlicher Auszehrung durch intensiven Milchentzug, Geburt und traumatischem Trennungsschmerz für die Zeit ihres nur kurzen Lebens gefangen. Die männlichen Tiere werden in kleinen, dunklen Ställen für die Fleischproduktion gemästet, oftmals in Boxen, die kaum grösser als ihr Körper sind. Da aber weltweit viel zu viele

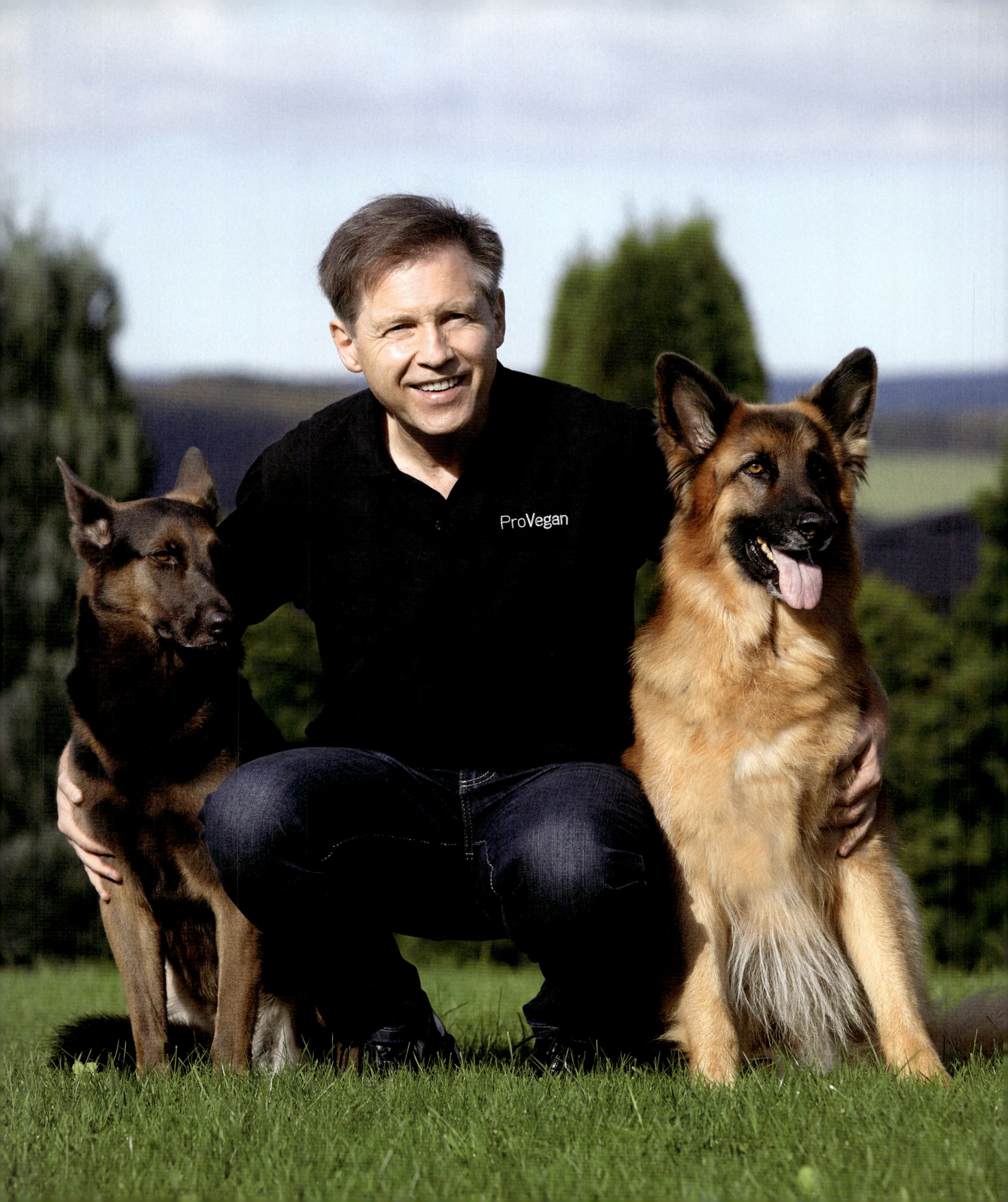
ProVegan

Kälber produziert werden, vernichtet man diese einfach in sogenannten „Herodesschlachthöfen". Diese Grausamkeiten geschehen nur deshalb, weil die Verbraucher nach Milch und Milchprodukten verlangen. Milch und Milchprodukte, deren verheerende Auswirkungen auf die menschliche Gesundheit inzwischen durch unzählige wissenschaftliche Studien belegt werden konnten.

Kurzfilm über Milch und Milchkühe:

www.ProVegan.info/video-milchkuehe

Die Tierquälerei für die Produktion von **Eiern** in den weltweiten Legehennenhaltungen ist bekannt und sogar vom deutschen Verfassungsgericht als Tierquälerei bezeichnet worden (sogenanntes „Legehennenurteil"). Trotzdem geht die Quälerei weiter. Aber auch die Massenhaltung von Legehennen am Boden in der Biolandwirtschaft ist nicht artgerecht und klare Tierquälerei.

Kurzfilm über Eier:

www.ProVegan.info/video-eier

Da nur weibliche Hühner Eier legen, aber aus den bebrüteten Eiern genauso viele männliche wie weibliche Küken entstehen, werden die männlichen Küken als „nutzloser Abfall" vergast oder in einem Schredder lebendig zermust. Zur „Hühnchenfleischproduktion" taugen diese männlichen Küken nicht. Denn zur Fleischproduktion gibt es spezielle Hühnerrassen. Die tägliche Vernichtung von Tierkindern ist völlig normal (auch in der Biolandwirtschaft) und die alltägliche Realität unter den „Tierschutz"-Gesetzen dieser Welt, weil Verbraucher die Cholesterinbombe Ei verzehren möchten.

Zahllose Filmaufnahmen (offene und verdeckte Aufnahmen) aus Schlachthöfen in aller Welt beweisen, dass die Tiere nicht nur den unvermeidlichen Schrecken und Qualen einer Intensiv-Tierhaltung und Massentötung ausgeliefert sind, sondern sogar in einer erschreckenden Häufigkeit von Schlachthofangestellten bewusst aus sadistischen oder anderen niedrigen Beweggründen gequält werden. Für mich als Arzt mit Kenntnissen in Psychologie und Psychiatrie sind solche extremen Tierquälereien in Schlachthöfen nicht wirklich erstaunlich. Nach Auswertung zahlloser Filmdokumente scheint mir der Schlachthof ein idealer Ort zu sein, wo sadistische Perversionen (so gut wie immer straffrei) ausgelebt werden können. Auch dies sollte jedem Konsument von tierlichen Produkten klar sein. Übrigens werden auch Milchkühe und Legehennen in den gleichen Schlachthöfen getötet, wenn sie ausgelaugt sind und aus ihnen kein Profit mehr zu schlagen ist. Deshalb besteht letztlich kein ethischer Unterschied zwischen dem Konsum von Fleisch, Milch und Eiern. **Biotiere werden in den gleichen Schlachthäusern um ihr Leben gebracht und sind dem gleichen Terror wie alle Schlachttiere ausgesetzt. Bio bei Tierprodukten ist letztlich nichts weiter als ein Marketingtrick, um mitfühlende Menschen so zu manipulieren, dass sie mit halbwegs gutem Gewissen Fleisch, Milch und Eier konsumieren.**

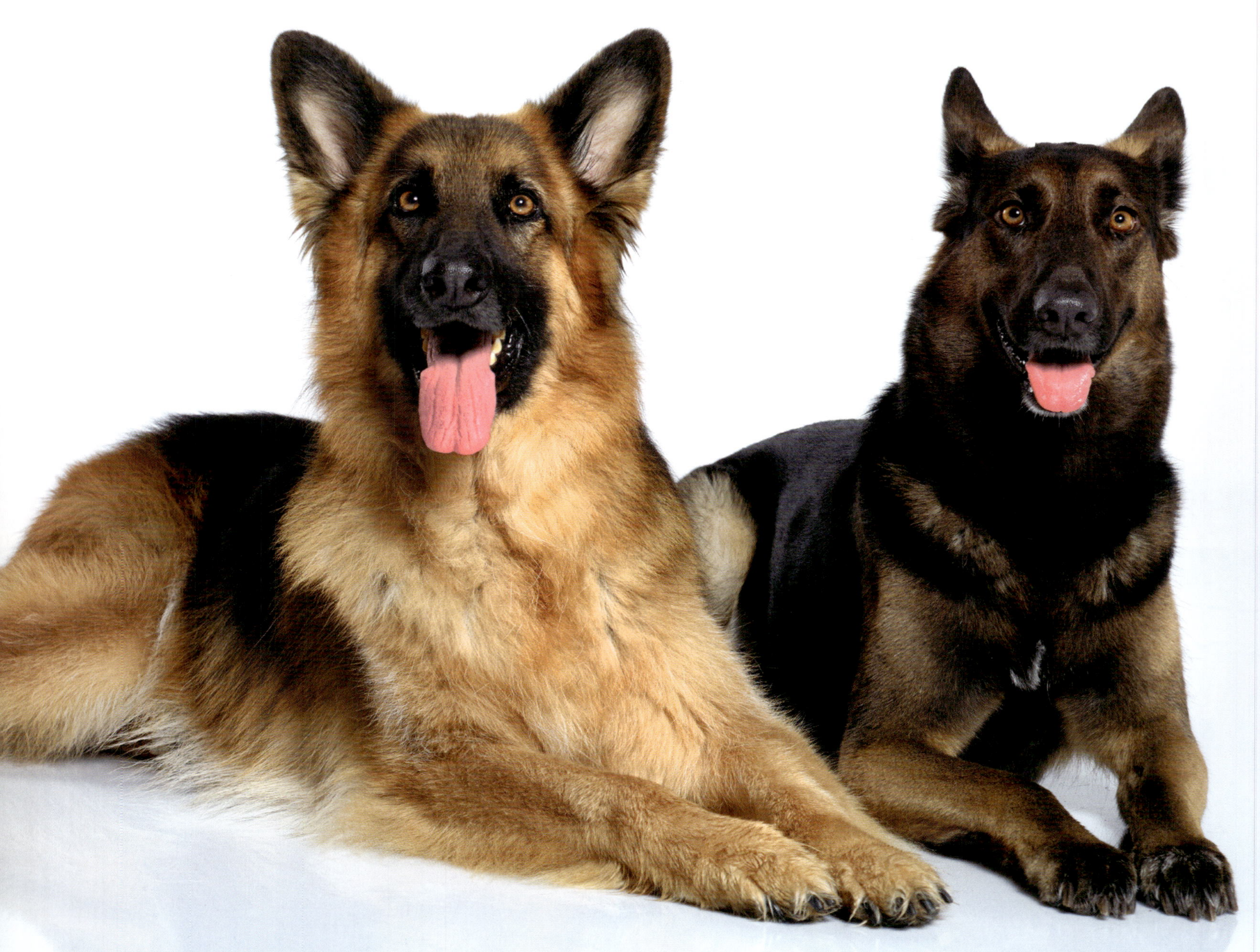

*Die vegan ernährten Hunde
Bruno und Trufa*

Vegane Haustierfütterung

Die meisten Leser werden wahrscheinlich überrascht sein, dass man Hunde und Katzen leicht vegan ernähren kann. Es ist sogar sehr gesund für die Tiere. Mein eigener Hund Felix wurde durch eine vegane Ernährung 19 Jahre alt. Der laut Guinnessbuch der Rekorde älteste Hund der Welt wurde auch streng vegan gefüttert und sogar 27 Jahre alt. Mehr über den ältesten Hund hier: www.ProVegan.info/vegan-dog

Wer Tiere liebt, sollte sie nicht quälen, nicht töten lassen und nicht essen. Wer Tiere liebt, sollte sie auch nicht an seine Haustiere verfüttern. Wer seine eigene Gesundheit und die Gesundheit seiner Haustiere liebt, sollte keine Tierprodukte als Nahrungsquelle verwenden. Die Gründe:

Die erheblichen gesundheitlichen Gefahren durch Barfen (Fütterung von rohem Fleisch), insbesondere wegen der Infektionen und des Tierproteins, sind bekannt.

Ein Hund ist ein Allesfresser und kein Carnivore. Es wird zwar öfters so dargestellt, ist aber nicht korrekt. Sogar ein Wolf frisst den pflanzlichen Mageninhalt seiner Beute. Der domestizierte Hund ist bestens an die menschliche Ernährung angepasst. Eine vegane Fütterung ist problemlos möglich, wenn man einige wenige Punkte beachtet.

Fleischfütterung als „artgerecht" zu bezeichnen, ist eine ideologische Verblendung und daher völliger Unsinn. Offensichtlich bestehen erhebliche Irrtümer darüber, was der so missbrauchte Begriff „artgerecht" bedeutet. Artgerecht ist eine Ernährung dann, wenn sie dem Tier alle Nährstoffe zur Verfügung stellt, die es für ein gesundes und langes Leben braucht. Es kommt also ernährungsphysiologisch nicht darauf an, **woher** ein Tier die Nährstoffe erhält, sondern **dass** es alle Nährstoffe erhält. Das ist bei einer richtig zusammengestellten veganen Fütterung in optimaler Weise der Fall. Alle Untersuchungen und Erfahrungsberichte zeigen, dass vegan ernährte Hunde gesünder sind und durchschnittlich erheblich länger leben. Auch vegan ernährte Katzen erfreuen sich bester Gesundheit.

Warum vegan ernährte Tiere länger leben, ist durch Studien geklärt: Nicht nur bei Menschen, sondern auch bei Tieren fördert tierliches Eiweiss eindeutig das Krebswachstum. Tierliches Protein ist nach den Erkenntnissen u. a. von Prof. Dr. Campbell das stärkste bekannte Karzinogen! Zudem befinden sich laut staatlicher Untersuchungsergebnisse 92 Prozent aller Giftstoffe in Nahrungsmitteln aus Tierprodukten.

Eine Ernährung durchzuführen, bei der das Tier einen schlechteren Gesundheitszustand hat und auch kürzer lebt, und dies auch noch in einer ideologischen Verblendung als „artgerecht" zu bezeichnen, ist intellektuell bedenklich und ethisch verwerflich. Dies ist Tierquälerei!

Wir haben die Verpflichtung, das uns anvertraute Tier nach bestem Wissen und Gewissen zu ernähren, so dass es bei bester Gesundheit ein möglichst langes Leben bei bestem Wohlbefinden führen kann. Es ist in keiner Weise gerechtfertigt, sein Tier durch die Fütterung von Fleisch und anderen Tierprodukten zu schädigen und ihm nicht mit einer veganen Fütterung die gesündeste Ernährung zukommen zu lassen.

Ausser der Verpflichtung unserem eigenen Tier gegenüber besteht aber auch eine Verpflichtung anderen Tieren gegenüber. So sehr wir unser Haustier auch lieben, so berechtigt es uns jedoch nicht, wegen des eigenen Tieres andere Tiere leiden und töten zu lassen. Die willkürliche Bevorzugung des eigenen Tieres, indem wir „Futtertiere" quälen und töten lassen, um damit das eigene Tier zu füttern, ist eine Form von Rassismus und daher moralisch mehr als anrüchig. Auch dies ist Tierquälerei.

Völlig absurd und schizophren wird es dann, wenn man sich selbst aus ethischen Gründen vegetarisch oder vegan ernährt, aber wegen des eigenen Hundes andere Tiere quälen und töten lässt. Wenn man das Quälen und Töten von Tieren aus ethischen Gründen ablehnt, dann gilt das natürlich auch bei der Haustierfütterung. Wer seine Tiere mit Fleisch füttert, lebt weder vegan noch vegetarisch. Denn aus ethischer Sicht ist es völlig unerheblich, ob man das Tierqualprodukt in den eigenen Mund oder in den des Tieres stopft.

Nicht nur die eigene Ernährung mit Tierprodukten, sondern auch die Fleischfütterung der eigenen Haustiere führt dazu,

... dass der Konsum und die Verfütterung von Tierprodukten für mindestens 51 Prozent der weltweiten von Menschen ausgelösten Treibhausgasemissionen verantwortlich ist und somit den Klimawandel bzw. die Klimakatastrophe auslöst,

... dass jeder Tod eines Tieres und die systemimmanente Tierquälerei in der Tierhaltung ein unerträgliches und „extremes" zum Himmel schreiendes Unrecht darstellt,

... dass täglich zwischen 6.000 und 43.000 Kinder an Hunger sterben, während ca. 50 Prozent der weltweiten Getreideernte und ca. 90 Prozent der weltweiten Sojaernte an die „Nutztiere" verfüttert werden, das sind Ernten, die zum grossen Teil sogar aus den „Hungerländern" stammen. (80 Prozent der hungernden Kinder leben in Ländern, die einen Nahrungsüberschuss produzieren, doch die Kinder bleiben hungrig und verhungern, weil der Getreideüberschuss an Tiere verfüttert bzw. exportiert wird.)

Wenn sich jemand gegen die eigene Gesundheit entscheidet, mag das noch in Ordnung sein, auch wenn es über die Krankenkassen alle Versicherten belastet und ein eher unsoziales Verhalten auf Kosten aller darstellt. Wenn jemand aber durch die Haustierfütterung dabei mitmacht, den Hungertod von Kindern und Erwachsenen zu verursachen, „Nutztiere" zu quälen und zu töten, die Erde für die nächsten Generationen unbewohnbar zu machen, dann ist das ethisch völlig inakzeptabel.

Werden Sie zusammen mit Ihren Haustieren vegan. Sofort und ohne Zwischenschritte. Es ist ganz einfach. Sie ändern lediglich Gewohnheiten. Es ist die wirksamste Methode, um auf friedfertige Weise den wichtigsten Beitrag für Klima, Umwelt, Tiere, Menschen und die eigene Gesundheit zu leisten.

Dr. med. Ernst Walter Henrich

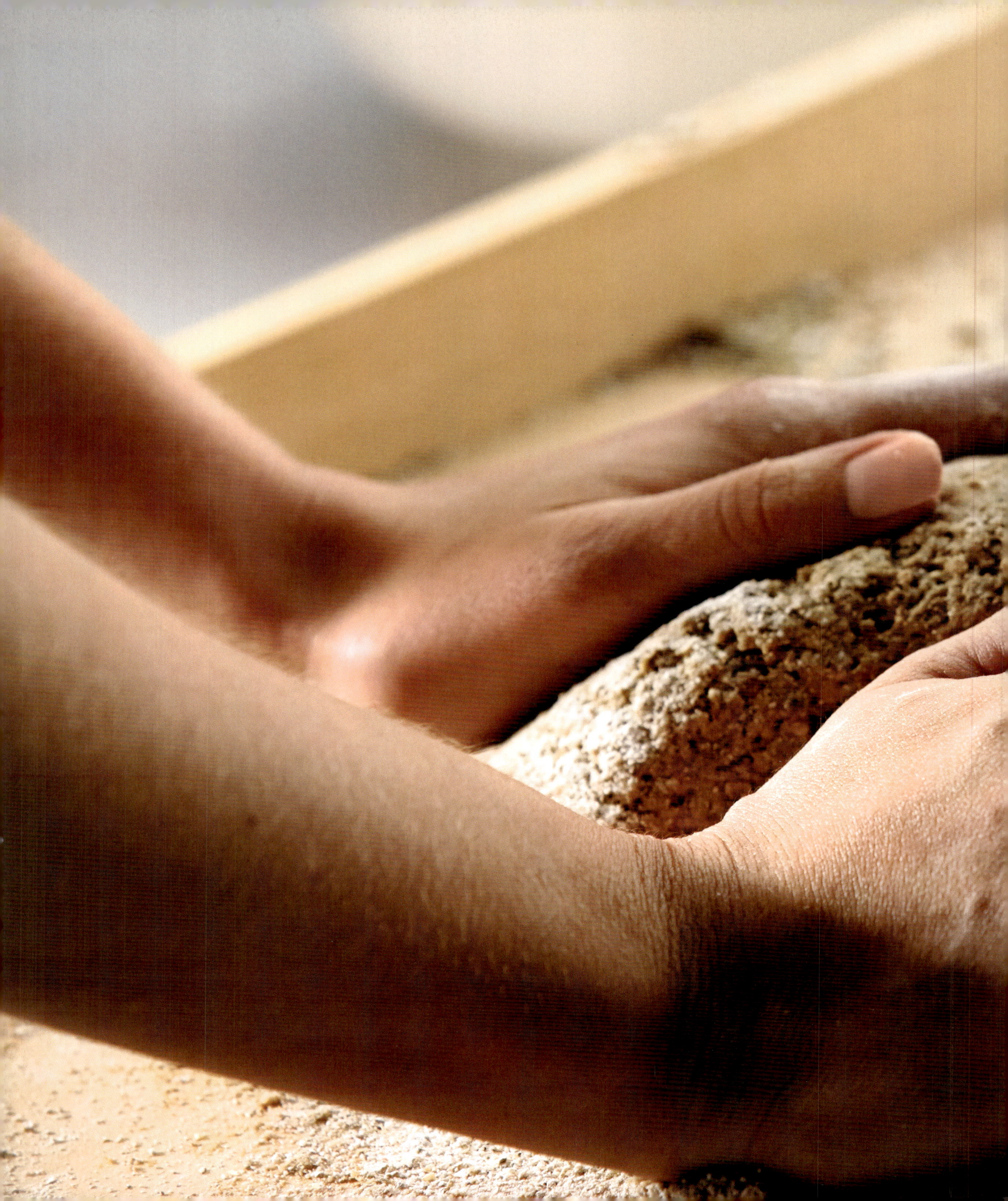

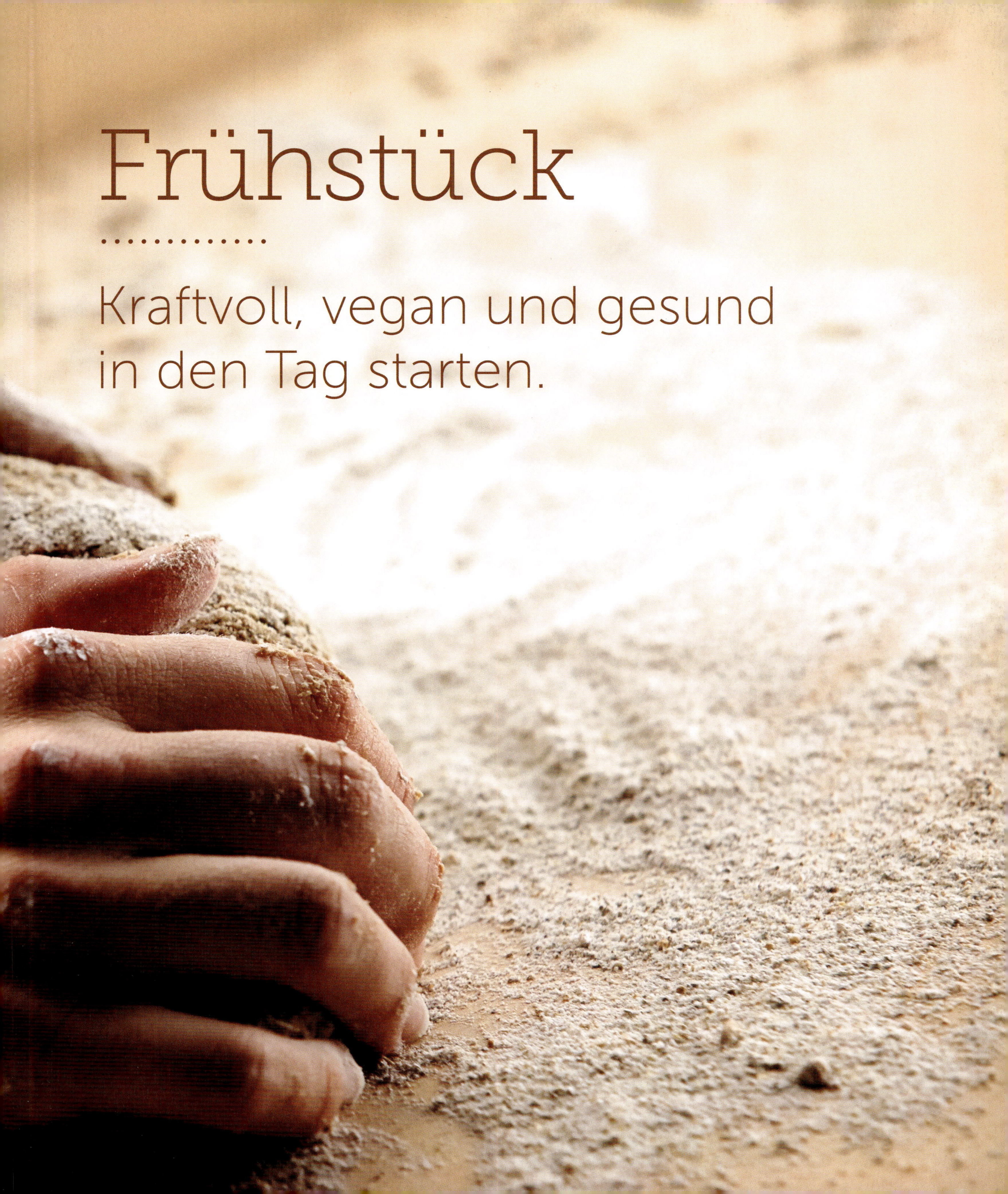

Frühstück
Kraftvoll, vegan und gesund
in den Tag starten.

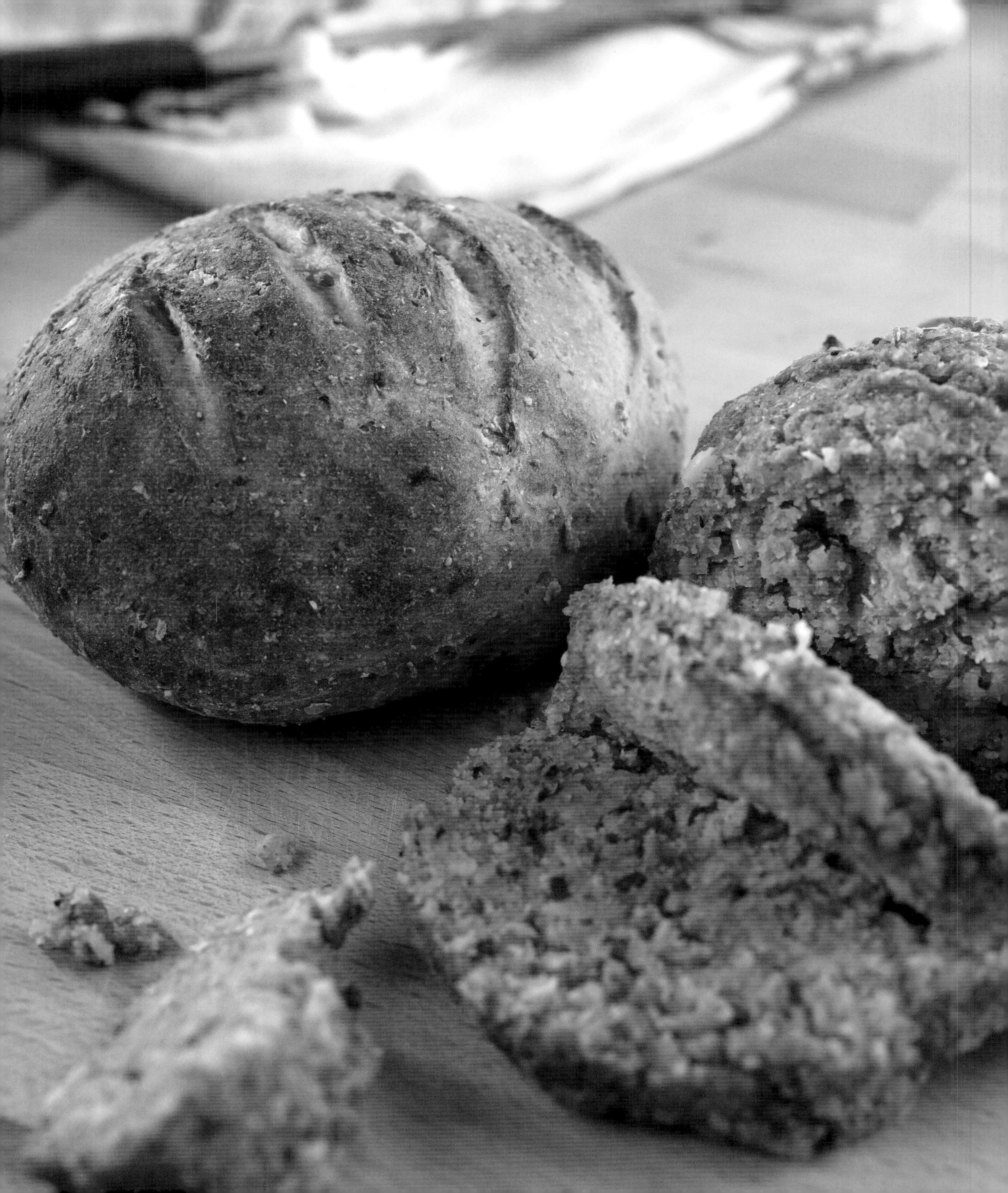

Brot und Brötchen

Es geht doch nichts über ein frisches knackiges Frühstücksbrot oder Frühstücksbrötchen. Niemand wird dabei ernsthaft widerstehen wollen. Und wenn Sie sich obendrauf noch einen unserer schmackhaften Brotaufstriche gönnen – dann ist der Start in den Tag mehr als perfekt. Übrigens: Dank der komplexen Kohlenhydrate ist unser Vollkornbrot ein kerngesunder Sattmacher.

Körnerbrot

Über Nacht die 6-Korn-Mischung in 1 Liter Wasser einweichen. Am Backtag die Kornmischung im Einweichwasser einmal aufkochen, abkühlen und in einem Sieb abtropfen lassen.

Sauerteigbeutel 15 Minuten in warmes Wasser legen. Mehl, Schrot und Salz mischen und langsam in das kochende Wasser einrühren. Auf Zimmertemperatur abkühlen lassen. Hefe und lauwarmes Wasser glatt rühren und zugedeckt 15 Minuten ruhen lassen.

Flüssigen Sauerteig zum Mehl giessen. Hefe, Essig und Körnermischung hinzufügen. Alle Zutaten 10 Minuten kneten. Teig an einem warmen Ort in einer abgedeckten Schüssel 3 Stunden gehen lassen.

Teig nochmals kräftig durchkneten und in eine mit Backpapier ausgelegte Backform legen. Anschliessend 1,5 Stunden gehen lassen.

Backofen auf 220 Grad vorheizen. Brot 10 Minuten bei 220 Grad backen, dann die Temperatur auf 190 Grad reduzieren und das Brot 40 bis 50 Minuten fertig backen.

Zutaten

(für eine Form von 30 cm Durchmesser)

Körnerbrot

500 g	6-Korn-Mischung (über Nacht eingeweicht)
1 l	Wasser
150 g	Flüssiger Sauerteig
200 ml	Wasser (warm)
300 g	Roggenmehl (Typ 997)
200 g	6-Korn-Schrot
2 TL	Salz
350 ml	Wasser (kochend heiss)
60 g	Hefe
100 ml	Wasser (lauwarm)
3 EL	Apfelessig

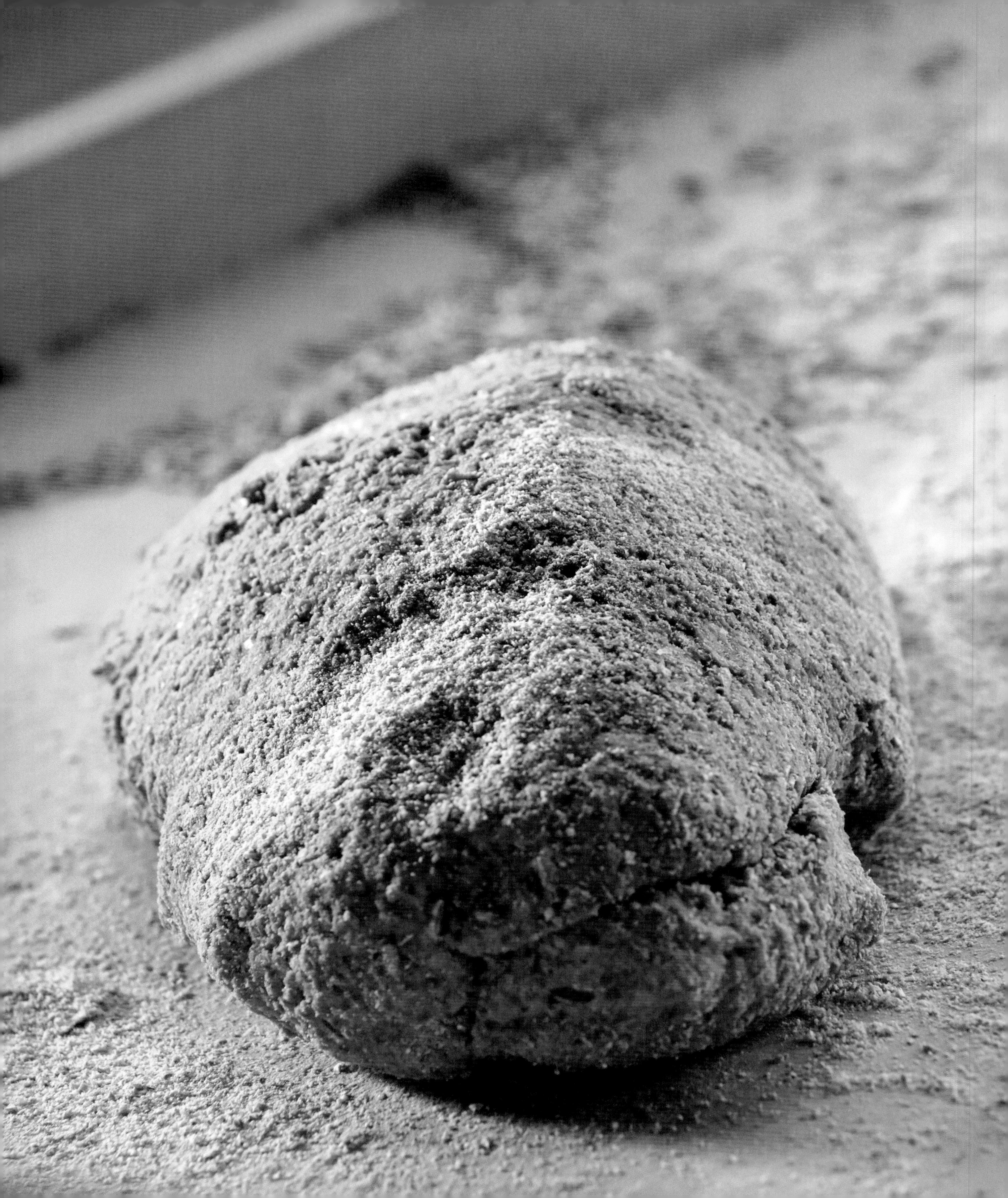

Olivenbrötchen

Hefe in der warmen Sojamilch auflösen. Mehl und Salz in
eine Schüssel geben. Wasser, Olivenöl und aufgelöste Hefe
zugeben, leicht mischen. Oliven entsteinen und hacken, danach unter den Teig mischen. Den Teig gut durchkneten und
zum Schluss zu einer Kugel formen. Teig an einem warmen
Ort in der Schüssel unter einem feuchten Tuch 1 bis 2 Stunden aufgehen lassen.

Teig in Stücke teilen und kleine Brötchen formen. Auf ein mit
Backpapier ausgelegtes Backblech legen. Brötchen mit Olivenöl bepinseln. Bei 200 Grad ca. 15 bis 25 Minuten backen.

40 g	Hefe
100 ml	Sojamilch
1 kg	Vollkornmehl
1 TL	Salz
300 ml	Wasser
2 EL	Olivenöl
100 g	Schwarze Oliven
100 g	Grüne Oliven
	Öl zum Bepinseln

*Verwenden Sie bitte aus gesundheitlichen Gründen so wenig
Salz und Öl wie nötig. Benutzen Sie Jodsalz – falls möglich.
Versuchen Sie immer weniger Salz und Öl einzusetzen, so-
dass das Verlangen nach beidem mit der Zeit geringer wird.*

* *Bei gekauftem Brot finden Sie oft
Milchsäure in den Zutaten. Dies bedeutet
aber nicht automatisch, dass das Brot
nicht vegan ist. Milchsäure kann auch
auf einem rein veganen Weg entstehen.
Wichtig ist, falls Sie Brot selbst backen
oder zukaufen wollen, darauf zu achten
dass es sich um Vollkornbrot handelt.
Wer keine Oliven in Brötchen mag –
der lässt sie ganz einfach weg.*

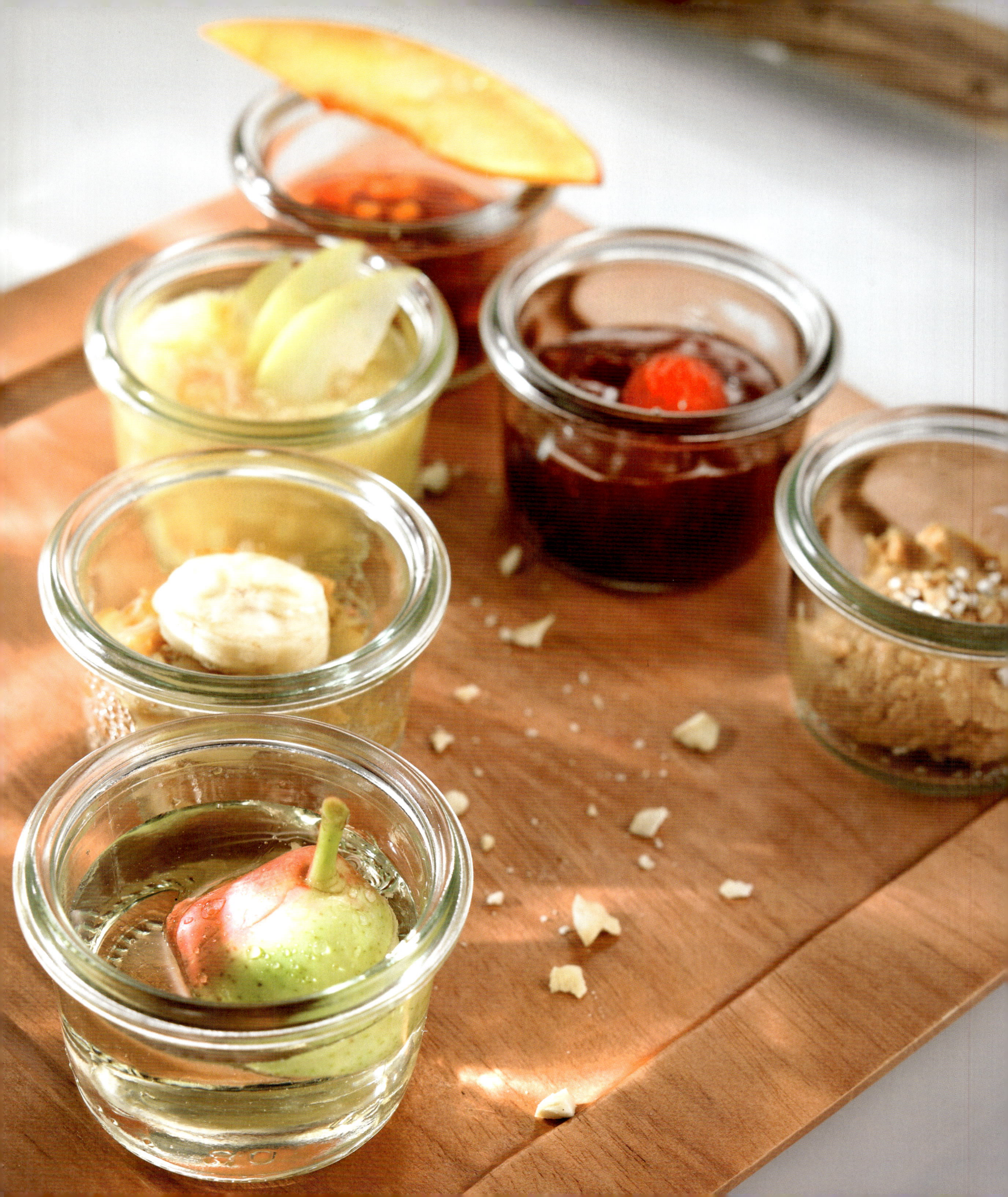

Süsses aufs Brot

Wer Lust auf Süsses am Morgen hat, ist natürlich auch am vegan gesunden Frühstückstisch bestens aufgehoben. Auf den Einsatz von Zucker haben wir bei unseren Aufstrichen weitgehendst verzichtet, wobei es zum Karamellisieren allerdings noch keine Alternative gibt.

Birnendicksaft

Agar Agar in den kalten Birnensaft rühren und unter ständigem Rühren langsam aufkochen. Kalt stellen.

Dieser Aufstrich funktioniert auch mit jedem anderen Fruchtsaft und kann noch mit den entsprechenden Fruchtstücken ergänzt werden. Dicksaft wird immer mit sehr viel Zucker eingekocht. Darauf verzichten wir bewusst und nutzen nur die Süsse der Früchte.

Kürbischutney

Kürbis schälen, entkernen und in kleine Würfel schneiden, Chilischote entkernen und in kleine Streifen schneiden. Rohrzucker in einer beschichteten Pfanne karamellisieren. Beim Karamellisieren den Zucker auf dem Boden einer beschichteten Pfanne verteilen und langsam flüssig und braun werden lassen. Nicht mit einer Kelle oder Löffel rühren sondern immer die ganze Pfanne schwenken. Lassen Sie den Zucker nicht zu braun werden, sonst wird das Karamell bitter. Achtung: Heisses Karamell gibt schlimmere Brandverletzungen als heisses Öl. Kürbis und Chilischote zur Karamellmasse beigeben und mitkaramellisieren.

Agar Agar mit Birnensaft und Himbeeressig beigeben. Einkochen bis die Konsistenz einer Konfitüre ähnlich ist. Auskühlen lassen.

Zutaten (für ca. 0,5 Liter)

Birnendicksaft

½ TL	Agar Agar
500 ml	Birnensaft

Kürbischutney

200 g	Kürbis
½	Chilischote
40 g	Rohrzucker
200 ml	Birnensaft
4 EL	Himbeeressig
½ TL	Agar Agar

** Das Chutneyrezept funktioniert für jedes beliebige Chutney. Sie müssen nur den Kürbis durch ein anderes rohes Gemüse oder eine andere Frucht ersetzen.*

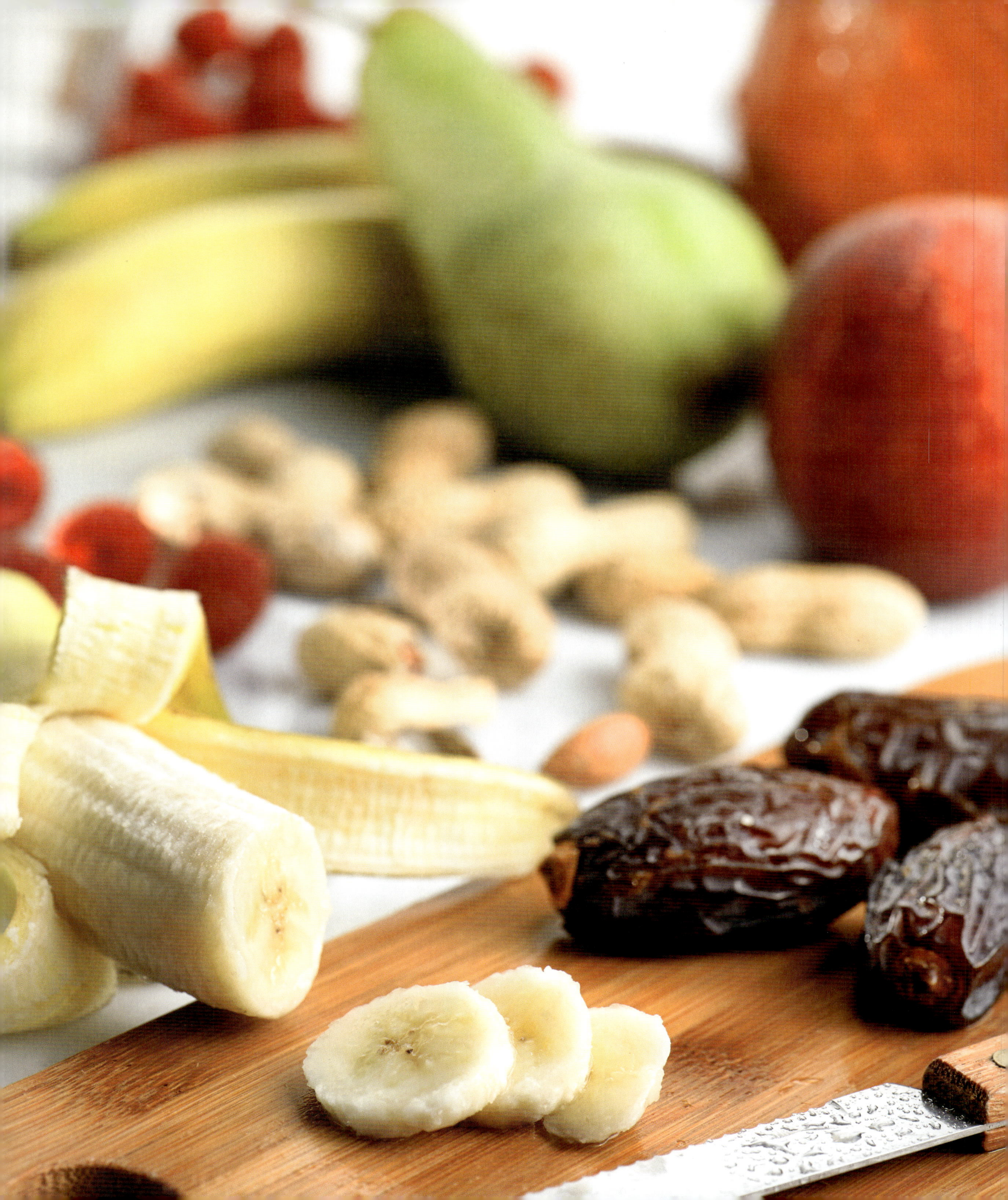

Erdnussbutter

Alles mit einem Mixer pürieren. Ein Aufstrich, der relativ
viel Fett enthält.

Fruchtmarmelade

Früchte in Traubensaft einkochen lassen, bis die Konsistenz
einer Konfitüre erreicht ist. Mit einem Stabmixer pürieren und
auskühlen lassen. Das Mandelmus beigeben und mit Balsamico
abschmecken.

Bananen Dattel

Bananen mit einer Gabel zerdrücken. Datteln in kleine Würfel
schneiden und unter die Bananen mischen. So einfach und so
gut.

Zutaten (für ca. 0,5 Liter)

Erdnussbutter

500 g	Frische Erdnüsse
2 EL	Olivenöl
1 EL	Agavendicksaft
1 Prise	Salz

Fruchtmarmelade

200 g	Früchte
300 ml	Traubensaft
100 g	Mandelmus (weiss)
	Balsamico

Bananen Dattel

2	Bananen
250 g	Datteln (ohne Stein)

Zum Süssen: Dattelmousse

Anstelle von Zucker, Agavendicksaft oder Ahornsirup
empfehlen wir ein Dattelmousse, das Sie aus 250 g Datteln
(ohne Stein) und 300 ml Wasser selbst herstellen können:
Datteln hacken und in Wasser aufkochen. Die Masse
5 Minuten abkühlen lassen und mit einem Stabmixer
gut mixen.

*Verwenden Sie bitte aus gesundheitlichen Gründen so wenig
Salz und Öl wie nötig. Benutzen Sie Jodsalz – falls möglich.
Versuchen Sie immer weniger Salz und Öl einzusetzen, so-
dass das Verlangen nach beidem mit der Zeit geringer wird.*

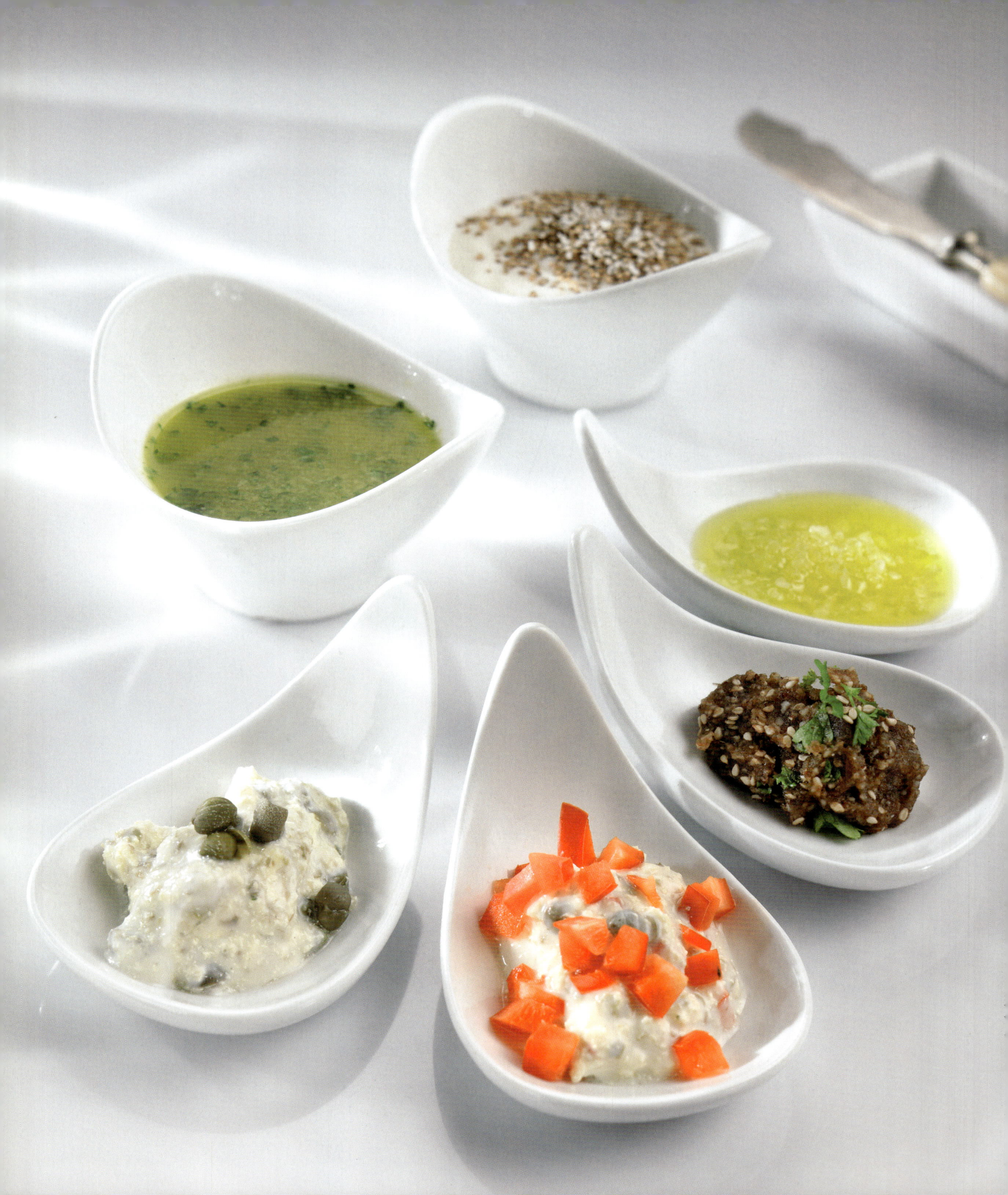

Herzhaftes aufs Brot

Süss oder herzhaft – viele Menschen bevorzugen den vegan gesunden Mix und greifen beim Frühstück zum vollen Programm: herzhaft und süss. Hier nun die herzhaften Brotaufstriche.

Frischkäse

Natursojajoghurt über Nacht in einem Tuch abtropfen lassen. Paprikaschote waschen, entkernen und in feine Würfel schneiden. Kräuter waschen und hacken. Natursojajoghurt und Paprikaschote mit Kräutern und Saft der Limette mischen. Mit Salz & Pfeffer abschmecken.

Tofu Kräuterquark

Kräuter waschen und hacken. Alle Zutaten mixen. Mit Salz & Pfeffer abschmecken und kalt stellen. Anstelle von Kapern können auch Oliven oder Essiggurken eingesetzt werden. Falls Sie andere Kräuter anstelle von Petersilie, Basilikum usw. möchten, versuchen Sie Estragon oder Salbei. Beide Kräuter passen wunderbar zu Kapern.

Gefrorenes Olivenöl

Olivenöl und Salz einfrieren. Nach dem Einfrieren sofort auf das Brot streichen und geniessen. Da Öl nicht richtig festfrieren kann, eignet es sich so sehr gut als Aufstrich und schmeckt in dieser kalten Form wunderbar frisch. Bitte denken Sie daran, diesen Aufstrich nur sehr eingeschränkt zu verwenden. Eine dünne Schicht, die mit frisch gemahlenem Pfeffer ergänzt werden kann, ist völlig ausreichend.

Bitte beachten Sie, dass der Brotaufstrich „Gefrorenes Olivenöl" nicht den 7 Regeln der gesunden veganen Ernährung entspricht.

Verwenden Sie bitte aus gesundheitlichen Gründen so wenig Salz und Öl wie nötig. Benutzen Sie Jodsalz – falls möglich. Versuchen Sie immer weniger Salz und Öl einzusetzen, sodass das Verlangen nach beidem mit der Zeit geringer wird.

Zutaten

Frischkäse

500 g	Natursojajoghurt
1	Rote Paprikaschote
	Frische Kräuter nach Wahl
1	Limette
	Salz & Pfeffer

Tofu Kräuterquark

450 g	Seidentofu
100 g	Natursojajoghurt
25 g	Kapern
	Frische Kräuter nach Wahl
	Salz & Pfeffer

Gefrorenes Olivenöl

50 ml	Olivenöl
1 TL	Salz

** Abgetropfter Natursojajoghurt ist ein echter Alleskönner. Ersetzen Sie mit ihm Quark, Frischkäse, Mayonnaise usw. und verwenden Sie ihn als Dip oder Basis für Dressings.*

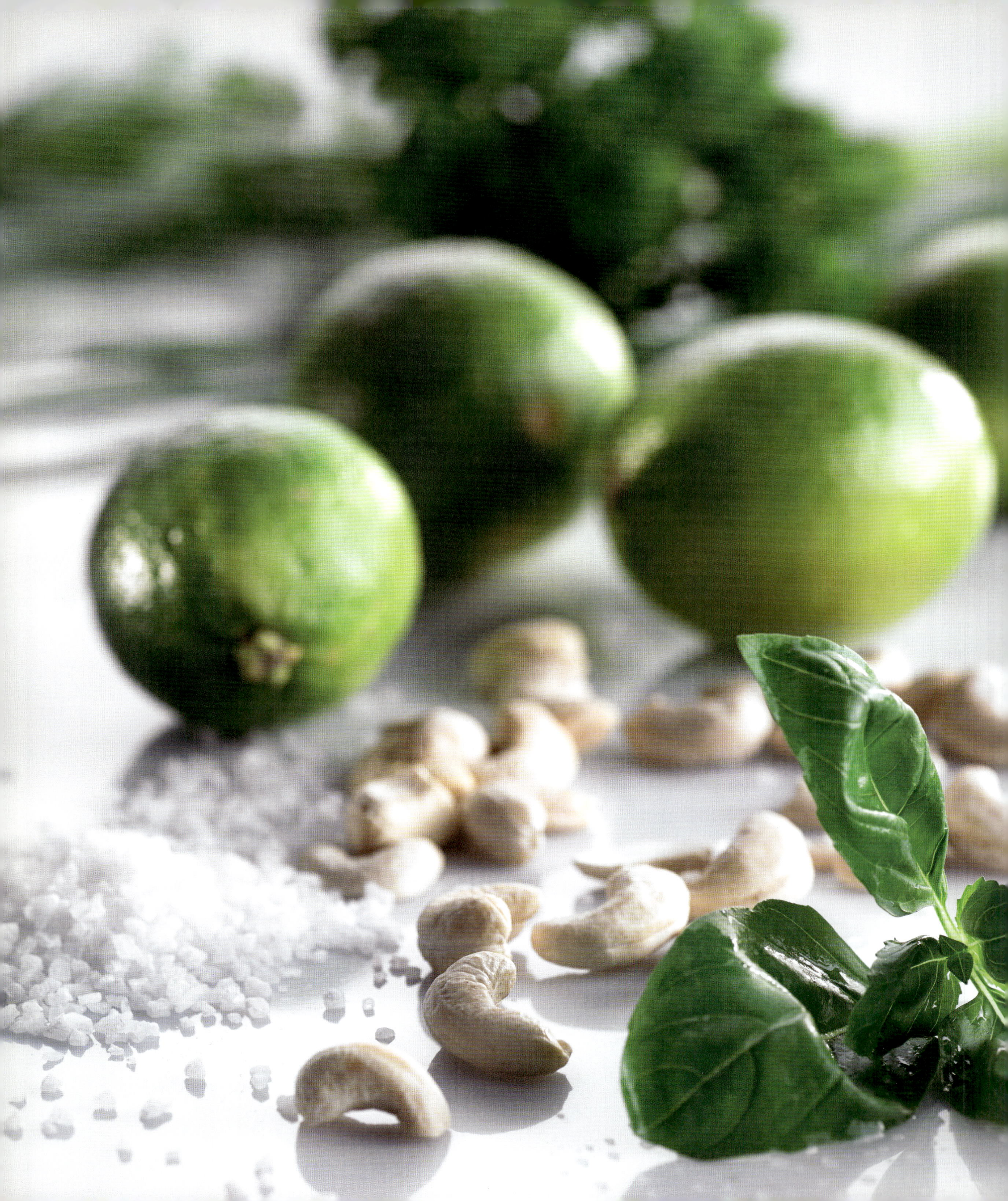

Tomaten Nussaufstrich

Tomaten abtropfen lassen. Alle Zutaten in einem Mixer
gut pürieren. Anstelle der Tomaten ist auch jedes Gemüse
geeignet. Falls die Konsistenz durch die Wahl eines anderen
Gemüses zu wenig fest ist, kann der Nussanteil einfach
erhöht werden. Mit Salz & Pfeffer abschmecken.

Kräuteröl

Alle Zutaten in einem Mixer gut pürieren. Mit Salz & Pfeffer
abschmecken.

Um aus dem Kräuteröl ein Pesto zu machen, können Sie
ganz einfach einen veganen, geriebenen Käse mitverarbeiten.
In der fettreduzierten Variante können Vollkornbrösel (Vollkornpaniermehl) verwendet werden.

Margarine mit Amaranth

Margarine mit Salz & Pfeffer abschmecken und gepopptes
Amaranth beigeben. Schmeckt auch mit ein bisschen Senf
sehr gut. Dieser Aufstrich sollte nur sparsam eingesetzt und
nicht täglich konsumiert werden.

Sie können gepopptes Amaranth auch ganz leicht selbst
herstellen: Eine beschichtete Pfanne hoch erhitzen. Das
Amaranth in die Pfanne geben und unter leichtem Wenden
warten, bis das Korn aufspringt. Amaranth kann aber auch
schon gepoppt im Reformhaus oder Bioladen gekauft
werden. Der Versuch, es selbst zu machen, lohnt sich –
es ist eigentlich ganz einfach.

Zutaten

Tomaten Nussaufstrich

200 g	Eingelegte Tomaten
200 g	Cashewnüsse
4 EL	Balsamico
	Salz & Pfeffer

Kräuteröl

300 ml	Olivenöl
200 g	Frische Kräuter nach Wahl
	Salz & Pfeffer

Margarine mit Amaranth

100 g	Sojamargarine (vegan)
2 EL	Gepopptes Amaranth
	Salz & Pfeffer

*Verwenden Sie bitte aus gesundheitlichen Gründen so wenig
Salz und Öl wie nötig. Benutzen Sie Jodsalz – falls möglich.
Versuchen Sie immer weniger Salz und Öl einzusetzen, so-
dass das Verlangen nach beidem mit der Zeit geringer wird.*

* *Margarine besitzt sehr viele versteckte
Fette – darum bitte bewusst und zurück-
haltend verwenden.*

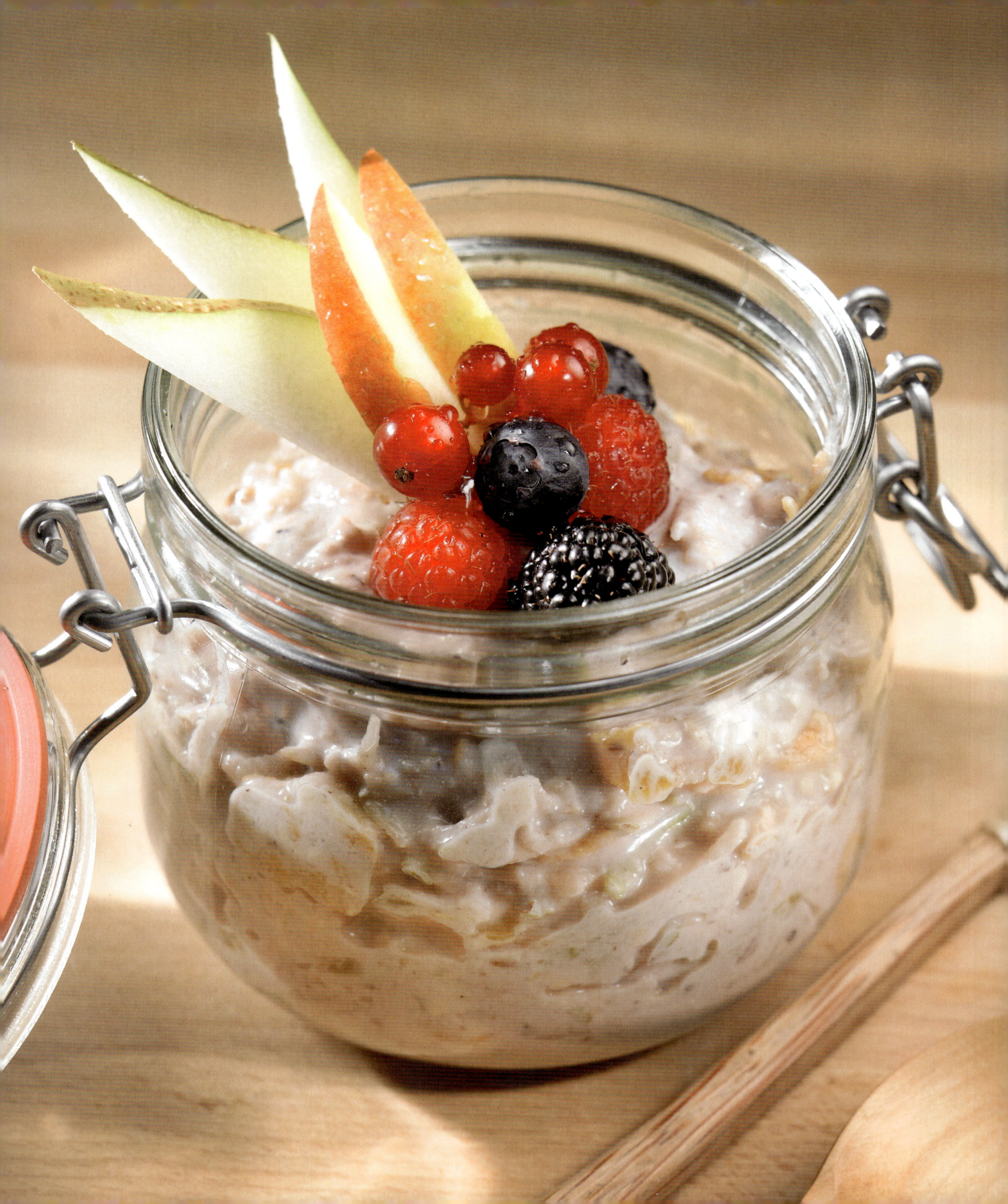

Klassisch: Bircher Müsli mit Früchtebrot

Der Name Maximilian Oskar Bircher-Benner hat natürlich auch in der vegan gesunden Küche seinen festen Platz. Das Bircher Müsli, eine ursprünglich Schweizer Spezialität, ist heute ein Klassiker und fester Bestandteil der europäischen Frühstückskultur.

Bircher Müsli

Flocken in Sojamilch etwa 2 Stunden einweichen.

Äpfel und Birne säubern, entkernen und mit einer Reibe in Flocken raspeln. Beeren waschen, grosse Beeren in Stücke schneiden und hinzugeben. Restliche Zutaten zugeben und mischen. Mit dem Saft der Zitrone und Zimt abschmecken.

Früchtebrot

Alle trockenen Zutaten mischen. Zum Schluss die Äpfel säubern, grob raspeln und zugeben. Alles zusammen verkneten. Das Brot formen, auf ein mit Backpapier ausgelegtes Backblech geben und bei 175 Grad ca. 1 Stunde backen (Stäbchenprobe).

* *Bei fertigen Flockenmischungen ist Vorsicht geboten, da oftmals Bienenhonig als Zutat Verwendung findet. Das Müsli kann nach Belieben mit Agavendicksaft oder unserem Dattelmousse (siehe Rezept Seite 59) gesüsst werden.*

Zutaten (für 4 Personen)

Bircher Müsli

100 g	Haferflocken oder Flockenmischung
100 ml	Sojamilch
2	Äpfel
1	Birne
200 g	Beeren nach Wahl
500 g	Vanillesojajoghurt
2 EL	Sultaninen
2–3 EL	Haselnüsse (gemahlen)
½	Zitrone
	Zimt

Früchtebrot

300 g	Dinkelvollkornmehl
1 Pck	Backpulver
100 g	Zarte Haferflocken
250 g	Rosinen
100 g	Nüsse nach Wahl (gehackt)
2–3 EL	Haselnüsse (gemahlen)
1 EL	Kakao
1 TL	Lebkuchengewürz
	Zimt
600 g	Äpfel

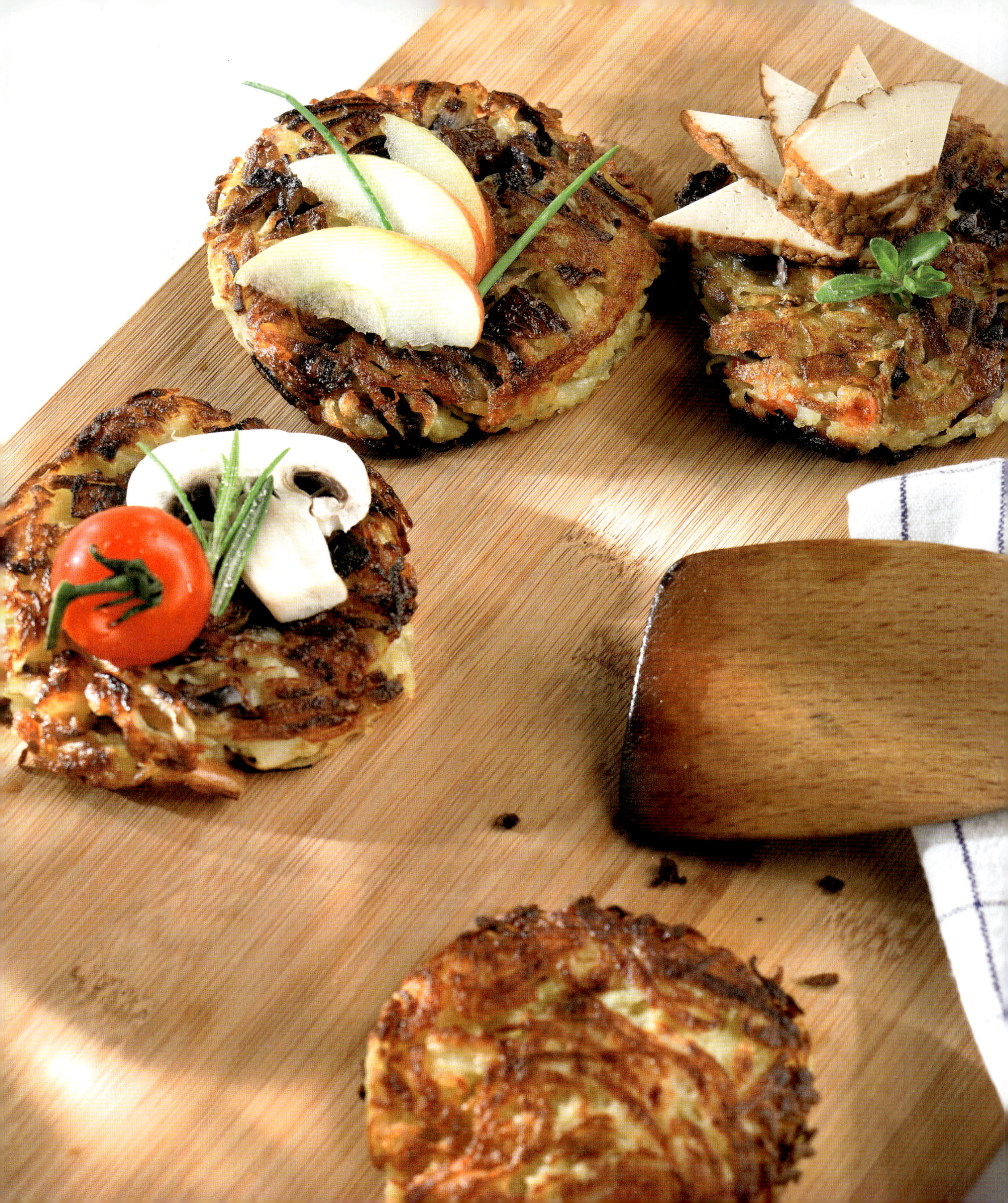

Röööschti!

In unserem Rezept wird der Rösti aus rohen Kartoffeln hergestellt. Dies spart Zeit, setzt aber voraus, dass er unter Rühren angebraten wird. Falls die Kartoffeln zuerst in Salzwasser gekocht werden, ist es ausreichend, wenn Sie den Rösti formen und beidseitig anbraten.

Natur

Kartoffeln säubern. Durch eine Röstireibe reiben und mit Muskatnuss, Salz & Pfeffer abschmecken. Die Kartoffeln in eine beschichtete Pfanne geben und unter kräftigem Rühren 2 bis 3 Minuten anbraten. Mit einer Kelle in der Pfanne zu einem runden Rösti formen und beidseitig bei mittlerer Hitze goldbraun braten.

Variationen

Einfach 200 g weniger Kartoffeln verwenden und die Zutaten direkt unter die geriebenen Kartoffeln mischen. Danach wie oben beschrieben zubereiten.

** Der Rösti kann sehr gut als Beilage zu einem Gericht serviert werden. Alle Rezepturen funktionieren auch als Kroketten: Einfach zu Kugeln formen und je nach Grösse der Kroketten etwa 20 Minuten bei 180 Grad im Backofen backen. Noch herzhafter wird der Kartoffelgeschmack, wenn Sie etwas Paprikapulver hinzufügen.*

Verwenden Sie bitte aus gesundheitlichen Gründen so wenig Salz und Öl wie nötig. Benutzen Sie Jodsalz — falls möglich. Versuchen Sie immer weniger Salz und Öl einzusetzen, so- dass das Verlangen nach beidem mit der Zeit geringer wird.

Zutaten (für 4 Personen)

Natur

800 g	Kartoffeln (festkochend)
	Muskatnuss
	Salz & Pfeffer

Variation 1

200 g	Champignons (geputzt in kleinen Würfeln)
2	Tomaten (entkernt in kleinen Würfeln)

Variation 2

2	Äpfel (entkernt in kleinen Würfeln)
1	Zwiebel (geschält in feinen Würfeln)

Variation 3

200 g	Geräucherter Tofu (in kleinen Würfeln)
1	Oreganozweig (Blätter gezupft)

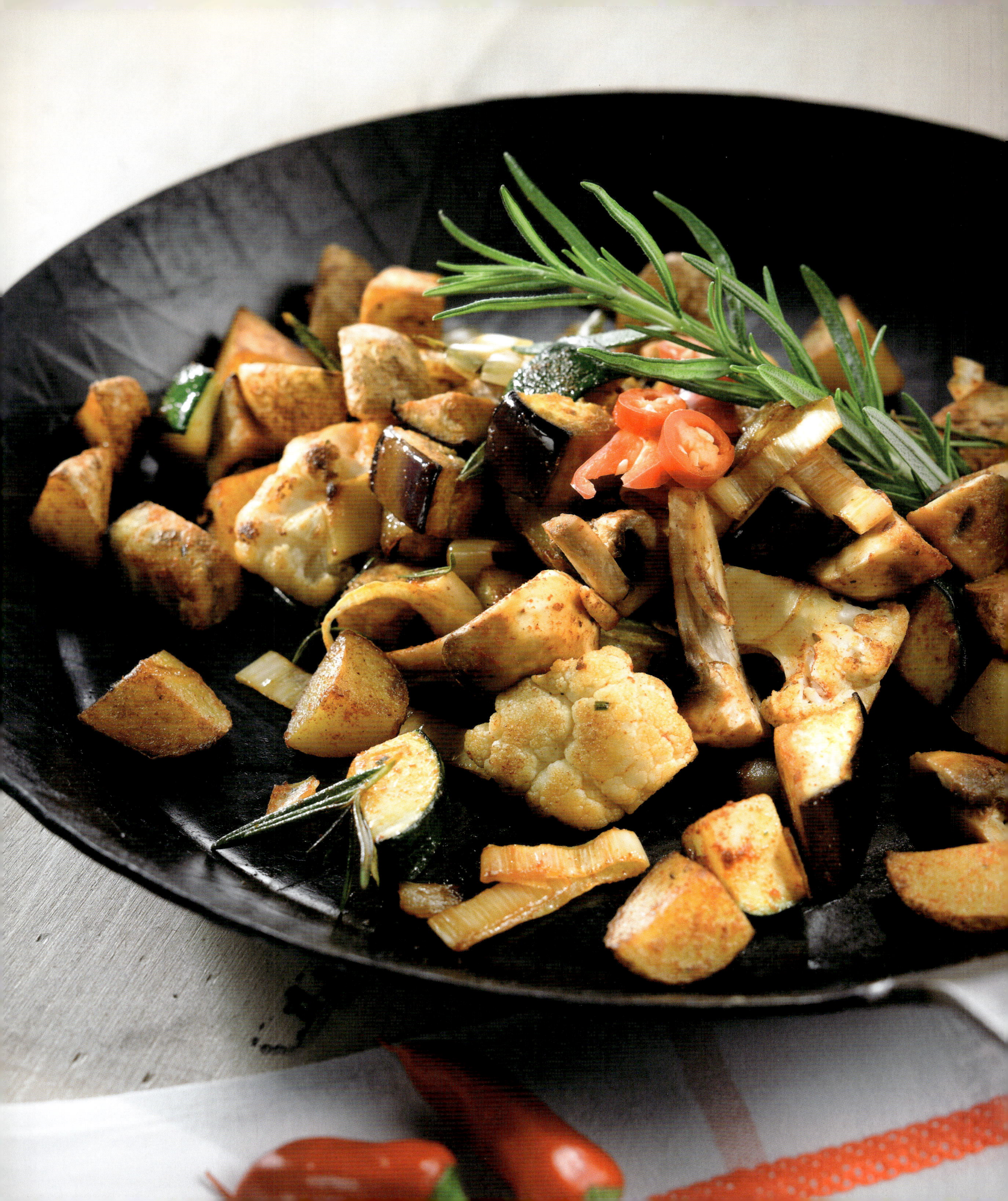

Die Guten Morgen Frühstückspfanne

Deftiger geht's nicht mehr! Ein wuchtig derbes Frühstück, mit dem jeder genügend Kraft und Energie für den Tag tanken kann. Für einen kompromisslos guten Morgen!

Kartoffeln säubern und in etwa 1 cm grosse Würfel schneiden. Gemüse und Champignons waschen, beziehungsweise säubern und in ca. 2 cm grosse Würfel schneiden. Den Rosmarin zupfen.

Kartoffeln in einer beschichteten Pfanne bei mittlerer Hitze 3 bis 5 Minuten anbraten. Blumenkohl und Aubergine zugeben und weitere 3 bis 5 Minuten mitbraten. Karotten dazugeben und kurz mitbraten. Zucchini, Champignons und Rosmarin beigeben und weitere 3 bis 5 Minuten unter regelmässigem Rühren weiterbraten lassen.

Mit Kurkuma, Paprikapulver, Cayennepfeffer nach Belieben bestäuben. Mit Gemüsefond ablöschen und weiterbraten bis die gesamte Flüssigkeit verdunstet ist. Mit Salz & Pfeffer abschmecken.

Zutaten (für 4 Personen)

4	Kartoffeln
¼	Blumenkohl
½	Aubergine
2	Karotten
1	Zucchini
100 g	Champignons
1	Rosmarinzweig
100 ml	Gemüsefond
	Kurkuma
	Paprikapulver
	Cayennepfeffer
	Salz & Pfeffer

Verwenden Sie bitte aus gesundheitlichen Gründen so wenig Salz und Öl wie nötig. Benutzen Sie Jodsalz – falls möglich. Versuchen Sie immer weniger Salz und Öl einzusetzen, sodass das Verlangen nach beidem mit der Zeit geringer wird.

* *Für diejenigen, die es morgens schon scharf mögen, kann eine Chilischote mitgebraten werden. Chilischoten gibt es in verschiedenen Schärfen und Variationen. Für alle, die es extrem scharf haben wollen: Einfach die Kerne der Chilischote mit verwenden. Wachwerden ist garantiert!*

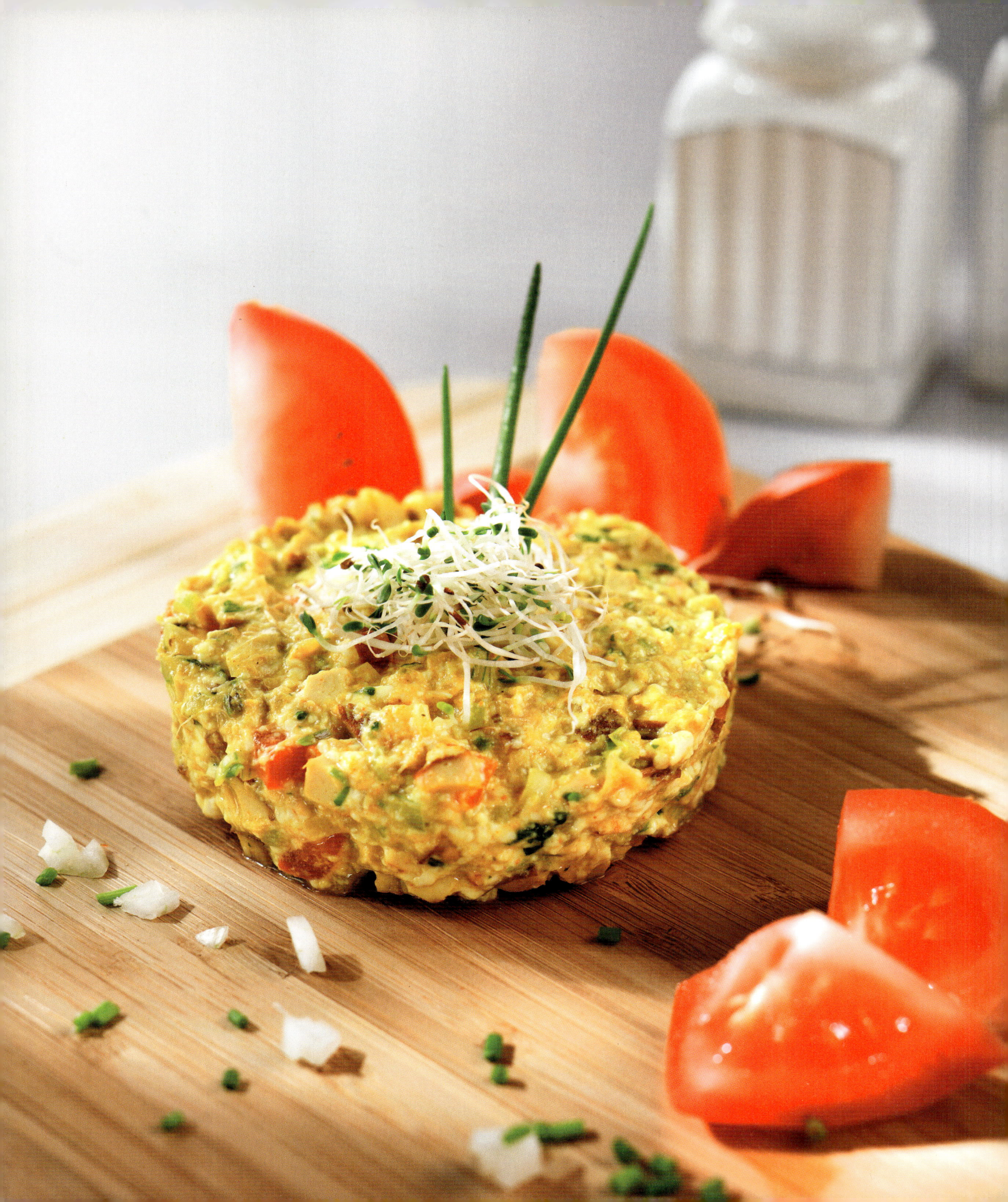

Das Gelbe vom Ei

Das vegane Rührei darf nicht fehlen. Schmeckt gut, tut gut und sieht gut aus. Diese köstliche Bereicherung für den Frühstückstisch ist darüber hinaus auch noch schnell zubereitet. Da lachen ja die Hühner – was uns natürlich auch glücklich macht.

Rührei

Zwiebeln schälen und in möglichst kleine Würfel schneiden. Geräucherten Tofu in kleine Würfel schneiden. Zwiebeln in einer beschichteten Pfanne andünsten. Geräucherten Tofu dazugeben und 2 bis 3 Minuten unter starker Hitze anbraten.

Restliche Zutaten hinzufügen und mit kleiner Hitze und unter ständigem Rühren 1 bis 2 Minuten andünsten. Schnittlauch waschen und in feine Ringe schneiden. Mit Kurkuma, Salz & Pfeffer abschmecken.

Garnitur

Mit Alfalfasprossen garnieren.

Zutaten (für 4 Personen)

Rührei

2	Kleine Zwiebeln
200 g	Geräucherter Tofu
400 g	Seidentofu
80 ml	Gemüsefond
1 Bd	Schnittlauch
2 Msp	Kurkuma
	Salz & Pfeffer

Garnitur

	Alfalfasprossen

* *Das Gericht darf gerne auch mit kleinen Tomatenwürfeln ergänzt werden. Durch das Kurkumagelb sieht die Mischung wie ein klassisches Rührei aus. Geschmacklich erinnert es zwar weniger an eine Eierspeise, bietet aber eine leckere und sehr bekömmliche Abwechslung auf dem Frühstückstisch.*

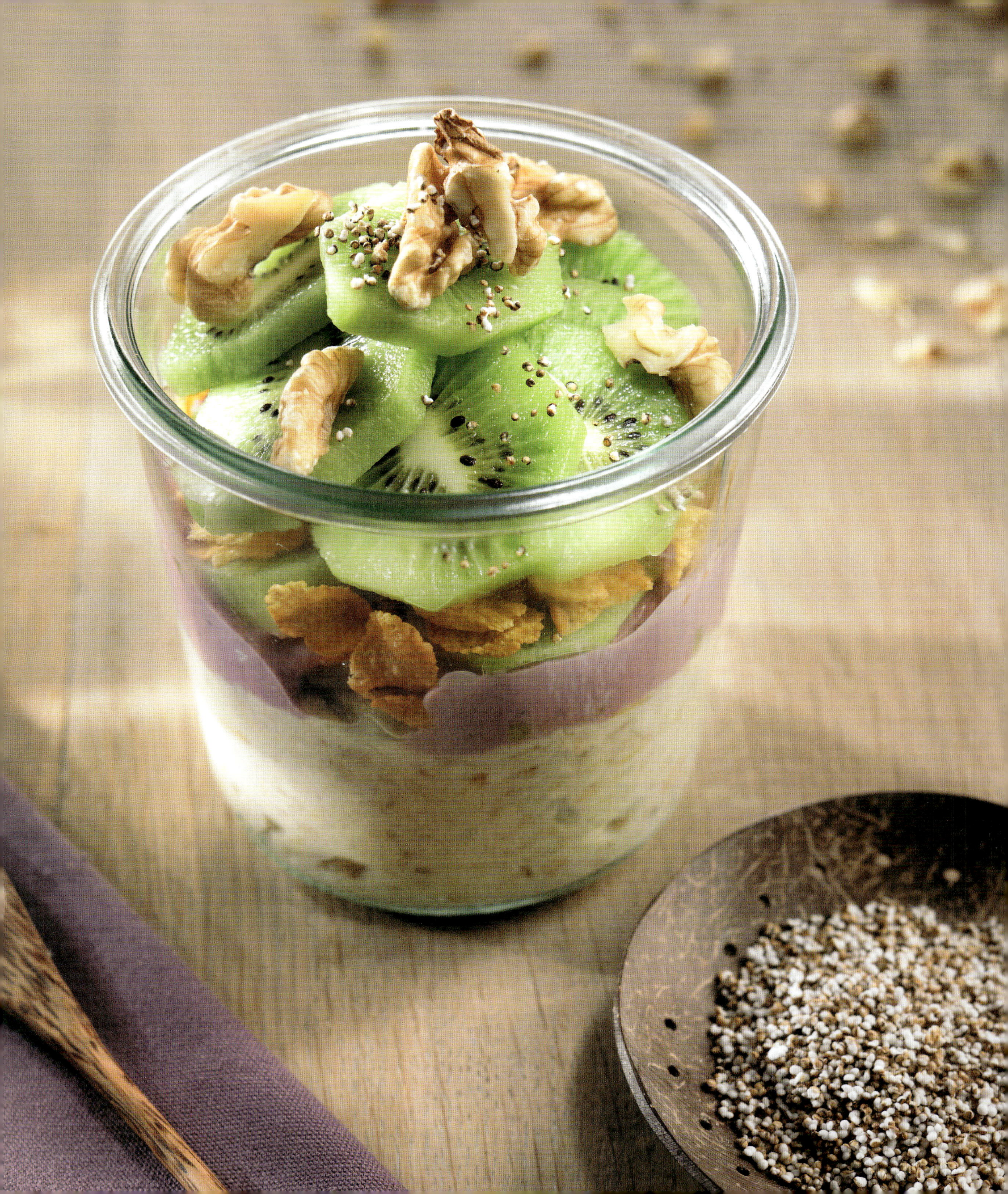

Amaranth Joghurt mit Kiwi

Amaranth ist eine der ältesten Nutzpflanzen der Menschheit. Bei den Azteken, Inka und Maya waren die hirseähnlichen Amaranthkörner ein Hauptnahrungsmittel. Die Popularität der nussartigen, glutenfreien Körner wächst unaufhaltsam.

Eine beschichtete Pfanne hoch erhitzen. Das Amaranth in die Pfanne geben und unter leichtem Wenden warten, bis das Korn aufspringt. Amaranth kann aber auch schon gepoppt im Reformhaus oder Bioladen gekauft werden. Der Versuch es selbst zu machen lohnt sich – es ist eigentlich ganz einfach.

Cornflakes mit dem Vanillesojajoghurt mischen und in ein Glas oder eine Schale füllen. Kiwis schälen und in Scheiben schneiden. Die Hälfte der Kiwischeiben auf das Cornflakes-Joghurt-Gemisch legen. Beerensojajoghurt mit der Hälfte des gepoppten Amaranths mischen und auf den Kiwis vertei-len. Mit den restlichen Kiwis belegen. Die Walnüsse und das restliche Amaranth über das Müsli geben.

Zutaten (für 4 Personen)

40 g	Amaranth
60 g	Cornflakes
400 g	Vanillesojajoghurt
2	Kiwis
400 g	Beerensojajoghurt
60 g	Walnüsse (gehackt)

** Für den täglichen Eigenbedarf können die Kiwis einfach in kleine Würfel geschnitten werden und anstatt aufzuschichten, kann natürlich alles miteinander gemischt werden. Weniger Arbeit, gleicher Geschmack.*

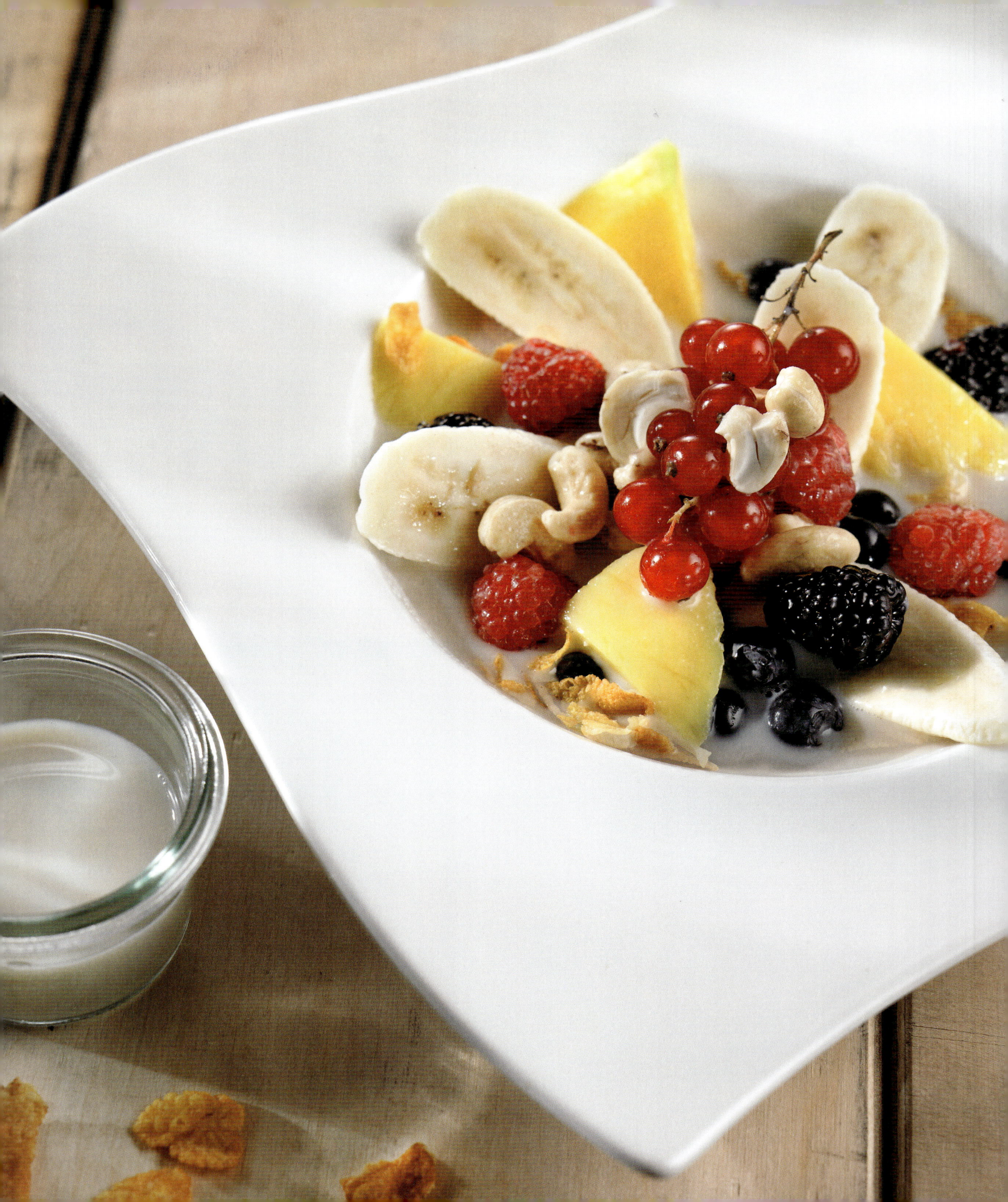

Knuspermüsli mit Hafermilch

Knusprig und frisch darf der Tag beginnen. Von den unzähligen Müslivariationen, die es gibt, sollte sich aber niemand, der vollwertig und vegan gesund in den Tag starten will, abschrecken lassen. Unsere gesunden Lieblingsmüslis haben wir auf den folgenden Seiten zusammengestellt.

Mango schälen, Fruchtfleisch vom Stein trennen und in kleine Würfel schneiden. Bananen in Scheiben schneiden. Beeren waschen. Alle Zutaten in einer Schale mischen und mit Hafermilch übergiessen.

Natürlich können hier alle nur erdenklichen Früchte und Beeren zum Einsatz kommen. Wählen Sie nach Saison und Lust aus!

Zum Süssen kann ein Agavendicksaft, unser Dattelmousse (siehe Rezept Seite 59) oder auch Ananassaft genommen werden.

Zutaten (für 4 Personen)

1	Mango
2	Bananen
200 g	Heidelbeeren
100 g	Himbeeren und/oder Brombeeren
100 g	Sultaninen
90 g	Cashewnüsse (gehackt)
80 g	Cornflakes
400 ml	Hafermilch

***** *Die Hafermilch kann durch eine andere Pflanzenmilch ersetzt werden. Anstelle von Pflanzenmilch darf gerne auch ein Sojajoghurt in einer Geschmacksrichtung Ihrer Wahl verwendet werden. Für eine süssere Variante eignet sich Reismilch, die es in den verschiedensten Geschmacksrichtungen von Vanille bis Schoko gibt.*

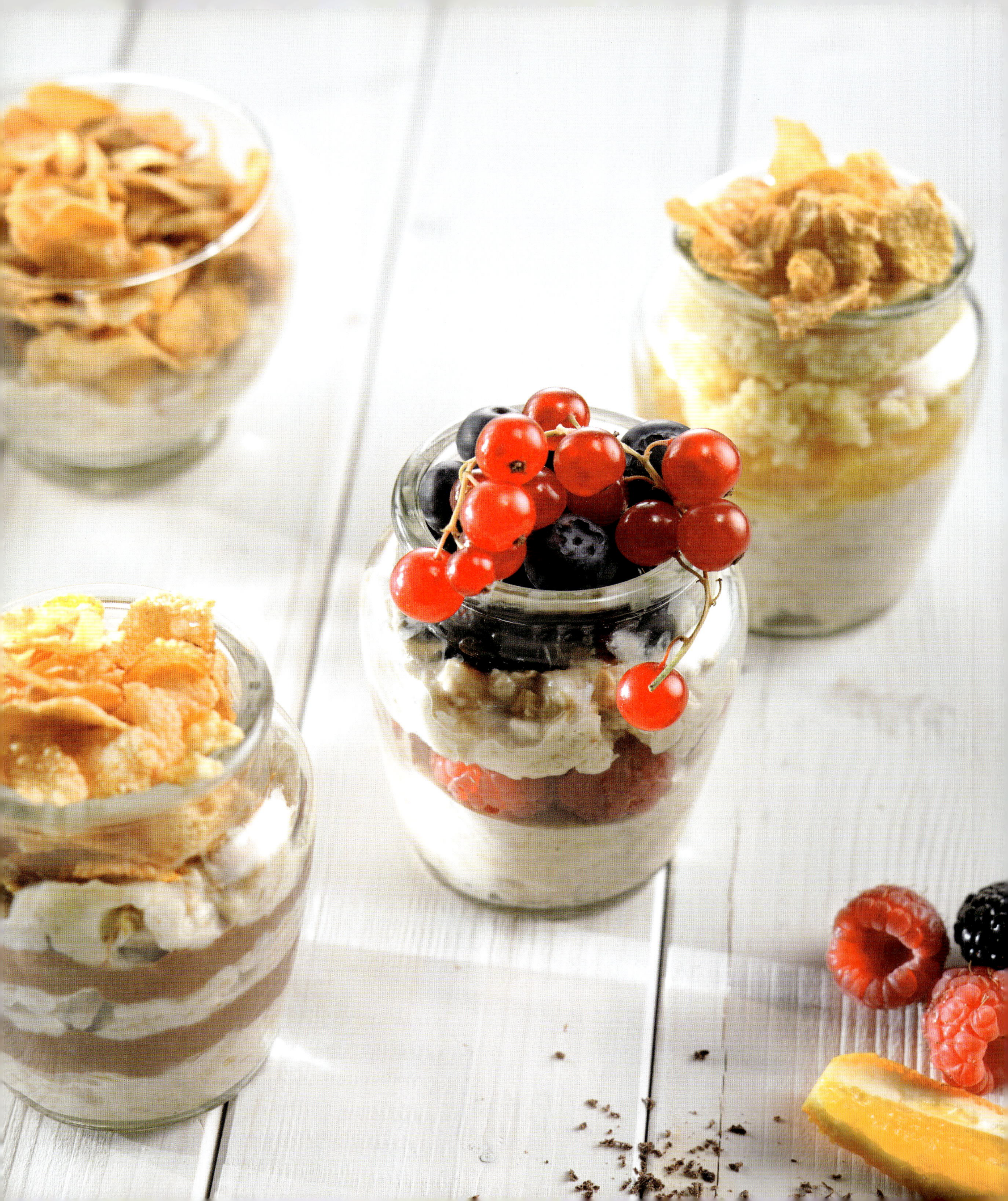

1, 2, 3, 4 Power Müslis

Unser Power Müsli ist ein Kraftpaket, das es in sich hat. Die Getreidebasis sättigt und ist ein idealer Träger für alle Arten von Früchten und Säften. Power pur.

Grundrezept

Haferflocken in der Hafermilch einweichen lassen. Äpfel und Birnen säubern, entkernen und mit einer Reibe in den Vanillesojajoghurt reiben. Mit den Haferflocken mischen und in ein Glas oder eine Schale geben. Mit Cornflakes auffüllen.

Kann auch mit einem beliebigen anderen Sojajoghurt zubereitet werden. Bei Natursojajoghurt kann zum Süssen Agavendicksaft oder unser Dattelmousse (siehe Rezept Seite 59) verwendet werden.

Für die Variationen jeweils die Hälfte vom Grundrezept verwenden.

Variation 1

Schokolade in der Reismilch in einem Wasserbad langsam schmelzen lassen. Schokolade darf nie zu heiss werden, sonst beginnt sie zu stocken und kann nicht mehr weiterverarbeitet werden. Schokoladenmilch mit dem Natursojajoghurt und 2 Bananen mixen. Die anderen 2 Bananen in Scheiben schneiden. Abwechslungsweise die Gläser mit dem Grundrezept und der Schokoladenmasse auffüllen. In die Schichten der Schokoladenmasse die Bananenscheiben legen. Am Schluss mit den restlichen Bananenscheiben und den Cornflakes garnieren.

Zutaten (für 4 Personen)

Grundrezept

40 g	Haferflocken
40 ml	Hafermilch
2	Äpfel
2	Birnen
450 g	Vanillesojajoghurt
80 g	Cornflakes

Variation 1

200 g	Schokolade (vegan)
100 ml	Reismilch
100 g	Natursojajoghurt
4	Bananen

Fortsetzung »

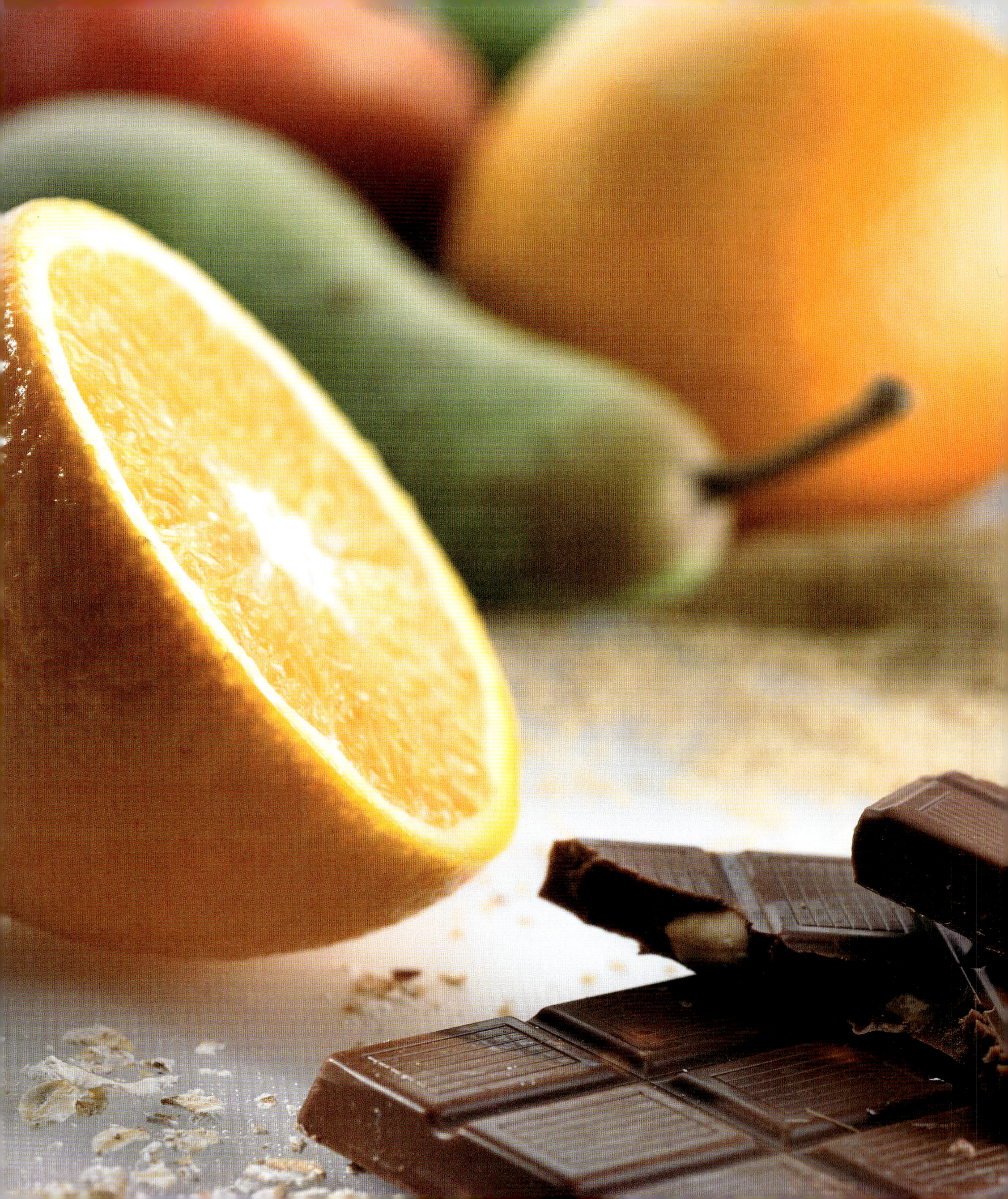

Variation 2

Einfach die Beeren und die Grundmasse aufschichten.

Falls Sie tiefgefrorene Beeren nehmen, geben Sie die Beeren zum Grundrezept mit den Äpfeln und Birnen dazu und rechnen Sie vor dem Konsumieren ausreichend Zeit ein, dass die Beeren auftauen können. Bei sauren Beeren kann zum Süssen Agavendicksaft oder unser Dattelmousse (siehe Rezept Seite 59) verwendet werden.

Variation 3

Couscous in Orangensaft einweichen lassen, bis der gesamte Saft aufgesogen ist. Die Couscouskörner müssen weich sein. Sollte noch Restflüssigkeit vorhanden sein, kann man diese abgiessen.

Von den Orangen die Schale mit der Haut abschneiden, anschliessend mit einem feinen Messer die Orangenfilets aus den Häuten schneiden. In einem Glas oder in einer Schale aufschichten: zuerst die Grundmasse, danach die Orangen-filets, abschliessend das Couscous und die Cornflakes.

Zutaten (für 4 Personen)

Variation 2

600 g	Beeren (je nach Saison)

Variation 3

200 g	Couscous
400 ml	Orangensaft
2	Orangen

** Natürlich müssen die Power Müslis in der Zubereitung nicht geschichtet werden. Schneller geht es, wenn Sie die Zutaten einfach mischen. Das sieht zwar nicht so schön aus, spart aber Zeit und schmeckt genauso gut.*

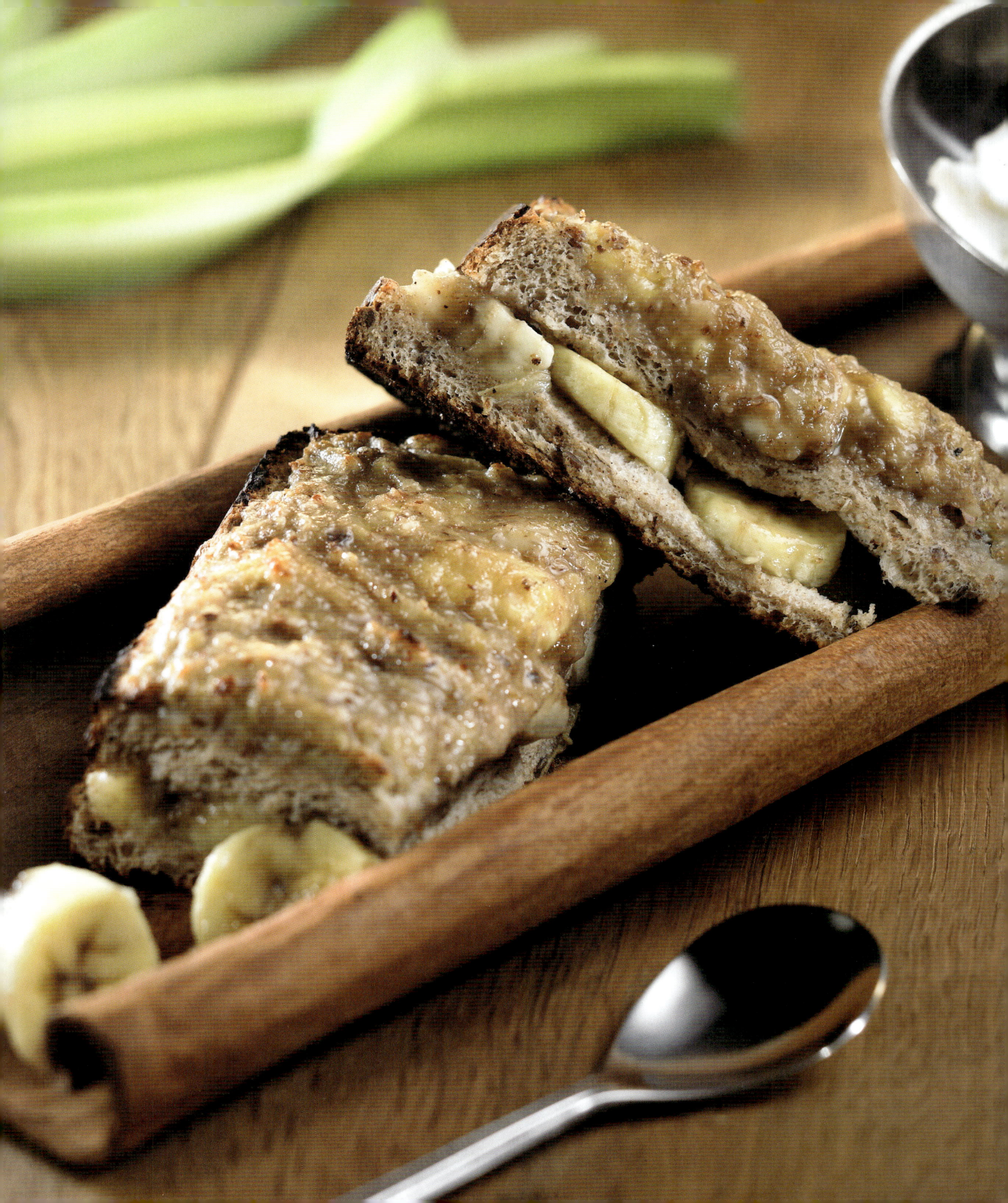

Supertoast mit Nuss Bananen Füllung

Hier nun einige wichtige Vitamine und Mineralstoffe, die Sie verpassen könnten, wenn Sie keine Bananen essen: Vitamine A, B1, B2, B6, C, E, K und die Mineralstoffe Kalium, Magnesium, Phosphor, Calcium und Natrium. Aber das ist noch längst nicht alles: Die Banane ist eine Alleskönnerin, die sowohl den Appetit zügelt als auch die Stimmung aufhellt. Also her damit!

2 Bananen in 1 cm dicke Scheiben schneiden. Die Bananenscheiben auf 4 Vollkornbrotscheiben verteilen.

Die restlichen Bananen mit einer Gabel zerdrücken. Die zerdrückten Bananen mit den Haselnüssen und der Erdnussbutter mischen. Die Masse auf die restlichen 4 Brotscheiben streichen und auf die mit Bananen belegten Brotscheiben legen.

Das Ganze ein bisschen zusammendrücken und für 5 bis 10 Minuten bei 180 Grad im Backofen backen.

Zutaten (für 4 Personen)

4	Bananen
8	Vollkornbrotscheiben
20 g	Haselnüsse (gemahlen)
4 EL	Erdnussbutter

** Die Inhaltsstoffe von Bananen haben durch ihre Ausgewogenheit und Vielfältigkeit eine heilende Wirkung, Bananen wirken basisch und verhindern Übersäuerungen.*

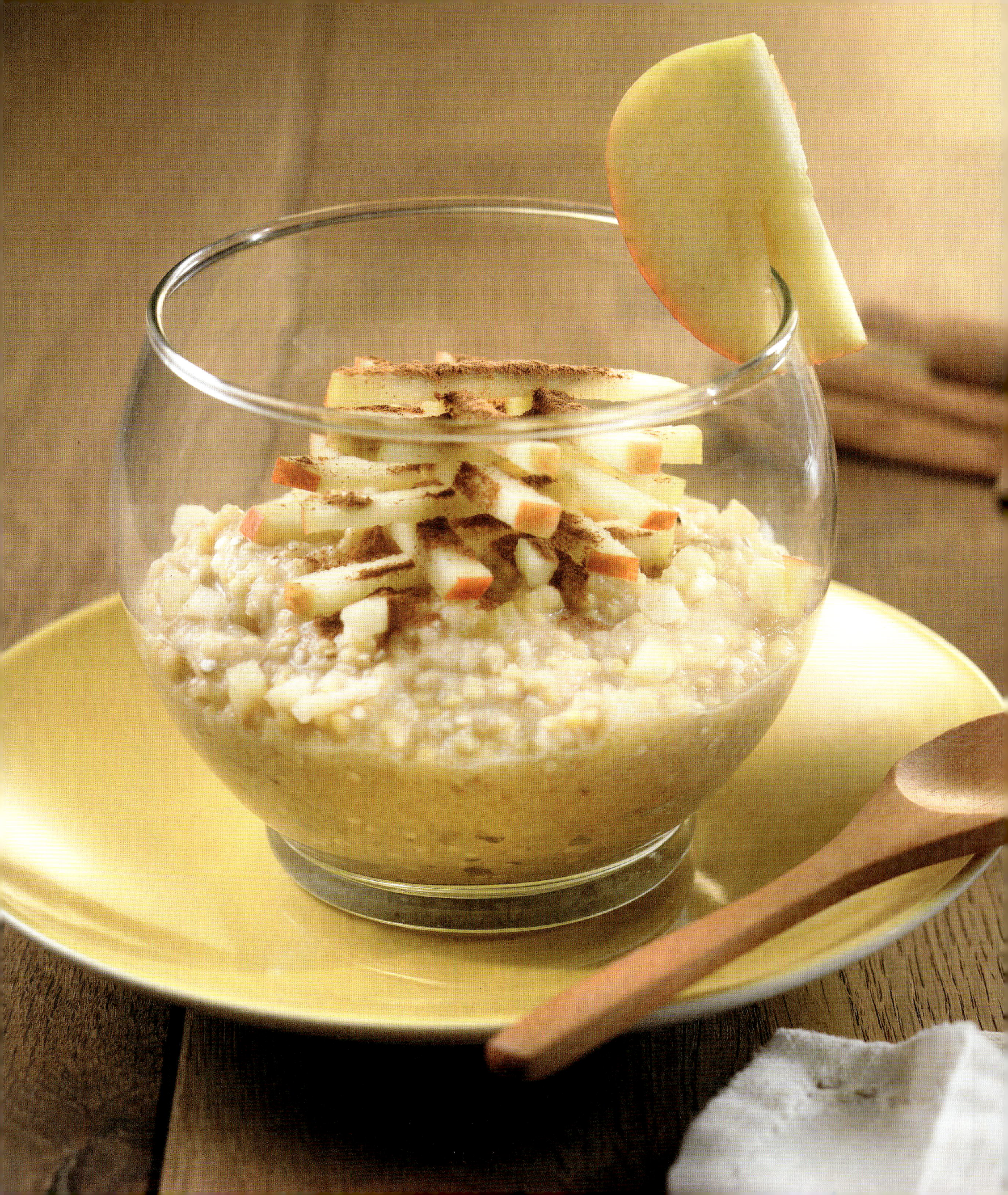

Hirseapfelzimtcreme

Hirse ist reich an Mineralstoffen. Fluor, Schwefel, Phosphor, Magnesium, Kalium, Silizium (Kieselsäure) und Eisen. Wer eine Unterversorgung mit Mineralstoffen fürchtet, ist mit Hirse bestens versorgt. Wer eine Unterversorgung mit fantastischen Cremes befürchtet, befindet sich hier ebenfalls auf der richtigen Seite.

Hirse in Reismilch gar kochen. Äpfel säubern, entkernen und in kleine Würfel schneiden. Äpfel und Zimt unter die Hirse geben. Die Creme warm servieren.

Die Äpfel können auch durch Birnen oder andere Früchte ersetzt werden. Die Creme kann auch mit einer Schokoladensauce als Dessert serviert werden.

Falls die Hirse alle Flüssigkeit aufgesogen hat, geben Sie vor dem Servieren noch Flüssigkeit dazu, sodass die Creme schön sämig ist. Zum Süssen kann Agavendicksaft oder unser Dattelmousse (siehe Rezept Seite 59) verwendet werden.

Durch Zugabe von Sojajoghurt in beliebiger Geschmacksrichtung wird aus der Creme ein Hirsemüsli. Auch Sultaninen und Nüsse sind eine empfehlenswerte Ergänzung.

Zutaten (für 4 Personen)

400 g	Hirse
1,2 l	Reismilch
2	Äpfel
	Zimt

** Durch Zugabe von Thaibasilikum oder Lavendel enthält dieses Gericht eine exklusive Note.*
Wenn die Hirseapfelzimtcreme ausgekühlt ist, kann sie zu Burgern geformt und in einer beschichteten Pfanne gebraten werden. Mit Kakaopulver bestreut und mit Apfelmus serviert, schmecken die Bratlinge in dieser Variante ganz hervorragend.

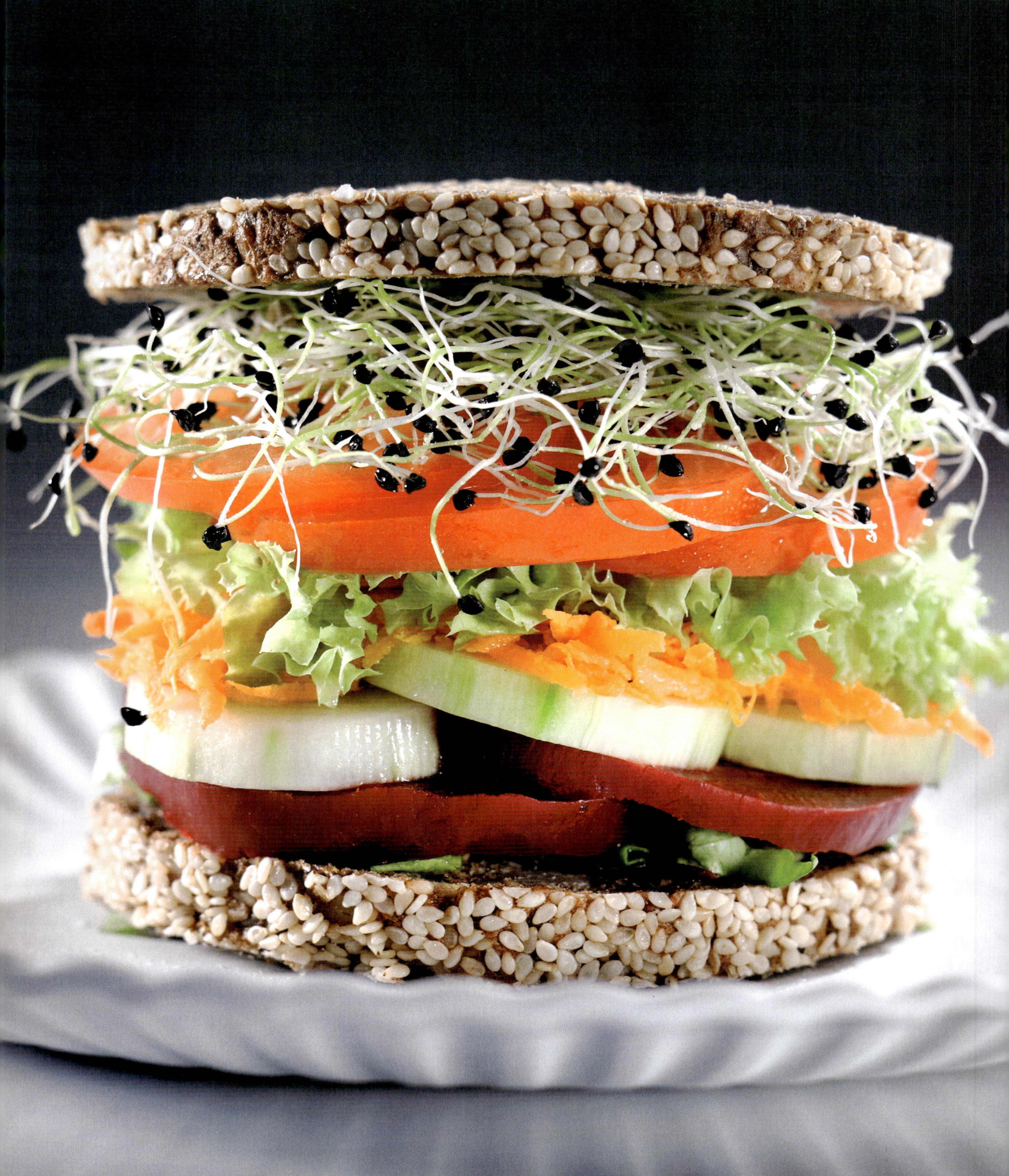

BurgerQueen

Unsere BurgerQueen ist ein Gemüsesandwich, das nach Lust und Laune variiert werden darf. Mit Salat, Tomaten, Gurken, Zwiebeln, Sprossen, Möhren, und, und, und … mit allem, was gut schmeckt und vegan gesund ist. Wetten, dass unsere BurgerQueen Ihnen nicht „im Magen liegt"? In jeder Hinsicht.

Tofu Kräuterquark

Den Kräuterquark nach Rezeptanleitung zubereiten.

Gemüsebelag

Salat waschen und grob scheiden, Gurke schälen und in Scheiben schneiden, Tomate und Rote Bete in Scheiben schneiden, Karotte schälen und reiben.

Drunter und drüber

Die Vollkornscheiben grosszügig mit dem Tofu Kräuterquark bestreichen und das Sandwich beliebig mit dem Gemüse belegen.

Zutaten (für 4 Personen)

Tofu Kräuterquark
(siehe Rezept Seite 61)

Gemüsebelag

einige Blätter	Blattsalat
½	Salatgurke
1	Tomate
1	Rote Bete (gekocht)
1	Karotte
100 g	Zwiebelsprossen

Drunter und drüber

8	Scheiben Vollkornbrot

* *Wer unsere BurgerQueen so richtig kross und knackig geniessen möchte, sollte die Brotscheiben toasten. Und um den Nährstoffgehalt zu toppen, darf die BurgerQueen z. B. mit Avocado, geräuchertem oder eingelegtem Tofu oder veganer Wurst belegt werden. Gerne dürfen Sie auch beim Aufstrich variieren, und bei der Wahl des Gemüses herrscht völlige Freiheit. Alles ist möglich!*

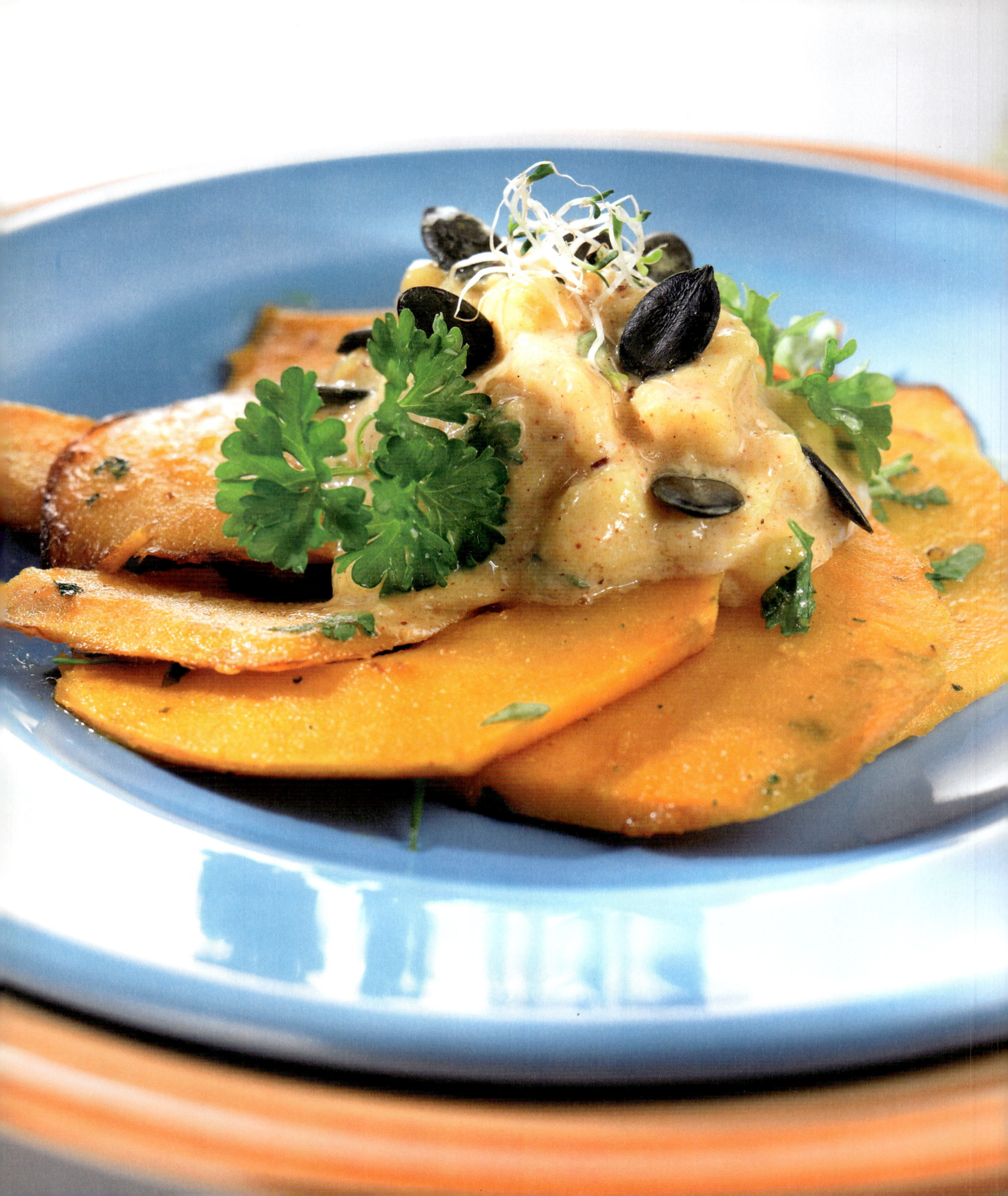

Kürbisplatte
mit Mangomousse

Hokkaido, Chestnut oder Butternuss – die Vielfalt der Kürbissorten scheint täglich zu wachsen. Suchen
Sie sich Ihren Favoriten aus und los geht's. Übrigens: Die Reife einer Mango erkennen Sie daran, dass die
Frucht duftet und auf Druck leicht nachgibt.

Kürbisplatte

Kürbis schälen (Hokkaido muss nicht geschält werden),
halbieren und entkernen. In etwa 1 cm dicke Spalten schneiden. In einer beschichteten Pfanne beidseitig etwa 2 Minuten
braten oder für etwa 10 Minuten bei 180 Grad im Backofen
backen. Mit Salz & Pfeffer abschmecken.

Mangomousse

Mango schälen, Fruchtfleisch vom Stein trennen und in kleine Würfel schneiden. Petersilie waschen, zupfen und grob
hacken. Mango, Petersilie (etwas Petersilie zum Garnieren
beiseitelegen), Vanillesojajoghurt und Curry in eine Schüssel
geben und kurz mit einem Stabmixer mixen. Mit Salz & Pfeffer
abschmecken.

Mangomousse auf dem Kürbis anrichten.

Garnitur

Mit den Kürbiskernen und der restlichen Petersilie garnieren.

Zutaten (für 4 Personen)

Kürbisplatte

600 g	Kürbis
	Salz & Pfeffer

Mangomousse

1	Mango
3	Petersilienstängel
200 g	Vanillesojajoghurt
	Curry (grob)
	Salz & Pfeffer

Garnitur

20 g	Kürbiskerne

** Wichtig ist, dass die Mango schon reif
und weich ist. Sie muss wirklich nur kurz
durchgemixt werden. Es dürfen noch
Stücke von der Mango erkennbar sein.
Alternativ kann sie auch in kleine Würfel
geschnitten und mit den anderen
Zutaten gemischt werden.
Dosieren Sie Salz nur sehr sparsam oder
lassen Sie es besser ganz weg, da eine zu
salzige Note nicht gut zu der Süsse der
Mango passt.*

*Verwenden Sie bitte aus gesundheitlichen Gründen so wenig
Salz und Öl wie nötig. Benutzen Sie Jodsalz – falls möglich.
Versuchen Sie immer weniger Salz und Öl einzusetzen, so-
dass das Verlangen nach beidem mit der Zeit geringer wird.*

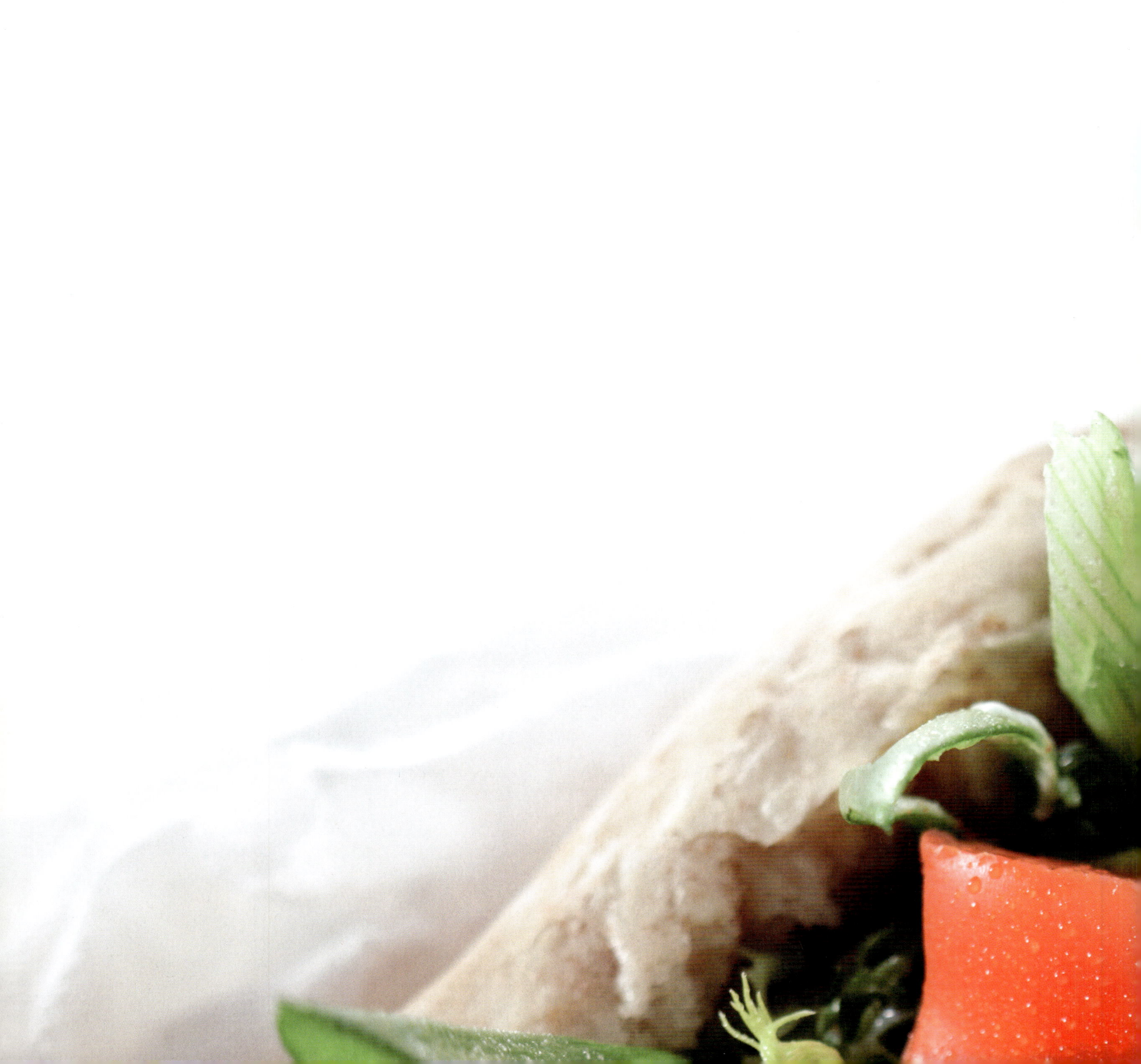

Vorspeisen

Aller Anfang isst leicht.

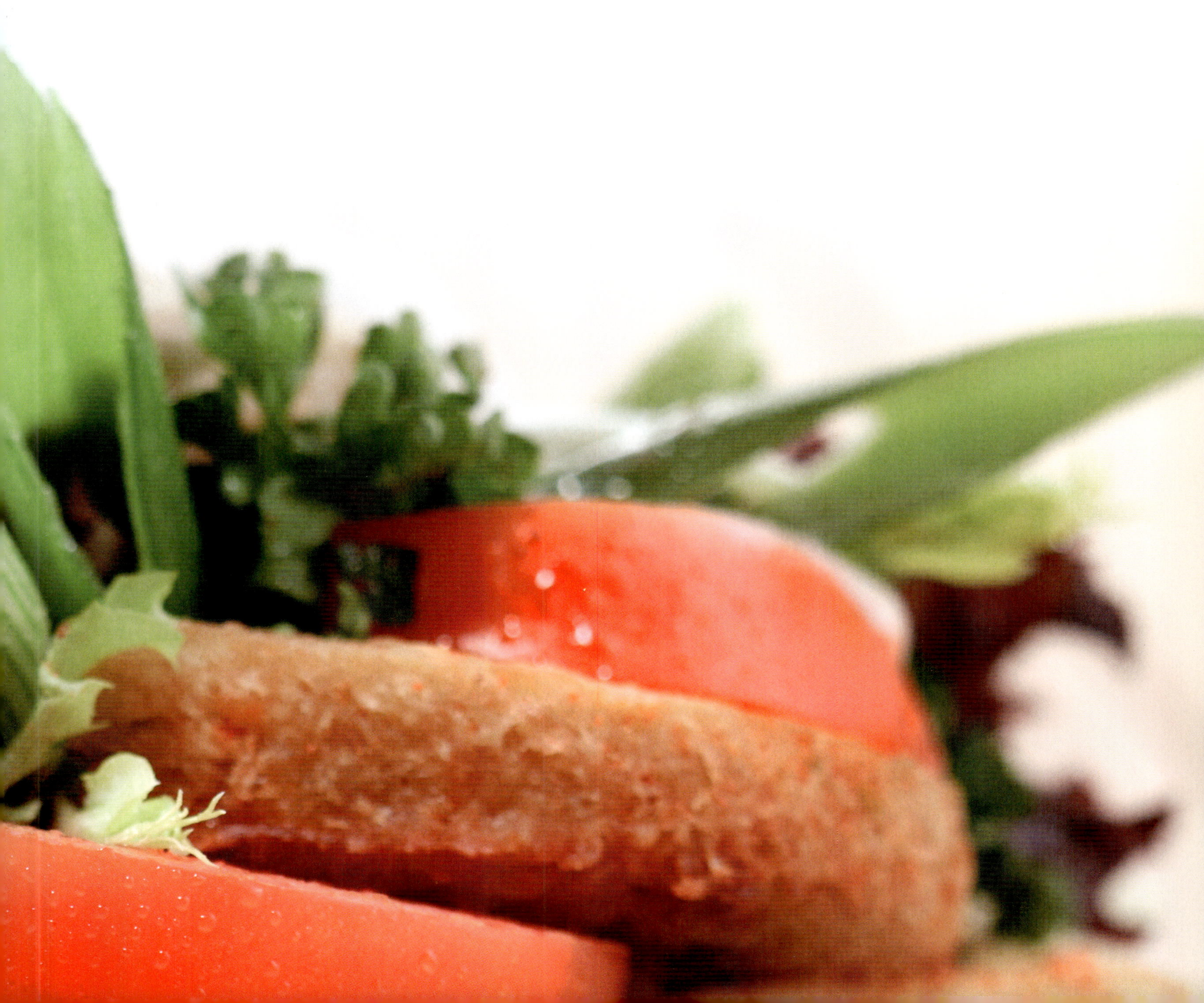

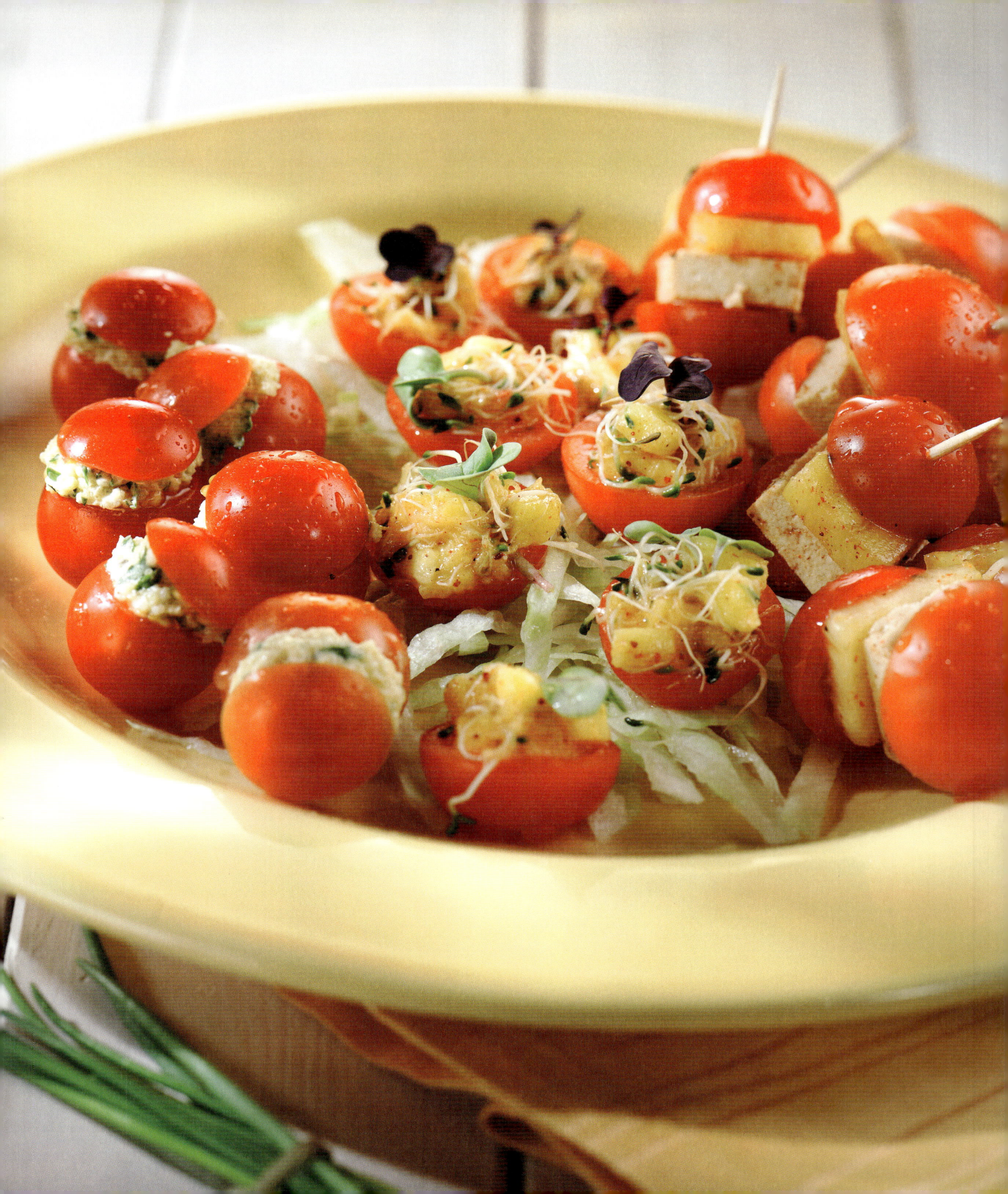

Tomaten 21

Die fruchtige Tomatenüberraschung ist schnell zubereitet und optimal für den kleinen Hunger.
Ananas, Kräuter, Mango und Kirschtomaten – Erfolgszutaten, die 21 x glücklich machen.

Ananasfüllung

Ananas schälen und den Strunk entfernen. Ananas und Tofu in
etwa 0,5 cm dicke Scheiben und anschliessend in kleine Quadrate schneiden. Die Quadrate in einer beschichteten Pfanne
anbraten und mit Curry, Salz & Pfeffer würzen. 7 Kirschtomaten halbieren und immer ein Stück Tofu und ein Mangoplättchen einlegen. Mit einem Zahnstocher zusammenhalten.

Kräuterfüllung

Margarine bei Zimmertemperatur weich werden lassen.
Kräuter waschen und fein hacken. Margarine, Natursojajoghurt und Kräuter vermischen. Mit Salz & Pfeffer abschmecken. Masse im Kühlschrank kaltstellen. Von 7 Tomaten die
oberen Drittel abschneiden. Mit einem Teelöffel die Masse
auf den unteren Teil streichen. Den oberen Teil wieder aufdrücken und im Kühlschrank kaltstellen.

Falls die Masse nicht streichfest ist, einfach ein paar Vollkornbrösel (Vollkornpaniermehl) untermischen. Wer möglichst
fettfrei geniessen möchte, sollte auf diese Variation verzichten.
Durch Beigabe von ein wenig Limettensaft bekommt diese
Variante durch die Säure eine schöne und frische Leichtigkeit.

Mangofüllung

Mango schälen, Fruchtfleisch vom Stein trennen und in kleine
Würfel schneiden. Mit Zwiebelsprossen mischen. Mit Orangensaft und Pfeffer abschmecken. 7 Tomaten halbieren und
mit einem kleinen Messer entkernen. Masse einfüllen.

*Verwenden Sie bitte aus gesundheitlichen Gründen so wenig
Salz und Öl wie nötig. Benutzen Sie Jodsalz – falls möglich.
Versuchen Sie immer weniger Salz und Öl einzusetzen, sodass das Verlangen nach beidem mit der Zeit geringer wird.*

Zutaten (für 4 Personen)

21	Kirschtomaten

Ananasfüllung

100 g	Ananas
100 g	Geräucherter Tofu
	Curry
	Salz & Pfeffer
7	Zahnstocher

Kräuterfüllung

50 g	Margarine (vegan)
50 g	Natursojajoghurt
	Frische Kräuter nach Wahl
	Salz & Pfeffer

Mangofüllung

100 g	Mango
einige	Zwiebelsprossen
	Orangensaft
	Pfeffer

** Die Tomaten sind auch optisch ein
Hingucker und verschönern jedes Buffet.
Sie eignen sich sehr gut als Vorspeise
auf einem Blattsalat. Mit ein paar Oliven
und einem leichten Weisswein ist der
Sommerabend perfekt.*

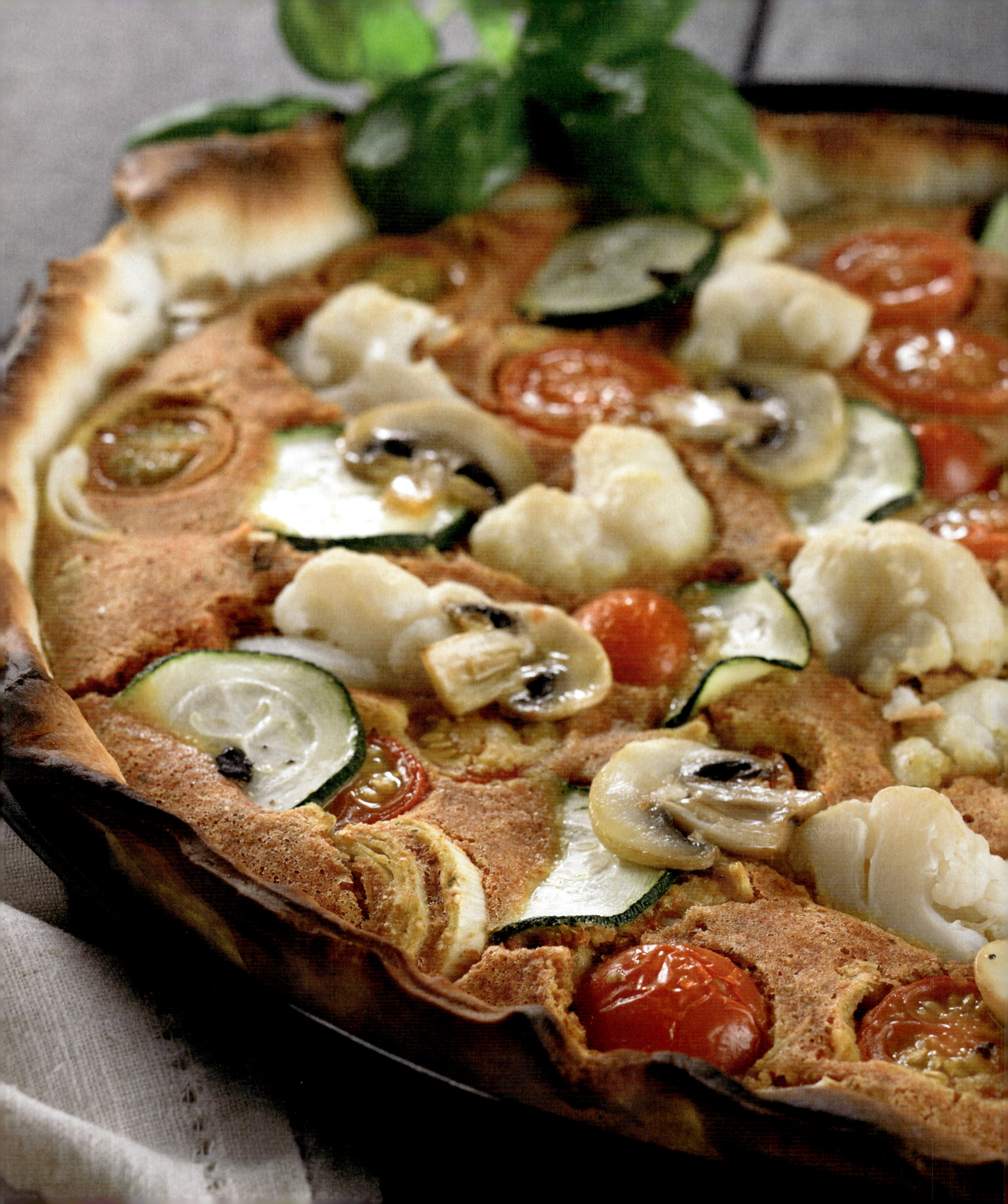

Die wunderbare Gemüsequiche

Die Bezeichnung „Quiche" wurde von dem elsässischen Namen „Kichel" abgeleitet und entspricht dem deutschen Wort „Kuchen". Wir haben das ursprüngliche Rezept, das mit viel Milch und Eiern ausgestattet ist, „veganisiert".

Vollkornteig

Alle Zutaten zu einem glatten Teig kneten. Mit Mehl bestäuben und zu einem glatten Teig auswalzen. In eine mit Backpapier ausgelegte Quicheform geben und auf Boden und Rand drücken. Anstatt Sojamilch kann auch Hafer- oder Reismilch verwendet werden.

Gemüse

Gemüse waschen und säubern. Tomaten, Zucchini und Champignons in feine Scheiben schneiden. Blumenkohl in feine Röschen schneiden. Das Gemüse, das je nach Saison und Angebot angepasst werden kann, auf den ausgerollten Teig geben. Sehr gut eignen sich auch Auberginen, Brokkoli, Frühlingszwiebeln oder Paprikaschote.

Obendrauf

Alle Zutaten mit einem Stabmixer gut mixen und gleichmässig über das Gemüse geben.

In einem Backofen bei 160 Grad etwa 20 bis 30 Minuten backen.

Zutaten (für 4 Personen)

Vollkornteig

210 g	Vollkornmehl
140 ml	Sojamilch
	Salz

Gemüse

300 g	Kirschtomaten
1	Zucchini
3	Champignons
100 g	Blumenkohl

Obendrauf

150 g	Seidentofu
120 ml	Sojamilch
2 EL	Vollkornmehl
	Kurkuma
	Muskatnuss
	Salz & Pfeffer

Verwenden Sie bitte aus gesundheitlichen Gründen so wenig Salz und Öl wie nötig. Benutzen Sie Jodsalz – falls möglich. Versuchen Sie immer weniger Salz und Öl einzusetzen, sodass das Verlangen nach beidem mit der Zeit geringer wird.

* *Die fertige Quiche kann nach Belieben mit Basilikum, Rucola oder fein geschnittenen Chilischoten ergänzt werden. Sie eignet sich prima für unterwegs und ist auch kalt genossen einfach wunderbar.*

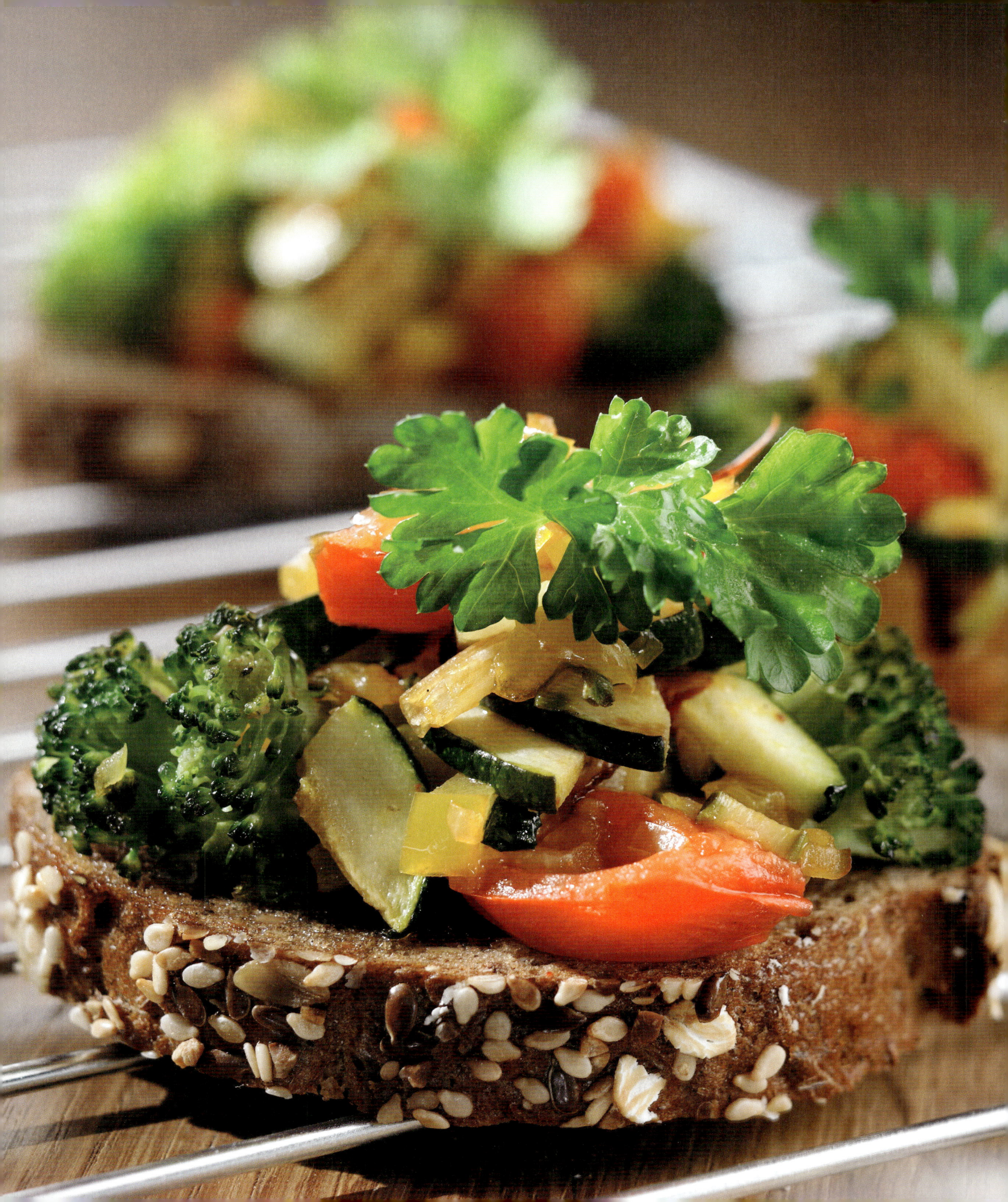

Gemüsebrot

Am schönsten ist's, wenn's richtig kracht. Wenn Brot und Gemüse so richtig frisch und knackig sind. Dann ist unser Gemüsebrot bestens gelungen und als frische Vorspeise einfach ein Genuss.

Gemüse

Zwiebel und Knoblauch schälen und in kleine Würfel schneiden. Brokkoli in sehr kleine Röschen schneiden und kurz in Salzwasser blanchieren. Zucchini in kleine Würfel schneiden, Kirschtomaten vierteln. Paprikaschote entkernen und in kleine Würfel schneiden. Frühlingszwiebel säubern und in feine Streifen schneiden.

Zwiebel und Knoblauch kurz in einer beschichteten Pfanne anschwitzen. Das restliche Gemüse (auch den Brokkoli) beigeben und mit andünsten. Mit Salz & Pfeffer abschmecken. Zum Schluss mit einem Schuss Balsamico verfeinern.

Pesto

Das Pesto nach Rezeptanleitung zubereiten.

Drunter und drüber

Das Vollkornstangenbrot in Scheiben schneiden. Das Brot vor dem Anrichten mit dem Pesto betreichen und das Gemüse auf dem Brot anrichten. Das Brot kann nach Belieben vor dem Belegen mit dem Gemüse kross getoastet oder auch mit dem Gemüse kurz im Backofen bei 180 Grad geröstet werden.

Zutaten (für 6 bis 8 Brotscheiben)

Gemüse

1	Kleine Zwiebel
1	Knoblauchzehe
⅓	Brokkoli
½	Zucchini
8	Kirschtomaten
1	Gelbe Paprikaschote
1	Frühlingszwiebel
	Salz & Pfeffer
	Balsamico

Pesto

(siehe Rezept Kräuteröl > Pesto Seite 63)

Drunter und drüber

½	Vollkornstangenbrot

Verwenden Sie bitte aus gesundheitlichen Gründen so wenig Salz und Öl wie nötig. Benutzen Sie Jodsalz – falls möglich. Versuchen Sie immer weniger Salz und Öl einzusetzen, sodass das Verlangen nach beidem mit der Zeit geringer wird.

***** *Das Gemüsebrot eignet sich bestens als Sandwich zum Mitnehmen und kann zusätzlich noch mit einem veganen Kräuterfrischkäse bestrichen werden. Danach kalt oder kurz im Backofen erwärmt servieren.*

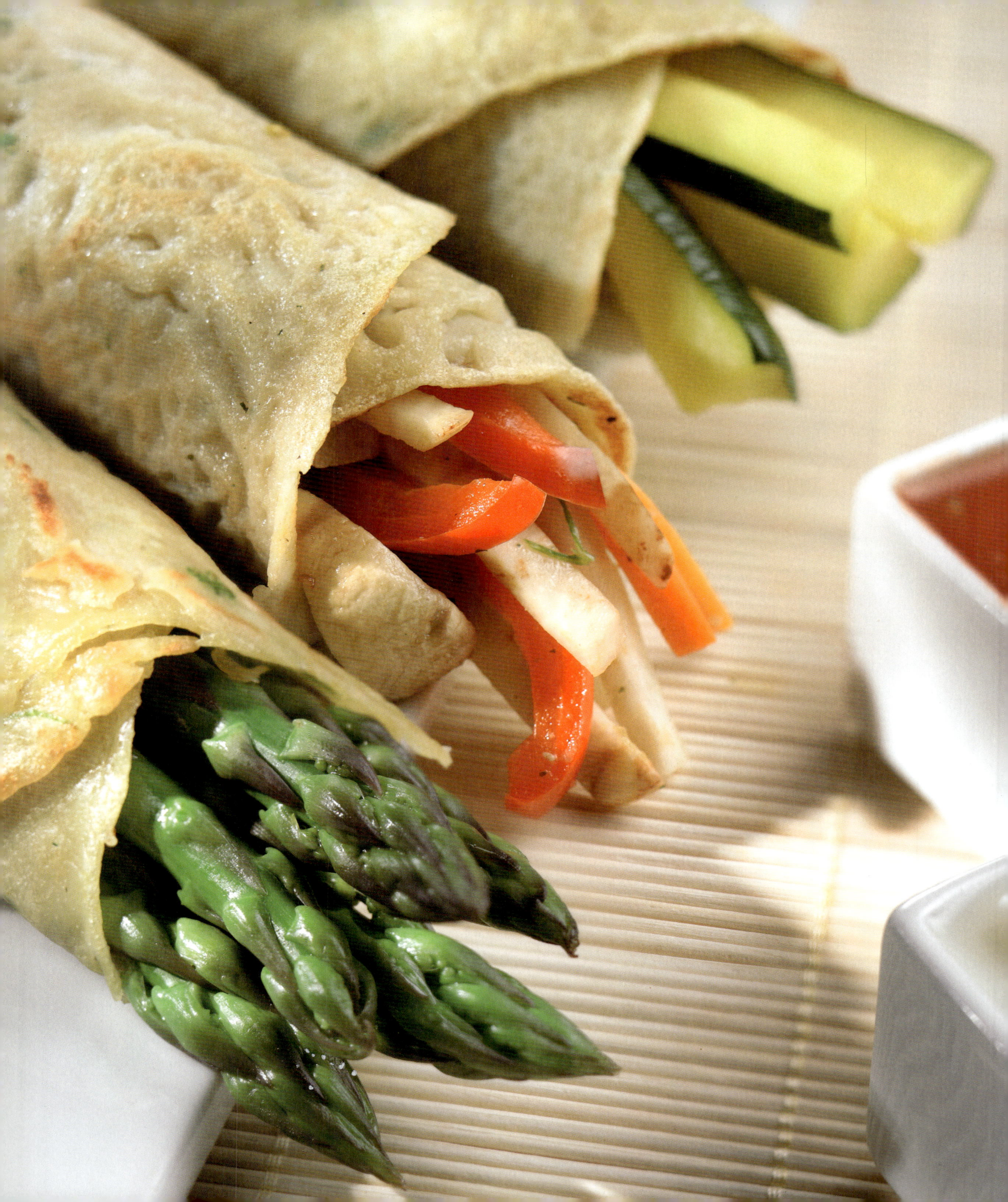

Crêpes à trois

Die superdünnen Pfannkuchen werden im Original auf einer Crêpière (gusseiserne Platte) gebacken. Wir gehen davon aus, dass unsere Crêpes (mit ein wenig Übung) auch in Ihrer Pfanne eine gute Figur machen.

Crêpes

Vollkornmehl mit Backpulver mischen und mit Sojamilch, einer Messerspitze Kurkuma, Salz & Pfeffer den Teig anrühren. Petersilie waschen, zupfen, fein hacken und dem Teig zufügen. In einer beschichteten Pfanne Crêpes beidseitig braten. Wenden funktioniert am besten mit einem Pfannenwender. Wer routinierter ist, kann die Crêpes durch die Luft fliegen lassen. Ist nach ein paar Fehlversuchen einfacher als es aussieht.

Spargelfüllung

Den Spargel säubern und in Salzwasser 4 bis 6 Minuten blanchieren. Sofort in Eiswasser abschrecken, sodass der Spargel die Farbe behält. Abtrocknen und mit Salz & Pfeffer würzen. Grüner Spargel schmeckt auch kalt sehr gut, kann aber auch problemlos warm in den Crêpes serviert werden.

Zucchinifüllung

Zucchini waschen und längs in feine Scheiben und diese anschliessend in feine Streifen schneiden. Gemüsefond und Curry aufkochen, die Zucchini darin kurz blanchieren und den Gemüsefond abgiessen. Mit Salz & Pfeffer abschmecken.

Paprikafüllung

Zwiebel schälen und in feine Streifen schneiden. Paprikaschote entkernen und in feine Streifen schneiden. Knollensellerie schälen, zuerst in Scheiben und aus diesen dann feine Streifen schneiden. Zwiebel in einer beschichteten Pfanne anschwitzen. Knollensellerie und Paprikaschote mit andünsten. Mit Gemüsefond ablöschen und einreduzieren lassen, bis keine Flüssigkeit mehr vorhanden ist. Koriander zupfen, hacken und beigeben. Mit Salz & Pfeffer abschmecken.

Füllungen auf die Crêpes legen, einrollen und in 4 Stücke schneiden.

Zutaten

(für 3 Crêpes/gesamt für 4 Personen)

Crêpes

150 g	Vollkornmehl
1 TL	Backpulver
300 ml	Sojamilch
	Petersilienstängel
	Kurkuma, Salz & Pfeffer

Spargelfüllung (für 1 Crêpe)

6	Grüne Spargel
	Salz & Pfeffer

Zucchinifüllung (für 1 Crêpe)

½	Zucchini
400 ml	Gemüsefond
	Curry, Salz & Pfeffer

Paprikafüllung (für 1 Crêpe)

1	Kleine Zwiebel
1	Rote Paprikaschote
¼	Knollensellerie
100 ml	Gemüsefond
2	Korianderstängel
	Salz & Pfeffer

Verwenden Sie bitte aus gesundheitlichen Gründen so wenig Salz wie nötig. Benutzen Sie Jodsalz – falls möglich. Versuchen Sie immer weniger Salz einzusetzen.

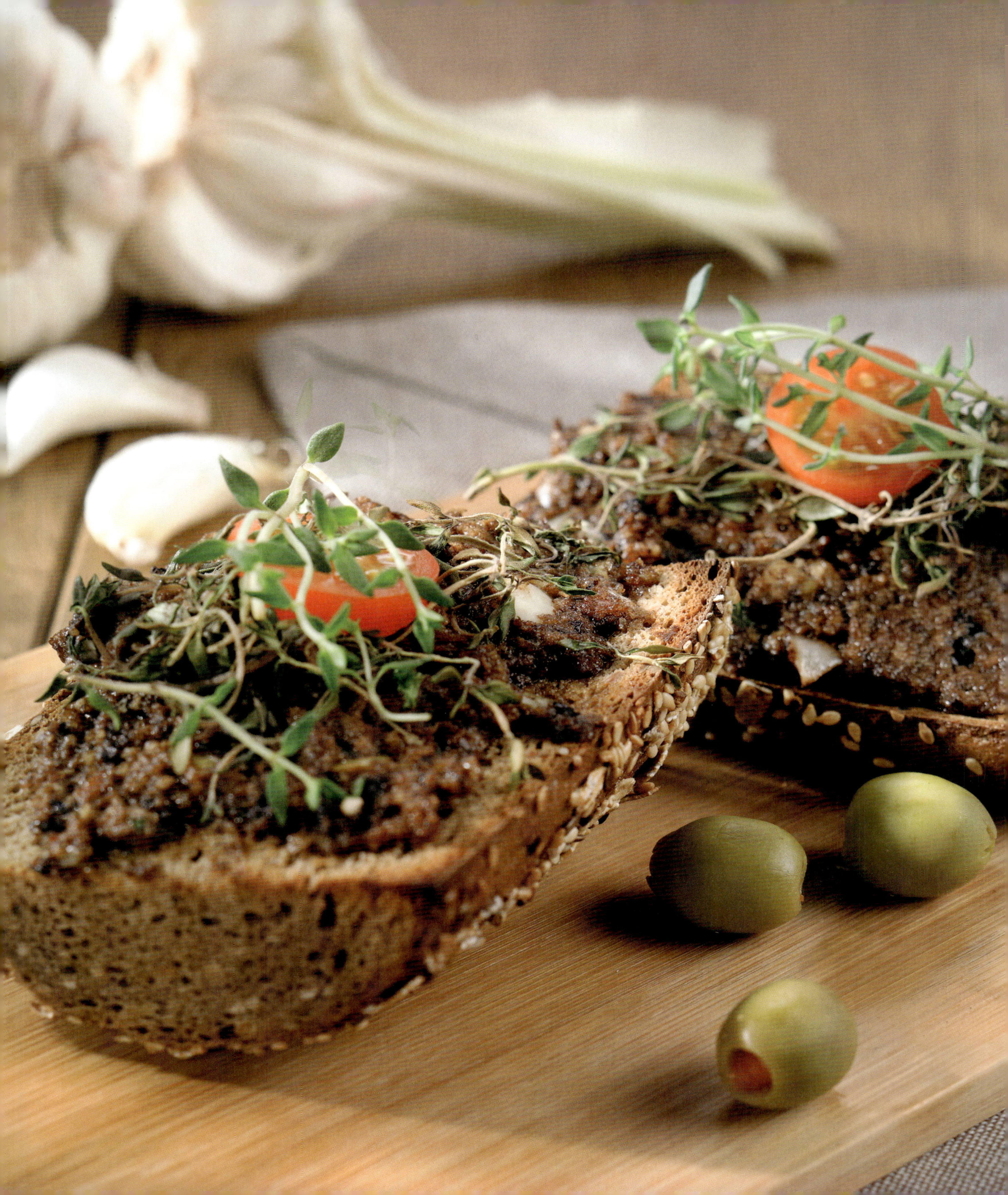

Oliven Knoblauchbrot

Eine mediterrane Köstlichkeit, die knusprig und duftend den Appetit anregt. Die Gefahr, ungehemmt weiteressen zu wollen, ist gross. Hier ist Selbstdisziplin gefragt …

Olivencreme

Zutaten für die Olivencreme mit einem Stabmixer gut pürieren. Gehackte Petersilie oder Thymian beigeben. Mit dem Saft der Limette, Salz & Pfeffer abschmecken.

Drunter

Brot der Länge nach halbieren und mit der Olivencreme bestreichen. Brot etwa 10 Minuten bei 180 Grad im Backofen knusprig backen.

Drüber

Kleine Sojamargarinestücke während des Backens über dem Brot verteilen. Dadurch wird das Brot noch ein bisschen saftiger – allerdings auch fetthaltiger. Es eignet sich nicht für diejenigen, die bewusst fettreduziert essen möchten.

Sehr schmackhaft ist es, wenn man das Brot vor dem Bestreichen der Olivencreme noch mit einer Currypaste bestreicht. Als Salz empfehlen wir grobes Meersalz.

Zutaten (für ca. 1 Stangenbrot)

Olivencreme

200 g	Tofu
200 g	Seidentofu
200 g	Oliven (ohne Stein)
4	Knoblauchzehen
1	Limette
2–4	Petersilienstängel oder Thymianzweige
	Salz & Pfeffer

Drunter

1	Vollkornstangenbrot

Drüber

	Sojamargarine (vegan)

Verwenden Sie bitte aus gesundheitlichen Gründen so wenig Salz und Öl wie nötig. Benutzen Sie Jodsalz – falls möglich. Versuchen Sie immer weniger Salz und Öl einzusetzen, sodass das Verlangen nach beidem mit der Zeit geringer wird.

***** *Jede Olive ist am Anfang grün, bevor sie am Baum weiterreift. Anschliessend wird sie violett und erst am Ende schwarz. Obendrein sind Oliven gesund, da sie ungesättigte Fettsäuren enthalten. Sie müssten schon ordentlich zuschlagen, um davon dick zu werden: 100 g grüne Oliven haben ca. 120 Kalorien.*

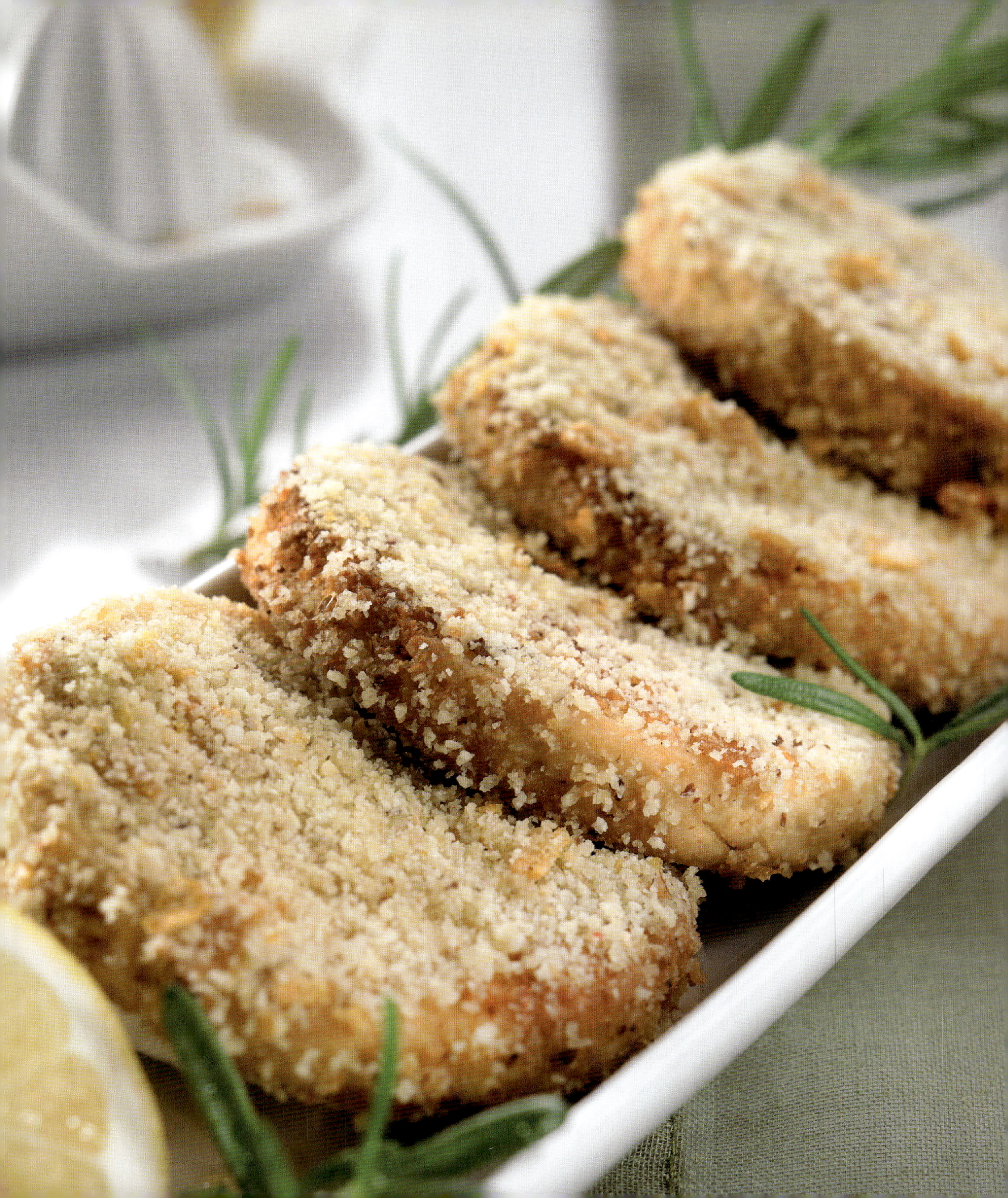

Tofu Nuggets

Vielleicht dauert es einige Zeit, bis Sie IHREN Tofu gefunden haben. Die Qualitäten sind unterschiedlich – weniger im Geschmack als in der Konsistenz. Die Bandbreite zwischen trocken und saftig ist enorm. Das asiatische Grundnahrungsmittel erfreut sich auch bei uns zunehmender Beliebtheit. Mit Recht.

Tofu in kleine Würfel schneiden. Mango schälen, Fruchtfleisch vom Stein trennen und in kleine Würfel schneiden. Alle Zutaten mit einem Stabmixer gut pürieren. Mit Curry, Salz & Pfeffer abschmecken.

12 Nuggets formen und mit Vollkornbrösel panieren. 15 bis 20 Minuten bei 180 Grad im Backofen backen.

Zutaten

(für ca. 12 Stück/gesamt für 4 Personen)

300 g	Tofu
1	Mango
100 g	Vollkornmehl
	Curry
	Salz & Pfeffer
6 EL	Vollkornbrösel (Vollkornpaniermehl)

Verwenden Sie bitte aus gesundheitlichen Gründen so wenig Salz und Öl wie nötig. Benutzen Sie Jodsalz – falls möglich. Versuchen Sie immer weniger Salz und Öl einzusetzen, sodass das Verlangen nach beidem mit der Zeit geringer wird.

***** *Die Nuggets können auch ohne Mango und mit geräuchertem Tofu in einer salzigeren Variante zubereitet werden. Auch als kleine Kugeln geformt sind die Nuggets als Einlage in einer Suppe oder Beilage zu einem frischen Blattsalat eine schmackhafte Bereicherung.*

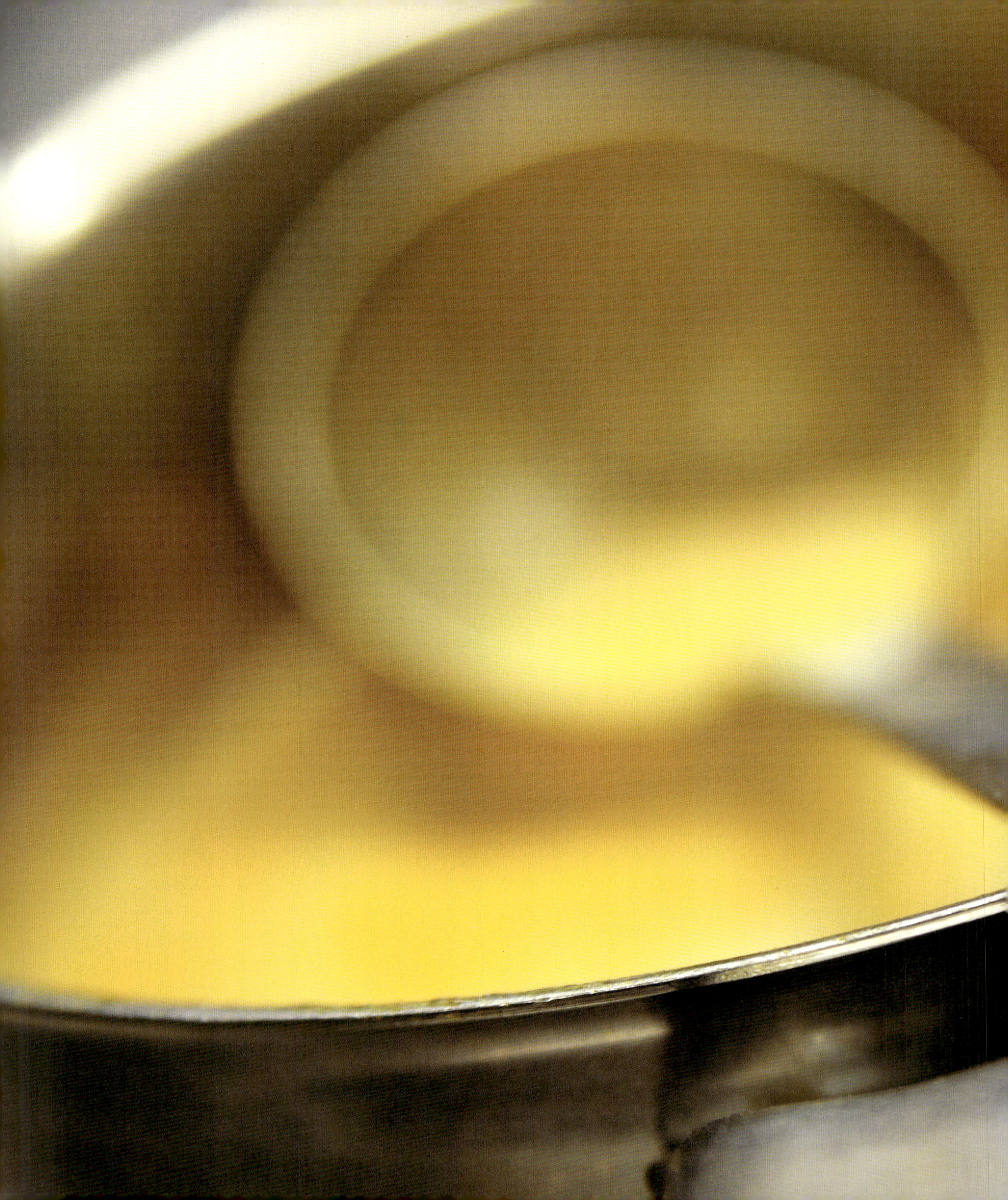

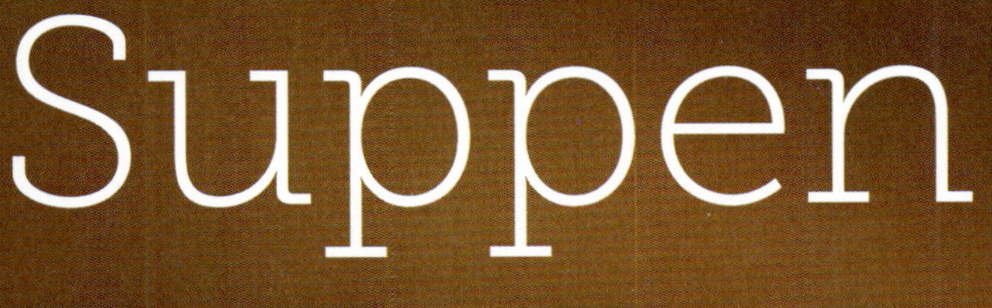

Suppen

Einfach. Stark. Vegan. Gesund.

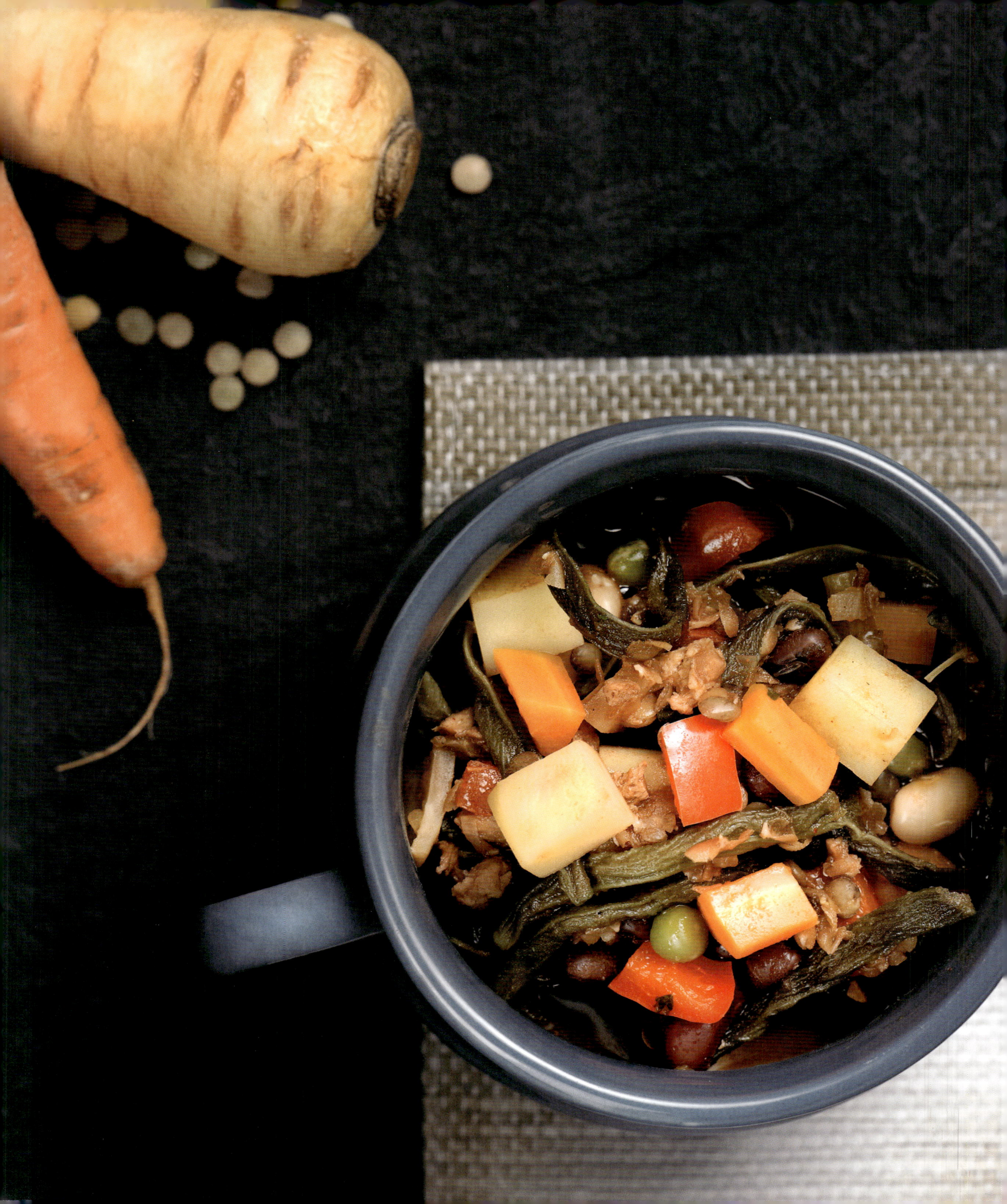

Bohneneintopf

Wer Lust auf deftige Hausmannskost verspürt, wird mit unserem Bohneneintopf bestens versorgt. Das hier beschriebene Grundrezept kann natürlich individuell mit anderen Gemüsesorten variiert werden – es bleibt vegan, gesund und sehr schmackhaft.

Bohnenmischung und Dörrbohnen über Nacht in kaltem Wasser einweichen lassen.

Gemüsefond mit Lorbeerblatt aufkochen lassen. Bohnenmischung und Dörrbohnen zugeben und 20 bis 30 Minuten bei kleiner Hitze köcheln lassen.

Kartoffeln schälen, in etwa 2 cm grosse Würfel schneiden und zu den Bohnen geben. Etwa 5 Minuten weiter köcheln lassen.

Knollensellerie, Blumenkohl, Paprikaschote und Zucchini waschen und säubern. Das Gemüse in beliebig kleine Würfel beziehungsweise Röschen schneiden, dem Eintopf zugeben, Tomatensaft hinzufügen und etwa 10 Minuten weiterköcheln lassen. Mit Salz & Cayennepfeffer abschmecken.

Zutaten (für 4 Personen)

300 g	Bohnen-, Linsen- & Kicherebsen-Mischung
50 g	Dörrbohnen
1 l	Gemüsefond
200 g	Kartoffeln (festkochend)
100 g	Knollensellerie
¼	Blumenkohl
1	Rote Paprikaschote
½	Zucchini
200 ml	Tomatensaft
1	Lorbeerblatt
	Salz & Cayennepfeffer

Verwenden Sie bitte aus gesundheitlichen Gründen so wenig Salz und Öl wie nötig. Benutzen Sie Jodsalz – falls möglich. Versuchen Sie immer weniger Salz und Öl einzusetzen, sodass das Verlangen nach beidem mit der Zeit geringer wird.

***** *Zum Garnieren können Sie grob gehackte Petersilie über den Eintopf streuen. Als Ergänzung dürfen vegane Würstchen oder auch Seitanwürfel in der Suppe mitgekocht werden.*

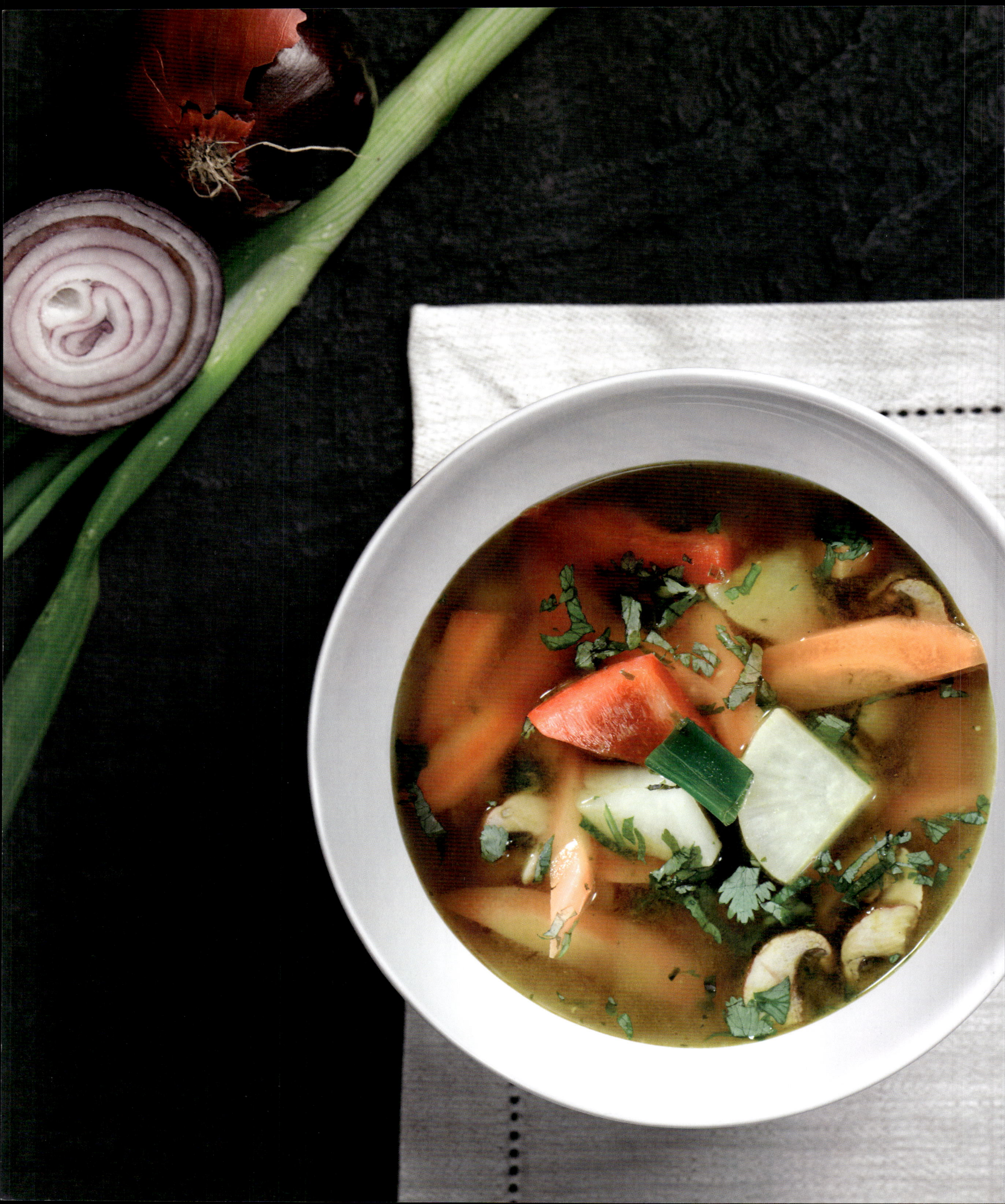

Klare Gemüsesuppe

Ein Leben ohne Gemüsesuppe wollen wir uns erst gar nicht vorstellen. Einer der Klassiker der bodenständigen Küche ist natürlich von Haus aus schon ein vegan gesundes Gericht, dennoch hat man es immer wieder geschafft, auch die Gemüsesuppe mit tierlichen Zutaten zu entwerten.

Kartoffeln schälen und in sehr kleine Würfel schneiden. Rettich, Karotte, Zwiebel, Frühlingszwiebel und Pilze schälen beziehungsweise säubern und in Würfel schneiden. Tofu ebenfalls in Würfel schneiden. Das Gemüse (ausser den Pilzen und der Chilischote) zusammen mit dem Tofu in einer beschichteten Pfanne anbraten. Pilze zugeben, Chilischote entkernen, ganz fein schneiden und beigeben.

Abschliessend mit Gemüsefond ablöschen. Kurz kochen, sodass das Gemüse noch knackig ist. Mit Sojasauce, Salz & Pfeffer abschmecken.

Zutaten (für 4 Personen)

3	Kartoffeln (festkochend)
150 g	Rettich
1	Karotte
1	Zwiebel
1	Frühlingszwiebel
8	Champignons (alternativ Austernpilze)
200 g	Tofu
1	Chilischote
1 l	Gemüsefond
4 EL	Sojasauce
	Salz & Pfeffer

Verwenden Sie bitte aus gesundheitlichen Gründen so wenig Salz und Öl wie nötig. Benutzen Sie Jodsalz – falls möglich. Versuchen Sie immer weniger Salz und Öl einzusetzen, sodass das Verlangen nach beidem mit der Zeit geringer wird.

***** *Anstatt Tofu kann Seitan verwendet werden. Die Gemüsesuppe schmeckt aber auch nur mit Gemüse sehr gut. In der Einfachheit liegt die Stärke dieses Klassikers. Kräuter aller Art veredeln die rustikale Suppe zusätzlich.*

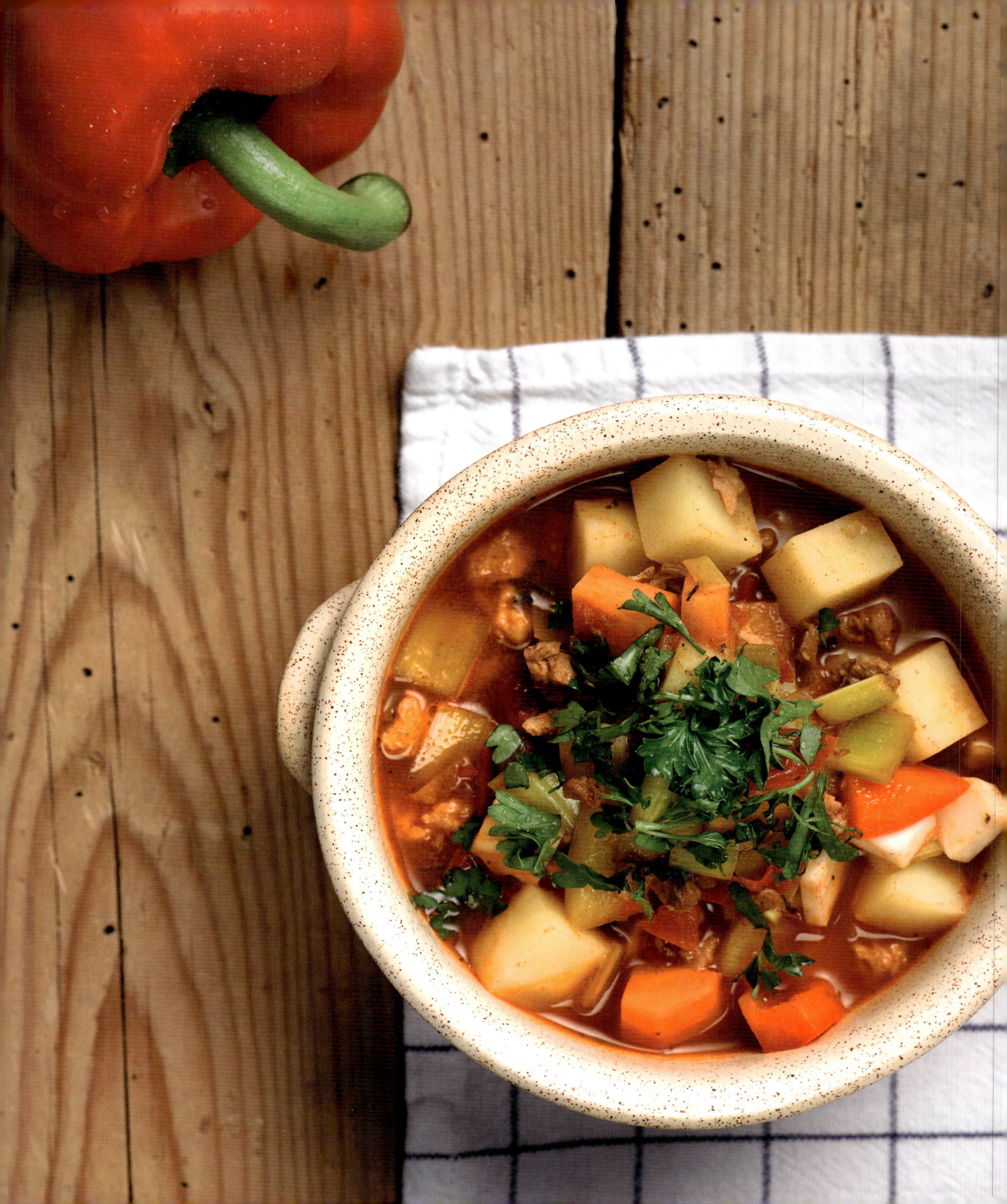

Gulaschsuppe

Gulasch ist schon aus dem Mittelalter bekannt. Es wurde von ungarischen Hirten am offenen Feuer zubereitet – als einfache Suppe aus geröstetem Fleisch und Zwiebeln. Unsere vegan gesunde Version ist genau das Richtige für kalte Wintertage. Schmeckt natürlich auch exzellent im Sommer in der Stadt.

Gulaschsuppe

Gemüsefond, Rotwein und Sojasauce mischen und mit Curry, Paprikapulver, Salz & Cayennepfeffer würzen. Das Sojagranulat darin 2 bis 3 Stunden einlegen.

Kartoffeln schälen und in 2 cm grosse Würfel schneiden. Zwiebeln schälen, in kleine Würfel schneiden. Zwiebeln und gut abgetropftes Sojagranulat in einem Topf anschwitzen und mit Paprikapulver bestäuben. Tomatenmark 2 bis 3 Minuten mit anrösten. Mit dem Gemüsefond auffüllen. Kartoffeln zugeben und etwa 5 bis 10 Minuten köcheln lassen.

Knollensellerie säubern, in feine Würfel schneiden und beigeben. Karotte, Paprikaschote und Lauch säubern und in Würfel schneiden, zugeben und 5 bis 10 Minuten weiterkochen lassen. Mit Salz & Cayennepfeffer abschmecken.

Garnitur

Petersilie waschen, zupfen, hacken und auf die Suppe geben.

Zutaten (für 4 Personen)

Gulaschsuppe

400 ml	Gemüsefond
160 ml	Rotwein (vegan)
2 EL	Sojasauce
80 g	Sojagranulat
250 g	Kartoffeln (festkochend)
2	Kleine Zwiebeln
2 EL	Tomatenmark
1 l	Gemüsefond
100 g	Knollensellerie
1	Karotte
1	Rote Paprikaschote
½	Lauchstange
	Curry
	Paprikapulver
	Salz & Cayennepfeffer

Garnitur

2	Petersilienstängel

***** *Klassisch wird eine Gulaschsuppe immer pikant serviert. Also müssen Sie mit dem Cayennepfeffer nicht unbedingt sparsam umgehen. Lieber die Suppe ein wenig zu scharf würzen und vor dem Servieren einen Löffel Natursojajoghurt auf der Suppe anrichten.*

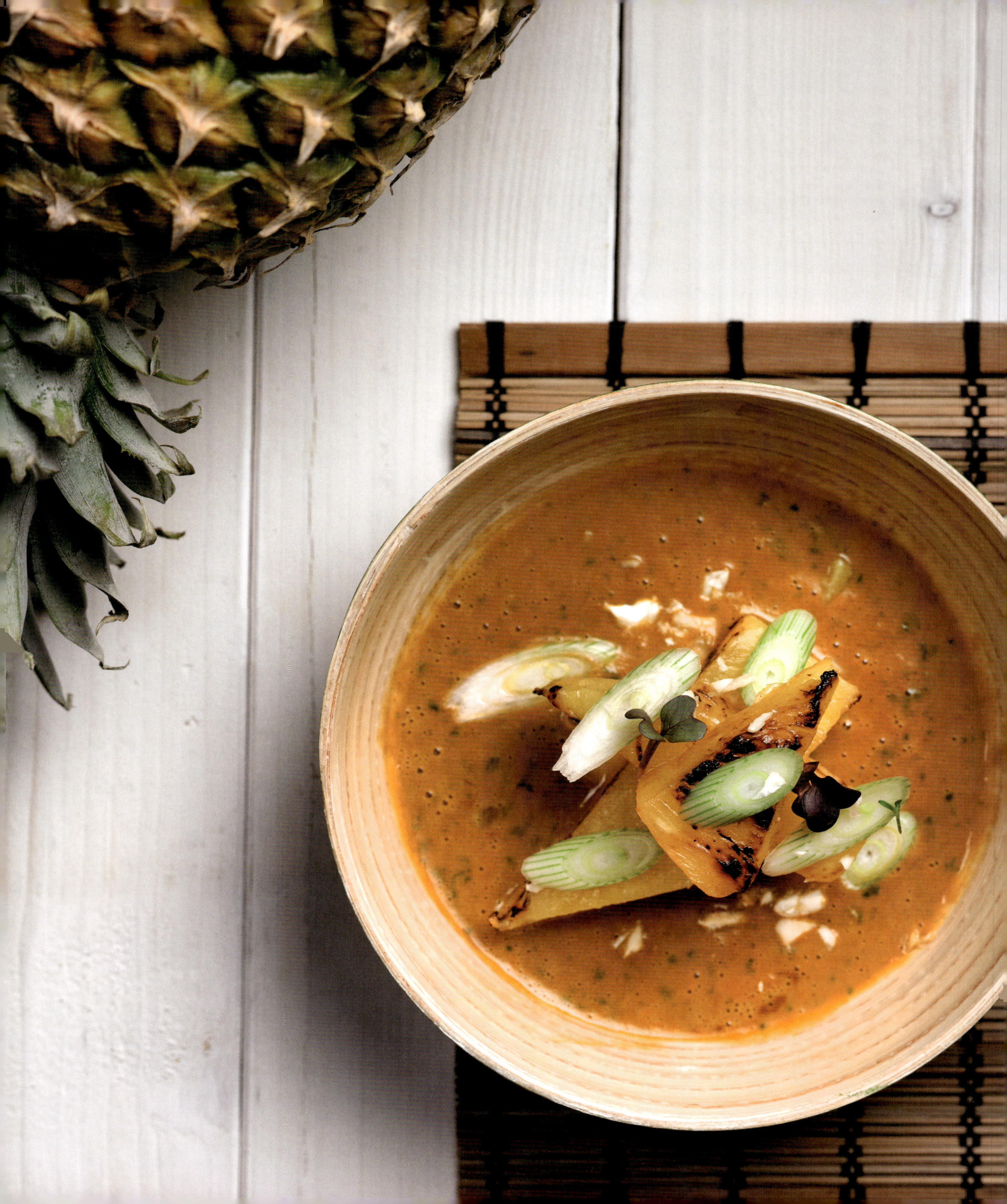

Linsen Currysuppe mit Ananas

Eine Suppe mit Sonnengarantie. Geschmacklich bringt die Linsen Currysuppe jeden zum Leuchten. Weiterer Vorteil: Das kulinarische Suppenticket an den Strand von Goa ist preiswert und sehr einfach herzustellen.

Linsen Currysuppe

Linsen nach Anleitung kochen.

Kokosmilch, Gemüsefond, Ananassaft und Curry kalt mischen und aufkochen lassen.

Linsen abgiessen, in die Kokosmilch-Gemüsefond-Mischung geben und 30 Minuten einkochen lassen. Mit einem Stabmixer pürieren. Mit Salz & Pfeffer abschmecken.

Einlage

Ananas schälen, vom Strunk entfernen und in Würfel schneiden. Von beiden Seiten in einer beschichteten Pfanne anbraten. Frühlingszwiebeln waschen und in feine Streifen schneiden. Die Frühlingszwiebeln kurz mit anbraten und beides als Einlage in die Suppe geben.

Zutaten (für 4 Personen)

Linsen Currysuppe

200 g	Linsen
500 ml	Kokosmilch
500 ml	Gemüsefond
100 ml	Ananassaft
	Curry
	Salz & Pfeffer

Einlage

¼	Ananas
3	Frühlingszwiebeln

Verwenden Sie bitte aus gesundheitlichen Gründen so wenig Salz und Öl wie nötig. Benutzen Sie Jodsalz – falls möglich. Versuchen Sie immer weniger Salz und Öl einzusetzen, sodass das Verlangen nach beidem mit der Zeit geringer wird.

* *Das Mitkochen einer Stange Zitronengras gibt der Suppe das besondere Etwas. Zitronengras kann seinen Geschmack erst dann abgeben, wenn es vor dem Kochen zerstampft wird – was am besten mit einem Pfannenboden oder einem Messerrücken funktioniert.*
Als Garnitur, passend aus der asiatischen Küche, können grob gehackter Koriander und Chilischoten hinzugegeben werden.

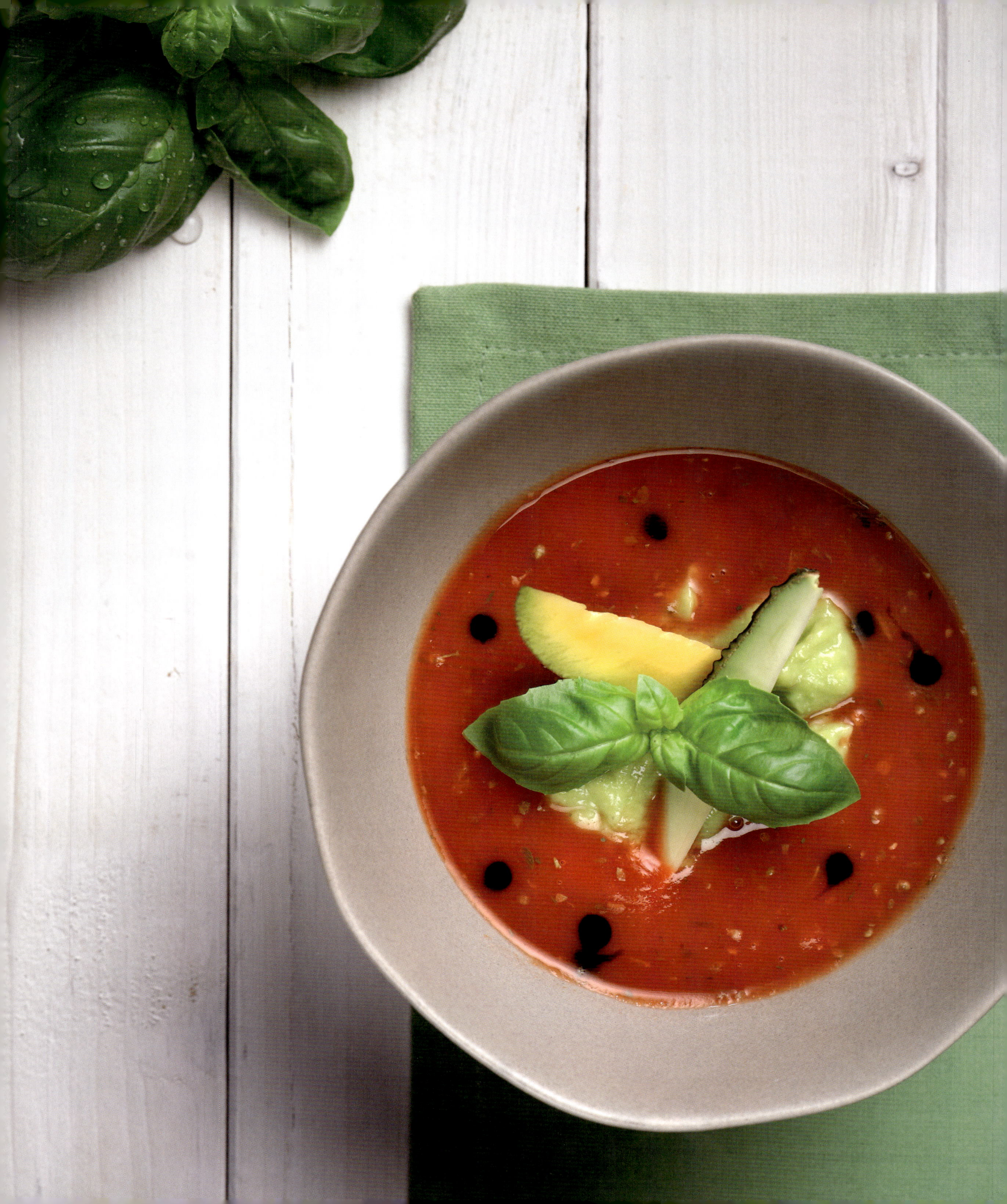

Kalte Tomatensuppe mit Mango Avocado Creme

400 Kalorien und 40 Gramm Fett stecken durchschnittlich in einer Avocado. Macht aber nix – denn es handelt sich um wertvolle ungesättigte Fettsäuren, die sich überaus positiv auf den Blutfettspiegel auswirken und bestens verdaulich sind. Ausserdem in der Avocado: Folsäure, Kalium, Magnesium, Eisen etc.

Tomatensuppe

Zwiebeln schälen und in grobe Würfel schneiden. Tomaten vom Strunk entfernen und ebenfalls in Würfel schneiden. Gemüsefond, Zwiebeln und Tomaten etwa 10 Minuten kochen lassen. Tomatensaft und Paprikapulver beigeben. Mit dem Stabmixer pürieren. Einkochen lassen bis die Suppe die richtige Konsistenz hat. Mit Salz & Pfeffer abschmecken. Kalt stellen.

Mango Avocado Creme

Mango und Avocados schälen, jeweils das Fruchtfleisch vom Stein trennen und in grobe Würfel schneiden. Beides mit dem Stabmixer pürieren. Mit einem Schuss Balsamico abschmecken. Die Mango Avocado Creme in der kalten Suppe anrichten.

Garnitur

Basilikum grob hacken und die Suppe mit dem Basilikum garnieren.

In gekühlten Suppentellern anrichten.

Zutaten (für 4 Personen)

Tomatensuppe

2	Zwiebeln
4	Grosse Fleischtomaten
800 ml	Gemüsefond
500 ml	Tomatensaft
	Paprikapulver
	Salz & Pfeffer

Mango Avocado Creme

1	Mango
2	Avocados
	Balsamico

Garnitur

1	Basilikumzweig

Verwenden Sie bitte aus gesundheitlichen Gründen so wenig Salz und Öl wie nötig. Benutzen Sie Jodsalz – falls möglich. Versuchen Sie immer weniger Salz und Öl einzusetzen, sodass das Verlangen nach beidem mit der Zeit geringer wird.

** Wenn es draussen heiss ist, dürfen gerne noch ein paar Eiswürfel beim Servieren als Einlage in die Suppe gegeben werden.*

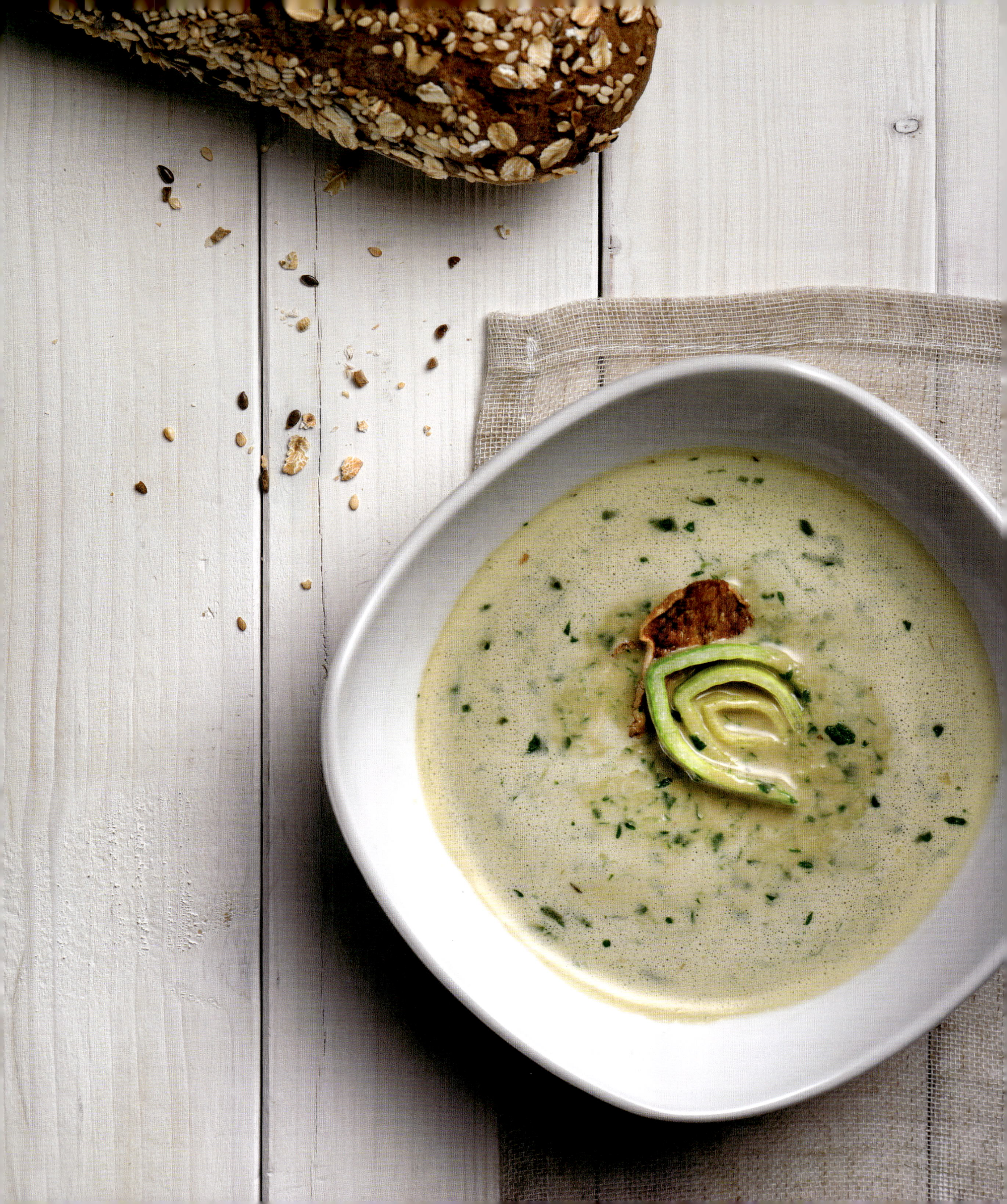

Lauch Ingwersuppe mit Brunnenkresse

Die antibakterielle Wirkung von Ingwer erwähnen wir gerne an dieser Stelle. Ausserdem regt Ingwer die Durchblutung an und steigert die Gallensaft-Produktion. Last not least ist Ingwer ein verdauungsförderndes, appetit- und kreislaufanregendes superwohlschmeckendes Gewürz.

Lauch Ingwersuppe

Zwiebel schälen, in kleine Würfel schneiden und in einem Topf anschwitzen. Ingwer schälen und in kleine Würfel schneiden. Lauch säubern und in feine Streifen schneiden. Lauch und Ingwer zu der Zwiebel geben und mitdünsten.

Lauch-Zwiebelmischung mit Gemüsefond und Kokosmilch auffüllen. Kartoffeln schälen und in kleine Würfel schneiden, zur Suppe dazugeben und etwa 30 Minuten einkochen lassen. Mit einem Stabmixer pürieren und durch ein Sieb passieren. Mit Salz & Pfeffer abschmecken.

Garnitur

Brunnenkresse beigeben und die Suppe vor dem Servieren mit einem Stabmixer aufschäumen.

Brunnenkresse immer erst vor dem Servieren in die Suppe geben, da die Suppe sonst eine graue Farbe annehmen kann.

Zutaten (für 4 Personen)

Lauch Ingwersuppe

1	Zwiebel
50 g	Frischer Ingwer
2	Lauchstangen
600 ml	Gemüsefond
600 ml	Kokosmilch
150 g	Kartoffeln (mehligkochend)
	Salz & Pfeffer

Garnitur

20 g	Brunnenkresse

Verwenden Sie bitte aus gesundheitlichen Gründen so wenig Salz und Öl wie nötig. Benutzen Sie Jodsalz – falls möglich. Versuchen Sie immer weniger Salz und Öl einzusetzen, sodass das Verlangen nach beidem mit der Zeit geringer wird.

* *Natürlich darf anstelle von frischem Ingwer auch Ingwerpulver genommen werden. Wer keine Brunnenkresse mag, kann sie weglassen oder durch etwas Koriander ersetzen.*

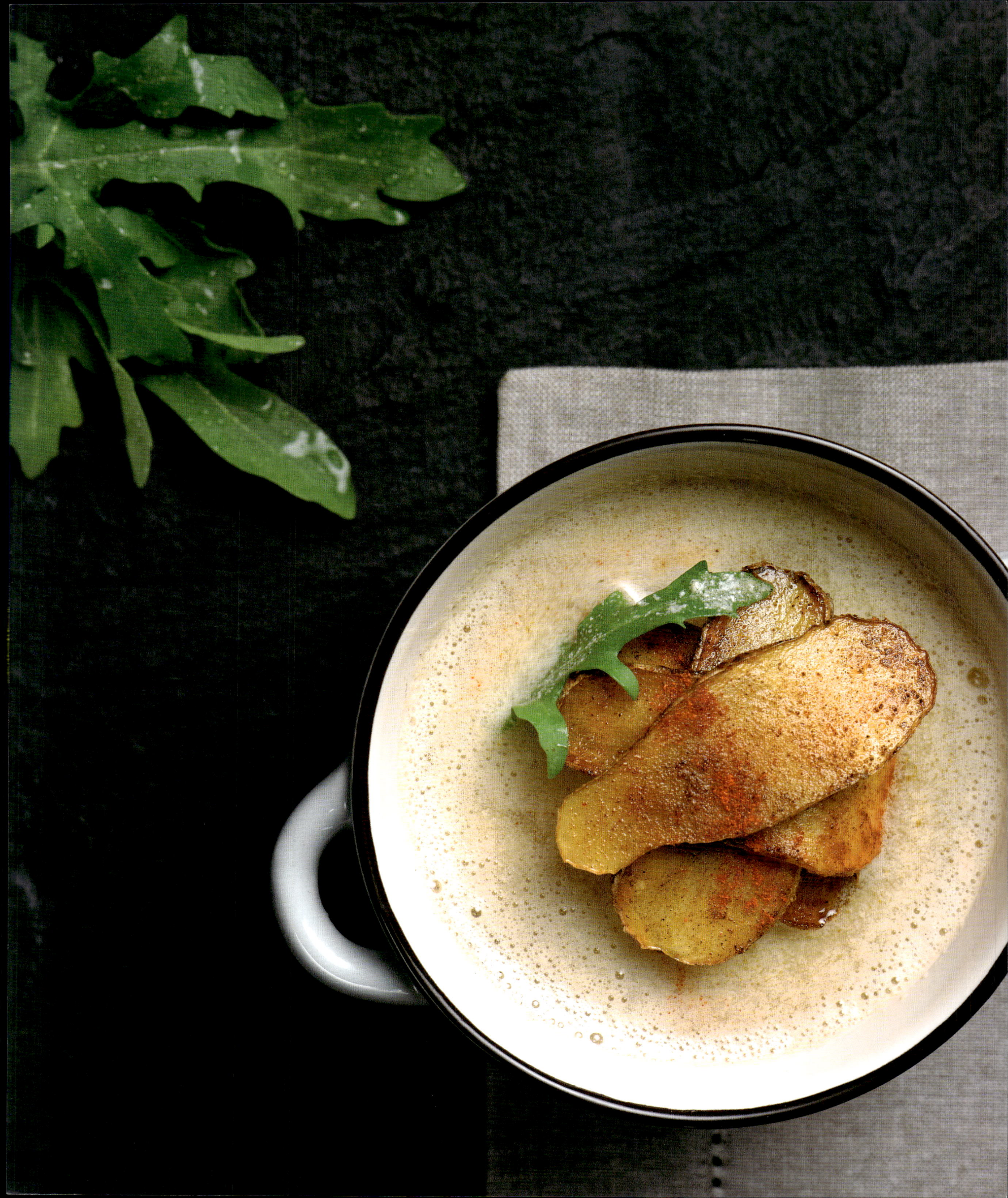

Kartoffelsuppe mit Rucola

Kartoffelsuppe gehört eindeutig zu den beliebtesten Eintopfgerichten und ist aus einer traditionellen und bodenständigen Küche nicht wegzudenken. Mit der vegan gesunden Variante bringen wir neuen Schwung und frisches Grün auf den Tisch. Wir wünschen deshalb nicht nur Traditionalisten einen guten Appetit!

Kartoffelsuppe

Kartoffeln schälen und in kleine Würfel schneiden. Anschliessend die Kartoffeln im Gemüsefond sehr weich kochen. Sojamilch und Weisswein dazugeben. Rucola säubern und in feine Streifen schneiden. Alles mit einem Stabmixer gut pürieren. Mit Muskatnuss, Salz & Pfeffer abschmecken.

Garnitur

Für die Garnitur die beiden Kartoffeln schälen, in feine Scheiben schneiden und braten. Den Rucola waschen und säubern. Beides auf die Suppe geben und mit Paprikapulver bestäuben.

Zutaten (für 4 Personen)

Kartoffelsuppe

250 g	Kartoffeln (mehligkochend)
600 ml	Gemüsefond
300 ml	Sojamilch
50 ml	Weisswein (vegan)
einige Blätter	Rucola
	Muskatnuss
	Salz & Pfeffer

Garnitur

2	Grosse Kartoffeln (festkochend)
einige Blätter	Rucola
	Paprikapulver

Verwenden Sie bitte aus gesundheitlichen Gründen so wenig Salz und Öl wie nötig. Benutzen Sie Jodsalz – falls möglich. Versuchen Sie immer weniger Salz und Öl einzusetzen, sodass das Verlangen nach beidem mit der Zeit geringer wird.

***** *Die Suppe sollte vor dem Servieren nochmals richtig aufgeschäumt werden. Falls eine noch schaumigere Suppe gewünscht wird, kann ein bisschen Sojamilch erhitzt und aufgeschäumt werden. Den Schaum von der Sojamilch abnehmen und auf der Suppe anrichten.*

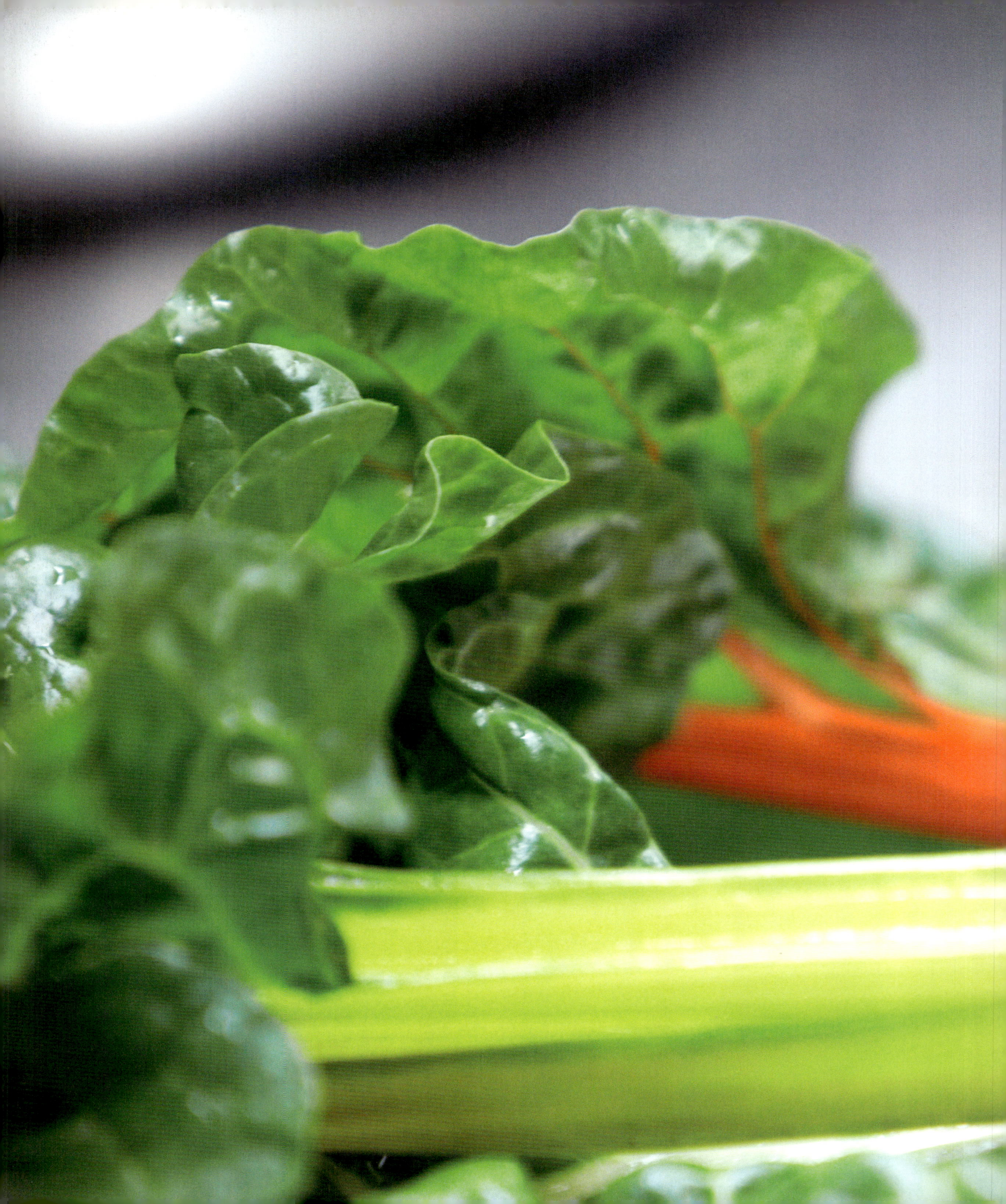

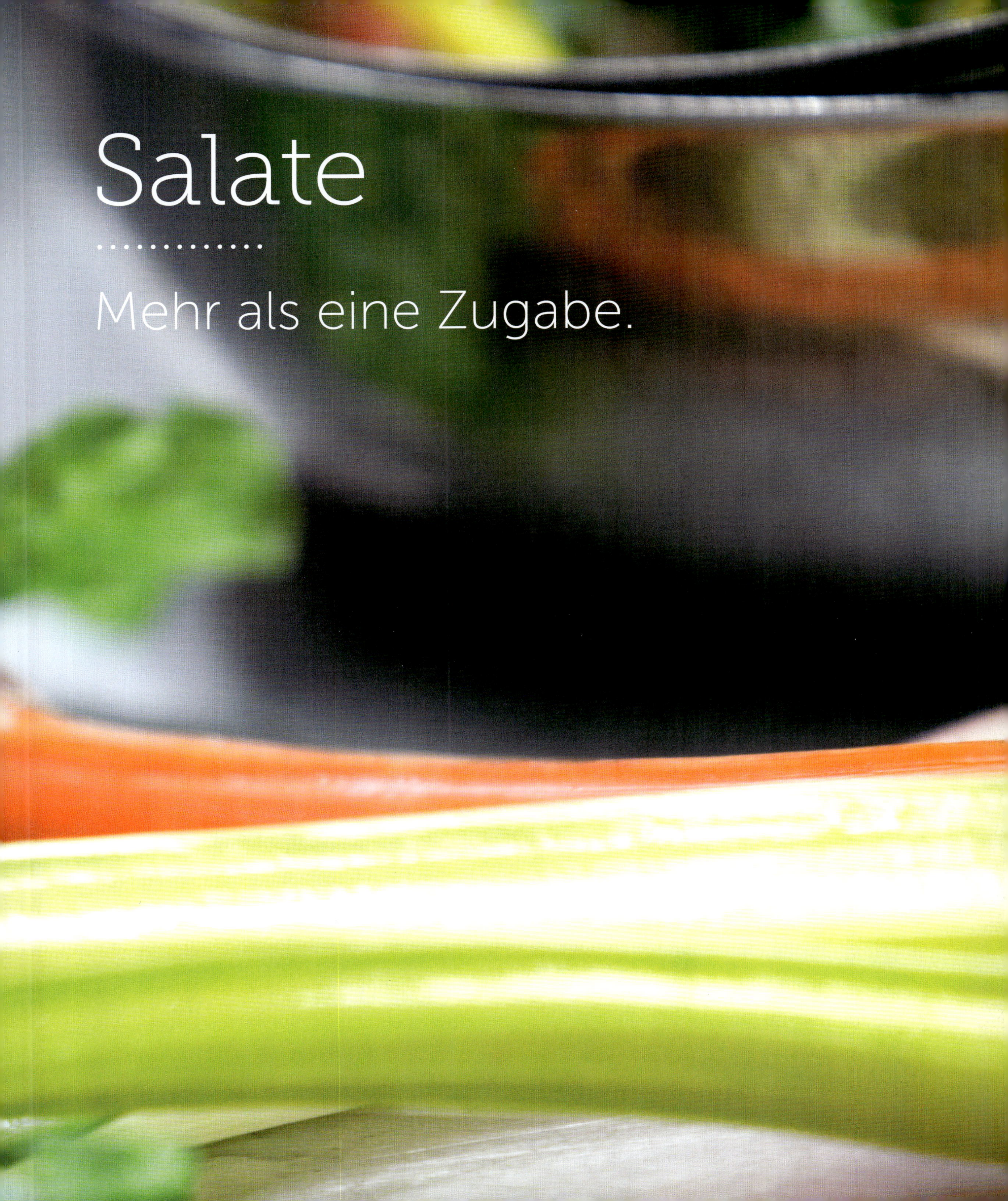
Salate

Mehr als eine Zugabe.

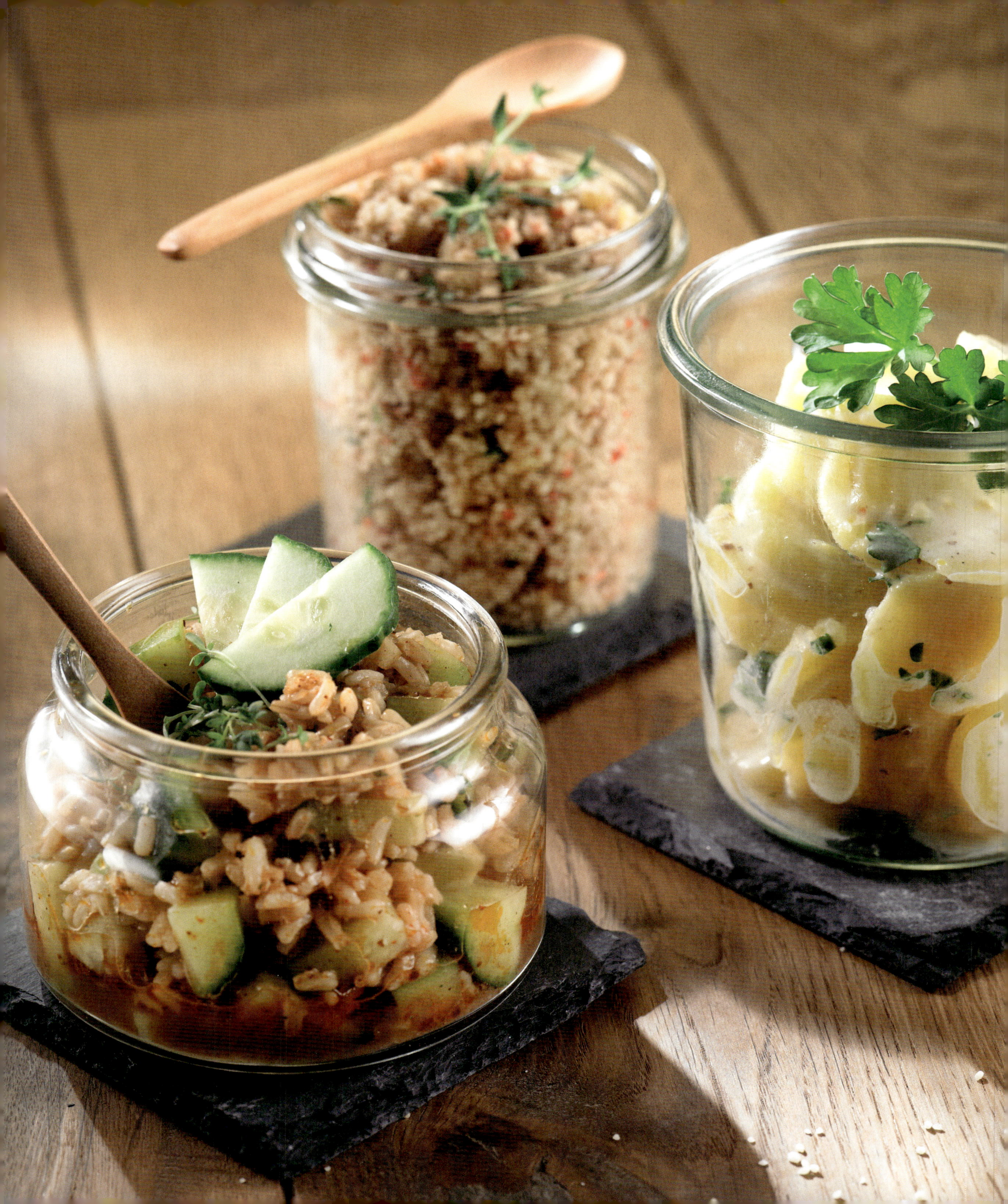

3 Salate im Glas

Reissalat

Vollkornreis nach Anleitung kochen. Salatgurken waschen,
nach Belieben schälen und in kleine Würfel schneiden. Zum
Reis geben und mit Gemüsefond und Orangensaft mischen.
Dill waschen, fein hacken und beigeben. Mit dem Saft der
Limetten, Curry, Salz & Pfeffer abschmecken.

Kartoffelsalat

Kartoffeln in Salzwasser gar kochen. Gemüsefond aufkochen und mit Essig mischen. Zwiebeln schälen und in
feine Würfel schneiden. Zwiebeln in den Gemüsefond geben.
Petersilie waschen, zupfen, fein hacken und dem Gemüsefond beigeben. Kartoffeln noch warm schälen und direkt in
den warmen Gemüsefond schneiden. Alles ein wenig ziehen
lassen und Natursojajoghurt und Senf dazugeben. Mit Muskatnuss, Salz & Pfeffer abschmecken.

Couscoussalat

Couscous zum Apfelsaft geben und aufkochen lassen.
Vom Herd nehmen und ziehen lassen. Essiggurken in kleine
Würfel schneiden und zugeben. Frühlingszwiebeln säubern
und in feine Streifen schneiden. Chilischoten entkernen und in
feine Streifen schneiden. Frühlingszwiebeln und Chilischoten
dem Couscous zugeben. Orangensaft, Olivenöl und Balsamico
hinzufügen und gut mischen. Mit Sojasauce, Salz & Pfeffer
abschmecken.

** Die Salate im Glas eignen sich vorzüglich zum Mitnehmen –
und sind der perfekte Lunch für unterwegs.*

*Verwenden Sie bitte aus gesundheitlichen Gründen so wenig
Salz und Öl wie nötig. Benutzen Sie Jodsalz – falls möglich.
Versuchen Sie immer weniger Salz und Öl einzusetzen, so-
dass das Verlangen nach beidem mit der Zeit geringer wird.*

Zutaten (für je 4 Weckgläser)

Reissalat

280 g	Vollkornreis
2	Salatgurken
200 ml	Gemüsefond
200 ml	Orangensaft
2 Bd	Dill
2	Limetten
	Curry, Salz & Pfeffer

Kartoffelsalat

450 g	Kartoffeln (festkochend)
300 ml	Gemüsefond
300 ml	Himbeeressig
1 ½	Kleine Zwiebeln
150 g	Natursojajoghurt
1 ½ EL	Senf
1 ½ Bd	Petersilie
	Muskatnuss, Salz & Pfeffer

Couscoussalat

300 g	Couscous
600 ml	Apfelsaft
3	Essiggurken
3	Frühlingszwiebeln
3	Chilischoten
300 ml	Orangensaft
12 EL	Olivenöl
12 EL	Balsamico
	Sojasauce, Salz & Pfeffer

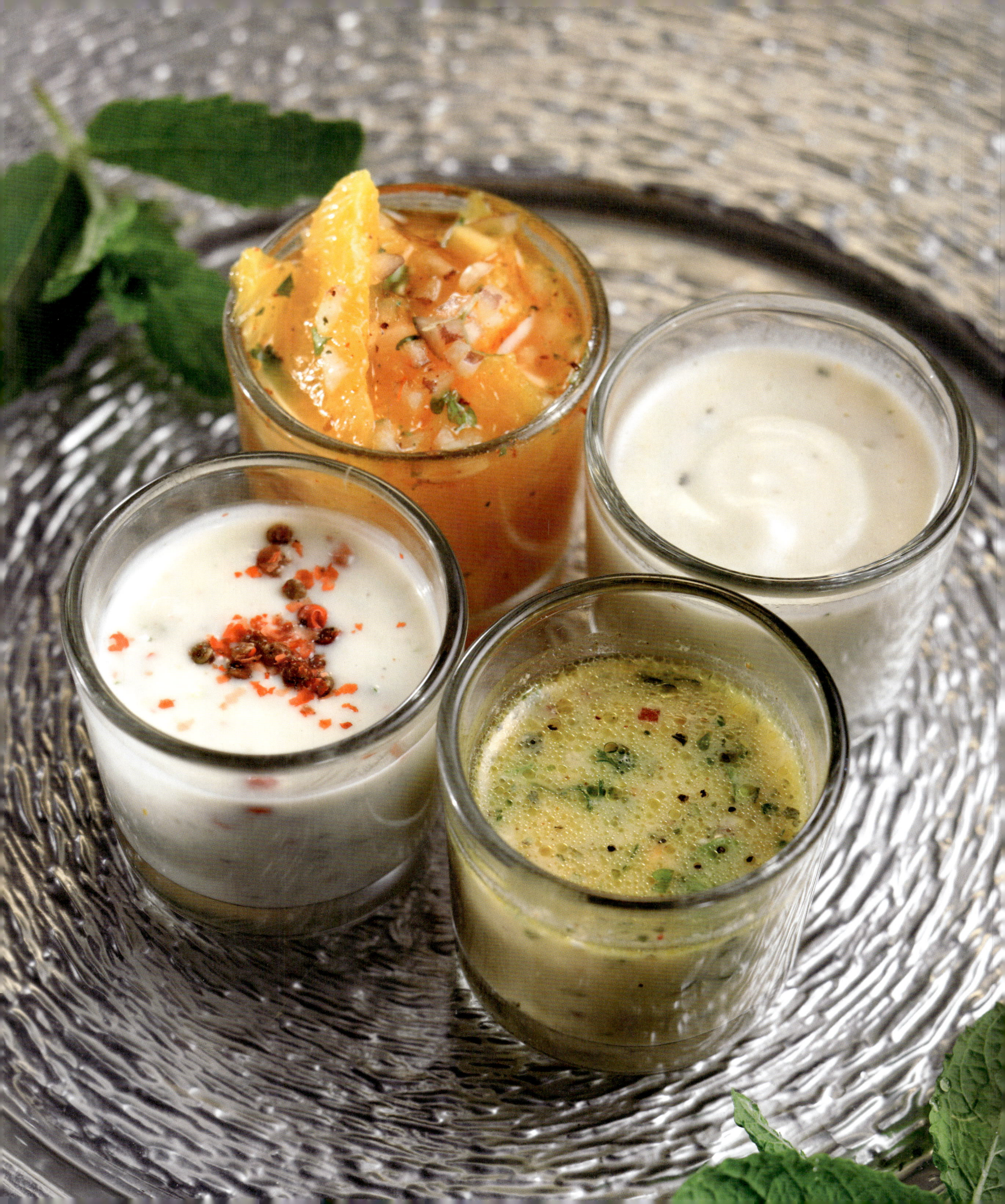

Feine Salat Dressings

Joghurt Dressing mit Grapefruit und Rosa Pfeffer

Alle Zutaten mit einem Stabmixer pürieren. Mit Salz & Rosa Pfeffer abschmecken.

Orangen Dressing

Von den Orangen die Schale mit der Haut abschneiden, anschliessend mit einem feinen Messer die Orangenfilets aus den Häuten schneiden. Am besten über einer Schüssel, die den austretenden Saft auffangen kann. Zwiebel in möglichst feine Würfel schneiden und zu den Orangenfilets geben. Himbeeressig und Traubensaft hinzufügen. Koriander oder Petersilie waschen, zupfen, fein hacken und dazugeben. Kurz umrühren. Mit Salz & Pfeffer abschmecken.

Kresse Dressing

Orangensaft, Apfelessig und Mandelmus mit einem Stabmixer mixen. Den oberen Teil der Kresse abschneiden und dazugeben. Mit Salz & Pfeffer abschmecken.

Senf Dressing

Alle Zutaten im Mixer fein pürieren und mit Salz & Pfeffer abschmecken.

** Das Orangen Dressing kann auch mit beliebigen Kräutern oder Minze ergänzt werden. Auch grober Senf eignet sich zur Veredelung hervorragend. Bei dieser Rezeptur haben wir bewusst auf den Einsatz von Öl verzichtet. Die Rezeptur kann aber mit 4 EL Öl ergänzt werden. Falls das Orangen Dressing nicht süss genug sein sollte, kann es mit Agavendicksaft oder unserem Dattelmousse (siehe Rezept Seite 59) gesüsst werden.*

Verwenden Sie bitte aus gesundheitlichen Gründen so wenig Salz und Öl wie nötig. Benutzen Sie Jodsalz — falls möglich. Versuchen Sie immer weniger Salz und Öl einzusetzen, sodass das Verlangen nach beidem mit der Zeit geringer wird.

Zutaten

Joghurt Dressing mit Grapefruit und Rosa Pfeffer

350 g	Natursojajoghurt
100 g	Mandelmus (weiss)
100 ml	Grapefruitsaft
100 ml	Balsamico
	Salz & Rosa Pfeffer

Orangen Dressing

2	Orangen
1	Kleine Zwiebel
100 ml	Himbeeressig
100 ml	Traubensaft
	Korianderstängel oder Petersilienstängel
	Salz & Pfeffer

Kresse Dressing

150 ml	Orangensaft
100 ml	Apfelessig
100 g	Mandelmus (weiss)
1 Schale	Frische Kresse
	Salz & Pfeffer

Senf Dressing

200 g	Seidentofu
200 ml	Sojamilch
100 ml	Olivenöl
100 ml	Weisser Balsamico
2 TL	Senf
	Salz & Pfeffer

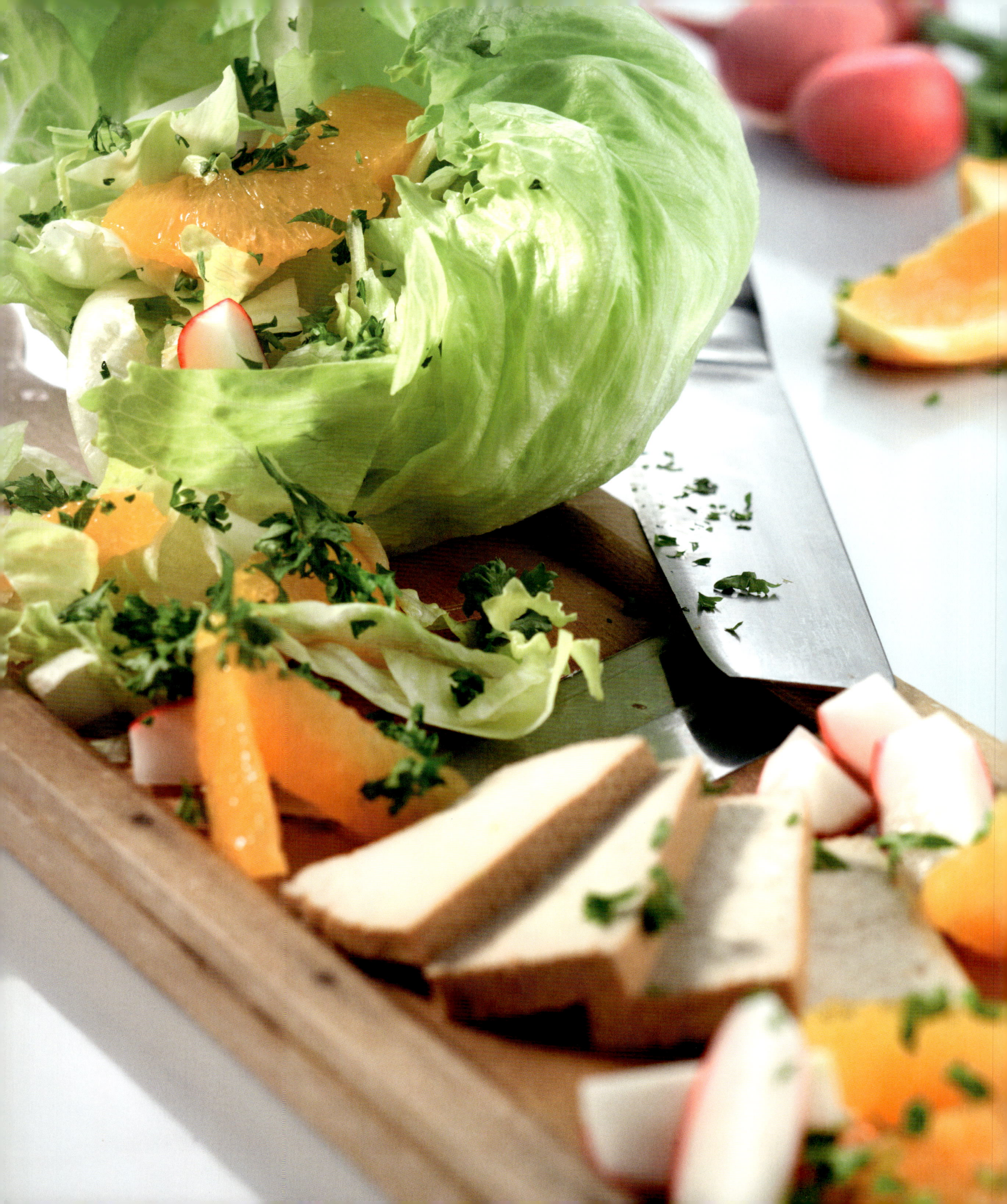

Eisbergsalat mit Räuchertofu

Ein süss-pikantes Salatrezept, das durch die Zugabe von geräuchertem Tofu seine würzige Note bekommt.
Dazu ein feines Dressing – und Sie sind mit Vitaminen und Proteinen bestens versorgt.

Eisbergsalat

Salat waschen und in mundgerechte Stücke schneiden.
Von der Orange die Schale mit der Haut abschneiden, anschliessend mit einem feinen Messer die Orangenfilets aus
den Häuten schneiden. Radieschen waschen und in feine
Scheiben schneiden. Orangen, Radieschen, Cashewnüsse
und Sultaninen vermischen.

Salat Dressing

Petersilie waschen, zupfen und fein hacken. Alle Zutaten
verquirlen. Mit Salz & Pfeffer abschmecken.

Garnitur

Tofu in feine Scheiben schneiden und auf dem Salat
anrichten.

Zutaten (für 4 Personen)

Eisbergsalat

1 Kopf	Eisbergsalat oder Blattsalat nach Saison
3	Orangen
10	Radieschen
100 g	Cashewnüsse
100 g	Sultaninen

Salat Dressing

1 Bd	Petersilie
200 ml	Orangensaft
4 EL	Apfelessig
4 EL	Natursojajoghurt
1 TL	Senf
	Salz & Pfeffer

Garnitur

300 g	Geräucherter Tofu

*Verwenden Sie bitte aus gesundheitlichen Gründen so wenig
Salz und Öl wie nötig. Benutzen Sie Jodsalz – falls möglich.
Versuchen Sie immer weniger Salz und Öl einzusetzen, so-
dass das Verlangen nach beidem mit der Zeit geringer wird.*

***** *Geräucherter Tofu wird von vielen
Menschen besser vertragen als natur-
belassener Tofu. Kurz in einer heissen
Pfanne angebraten, kommt sein rauchi-
ges Aroma noch intensiver zur Geltung.*

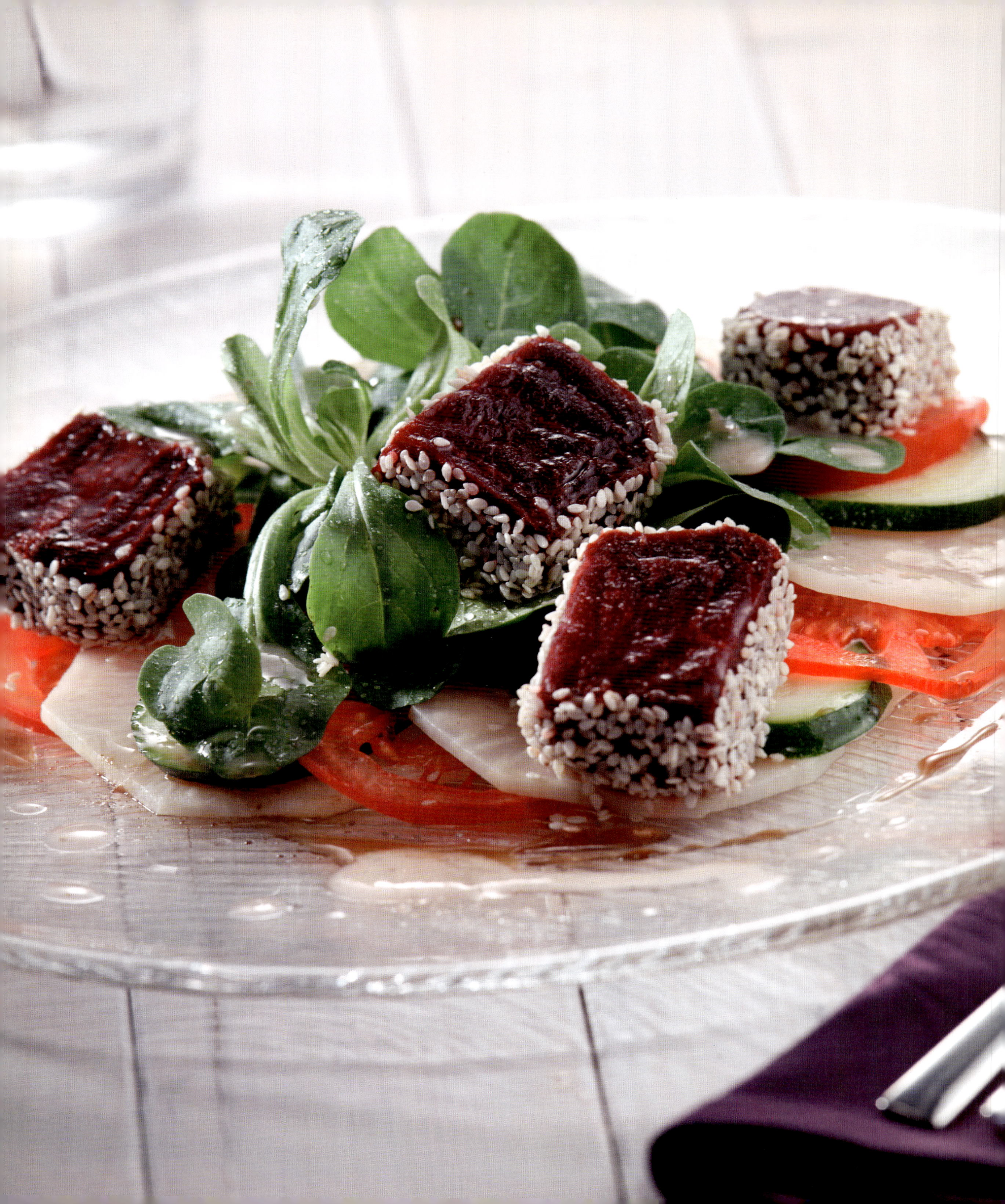

Gemüsecarpaccio und Rote Bete Würfel

Benannt nach dem berühmten venezianischen Maler Vittore Carpaccio, wird der Begriff Carpaccio heute als Bezeichnung für Zubereitungsarten von Speisen verwendet, die aus sehr dünn geschnittenen und marinierten Zutaten bestehen.

Gemüsecarpaccio

Tomaten, Zucchini und Knollensellerie säubern. In ganz feine Scheiben schneiden. Den Knollensellerie und die Zucchini nach Belieben kurz im Salzwasser blanchieren. Als Carpaccio auf den Teller legen.

Blattsalat und Rote Bete Würfel

Salat waschen, je nach Sorte schneiden und auf das Carpaccio legen. Rote Bete schälen und in grosse Würfel schneiden. Würfel in Sesam wenden.

Dressing

Die Zutaten mit einem Stabmixer zu einem Dressing mixen. Mit dem Saft der halben Limette und Salz & Pfeffer abschmecken.

Das Dressing über das Carpaccio und den Salat geben.

Zutaten (für 4 Personen)

Gemüsecarpaccio

2	Tomaten
2	Zucchini
1	Knollensellerie

Blattsalat und Rote Bete Würfel

1	Blattsalat
2	Rote Bete (gekocht)
100 g	Sesam

Dressing

300 g	Natursojajoghurt
200 ml	Gemüsefond
100 g	Himbeeren
1	Limette
	Salz & Pfeffer

Verwenden Sie bitte aus gesundheitlichen Gründen so wenig Salz und Öl wie nötig. Benutzen Sie Jodsalz – falls möglich. Versuchen Sie immer weniger Salz und Öl einzusetzen, sodass das Verlangen nach beidem mit der Zeit geringer wird.

* *Kann nach Belieben mit frischen Apfelschnitzen dekoriert werden. Für das Gemüsecarpaccio kann natürlich jedes andere Gemüse Verwendung finden. Im Sommer eignet sich auch Melone vorzüglich.*

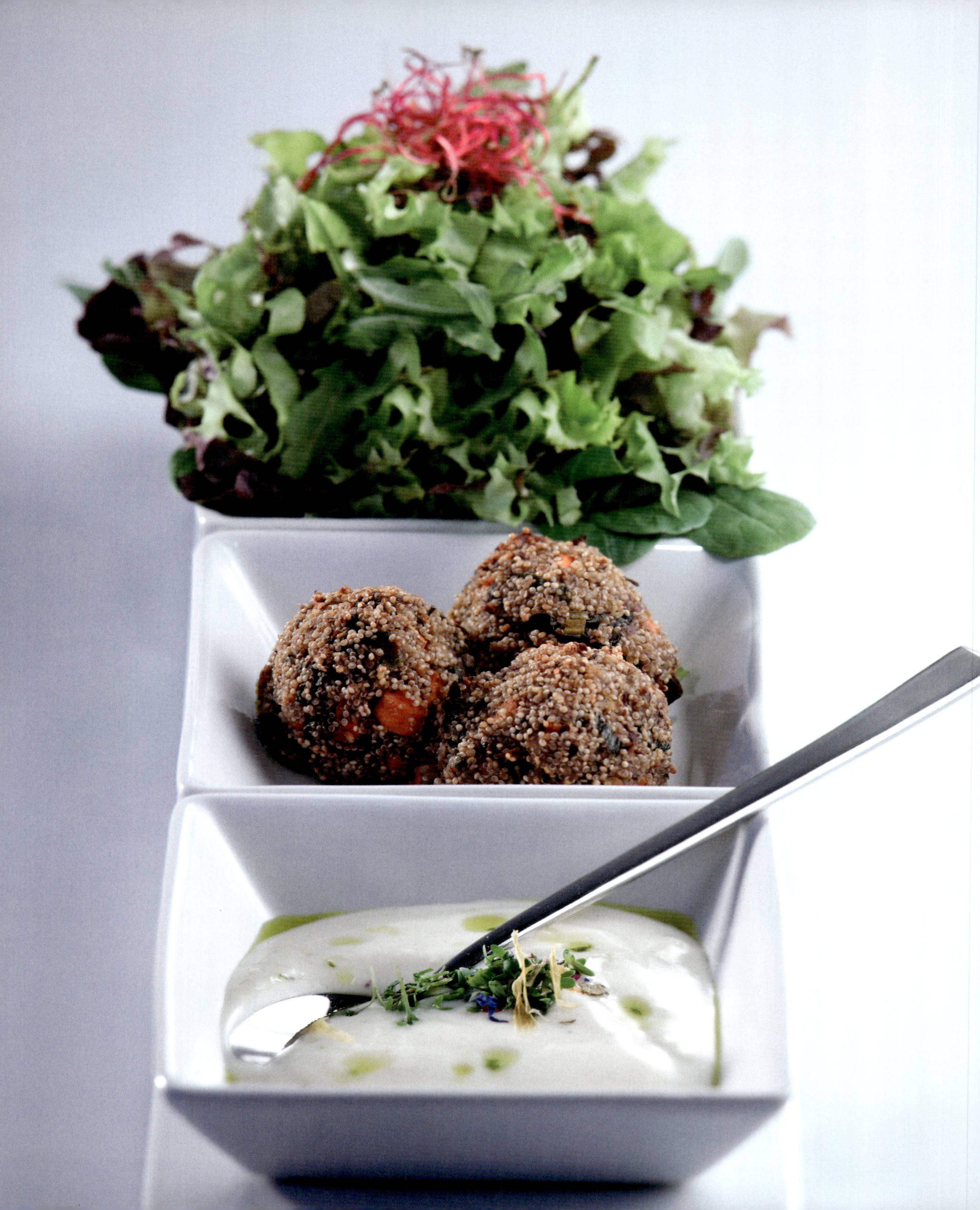

Schnittsalat
mit Grünkernkugeln

Grünkern, das Korn des Dinkels, wird halbreif geerntet und getrocknet. Vor der Weiterverarbeitung wird er von seinen Spelzen befreit. Die Spelzen können als Füllung für Kissen verwendet werden. Aber keine Sorge, auch nachdem Sie unseren Salat probiert haben, werden Sie ausgezeichnet schlafen.

Schnittsalat

Blattsalat säubern und in feine Streifen schneiden.

Dressing

Alle Zutaten zu einem Dressing mixen, mit dem Saft der halben Limette und Salz & Pfeffer abschmecken.

Mit dem Salat mischen.

Grünkernkugeln

Zwiebeln und Karotten schälen und in Würfel schneiden. Lauch säubern, halbieren und in feine Ringe schneiden. Petersilie waschen, zupfen und fein hacken.

Grünkern in einer beschichteten Pfanne anrösten, Gemüse zugeben und kurz mitrösten. Mit dem Gemüsefond ablöschen und 10 Minuten köcheln lassen. Danach zugedeckt 30 Minuten quellen lassen. Haselnüsse und Petersilie untermischen. Mit Salz & Pfeffer abschmecken.

Aus der Masse Kugeln formen. Im Backofen bei 160 Grad etwa 10 bis 15 Minuten backen.

Zutaten (für 4 Personen)

Schnittsalat

1	Blattsalat (beliebig)

Dressing

200 g	Natursojajoghurt
50 ml	Gemüsefond
½	Limette
	Salz & Pfeffer

Grünkernkugeln

2	Zwiebeln
2	Karotten
1	Kleine Stange Lauch
2	Petersilienstängel
250 g	Grünkern (geschrotet)
500 ml	Gemüsefond
200 g	Haselnüsse (gemahlen)
	Salz & Pfeffer

Verwenden Sie bitte aus gesundheitlichen Gründen so wenig Salz und Öl wie nötig. Benutzen Sie Jodsalz – falls möglich. Versuchen Sie immer weniger Salz und Öl einzusetzen, so-dass das Verlangen nach beidem mit der Zeit geringer wird.

***** *Das Dressing kann sowohl für den Salat als auch als Dip für die Kugeln verwendet werden. Die Grünkernkugeln eignen sich auch gut als Suppeneinlage.*

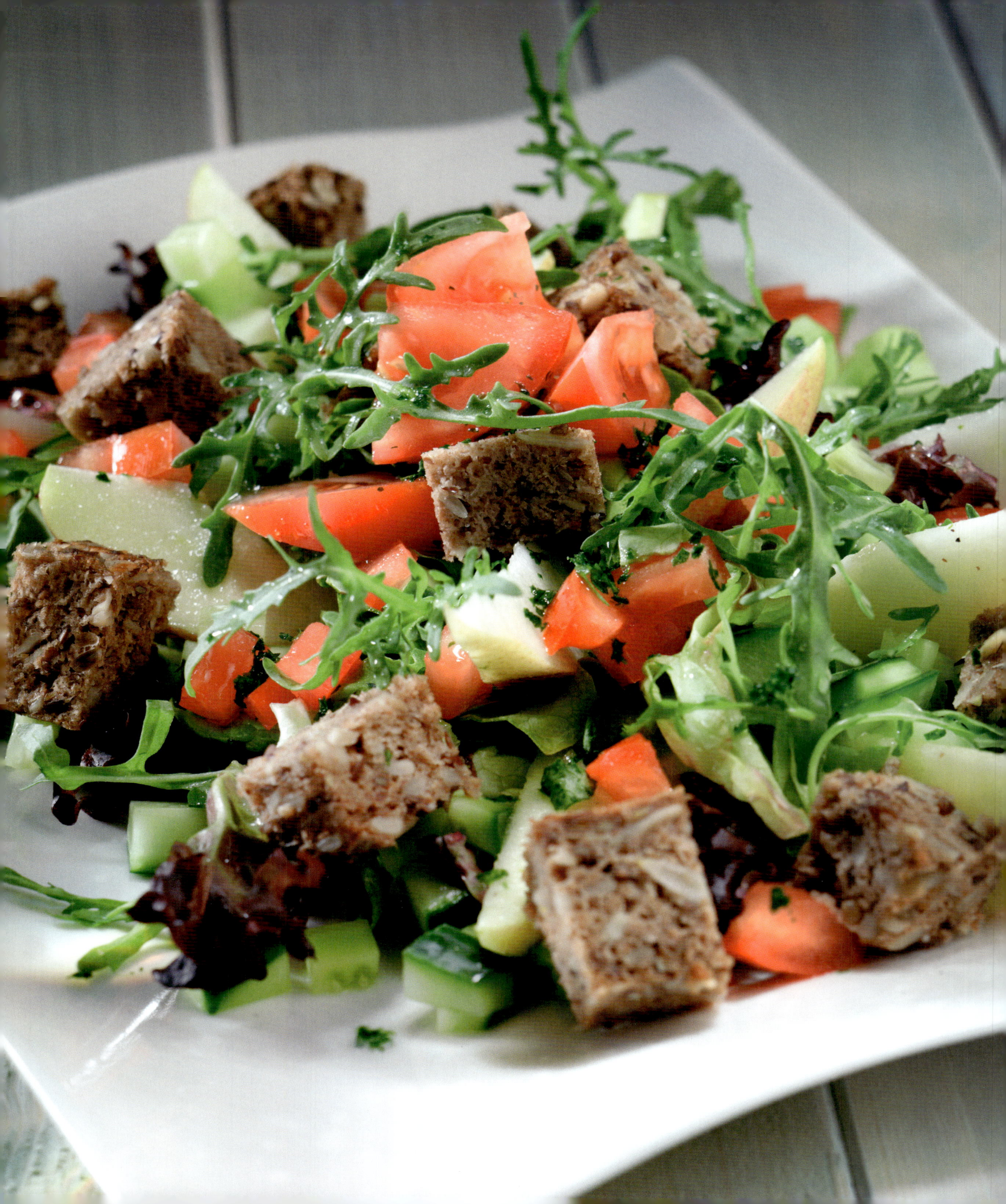

Deftiger Brotsalat mit Birnen

Fantastisch. Fruchtig. Frisch. Fast eine Hauptmahlzeit, so üppig und sättigend ist unser Brotsalat.
Ein wunderbar herzhaft fruchtiger Gaumenschmaus.

Brot

Brot in grosse Würfel schneiden und mit Salz & Pfeffer
würzen. Etwa 5 bis 8 Minuten bei 180 Grad im Backofen
anrösten.

Dressing

Zwiebel in feine Würfel schneiden. Alles zu einem Dressing
mixen und mit Salz & Pfeffer abschmecken.

Das Dressing unter die noch warmen Brotwürfel mischen.

Salat

Salatgurken und Tomaten säubern, in kleine Würfel schneiden
und zum Brotsalat geben. Rucola und Blattsalat säubern,
schneiden und ebenfalls unter den Salat mischen. Birnen
entkernen, in beliebige Stücke schneiden und auf dem Salat
verteilen. Mit Salz & Pfeffer abschmecken.

Garnitur

Petersilie waschen, zupfen, hacken und auf den Salat geben.

** Wem das Dressing zu sauer ist, der kann es gerne mit
Agavendicksaft oder unserem Dattelmousse (siehe Rezept
Seite 59) süssen. Auch die Zugabe eines Olivenöls ist eine
Möglichkeit, das Dressing zu verfeinern. Dieser Salat kann
auch mit Nüssen oder Trockenfrüchten ergänzt werden.*

*Verwenden Sie bitte aus gesundheitlichen Gründen so wenig
Salz und Öl wie nötig. Benutzen Sie Jodsalz – falls möglich.
Versuchen Sie immer weniger Salz und Öl einzusetzen, so-
dass das Verlangen nach beidem mit der Zeit geringer wird.*

Zutaten (für 4 Personen)

Brot

400 g	Vollkornbrot
	Salz & Pfeffer

Dressing

1	Zwiebel
100 ml	Apfelessig
100 g	Natursojajoghurt
100 ml	Orangensaft
1	Limette
	Salz & Cayennepfeffer

Salat

2	Salatgurken
4	Tomaten
2 Bd	Rucola
1	Blattsalat
4	Birnen
	Salz & Pfeffer

Garnitur

1 Bd	Petersilie

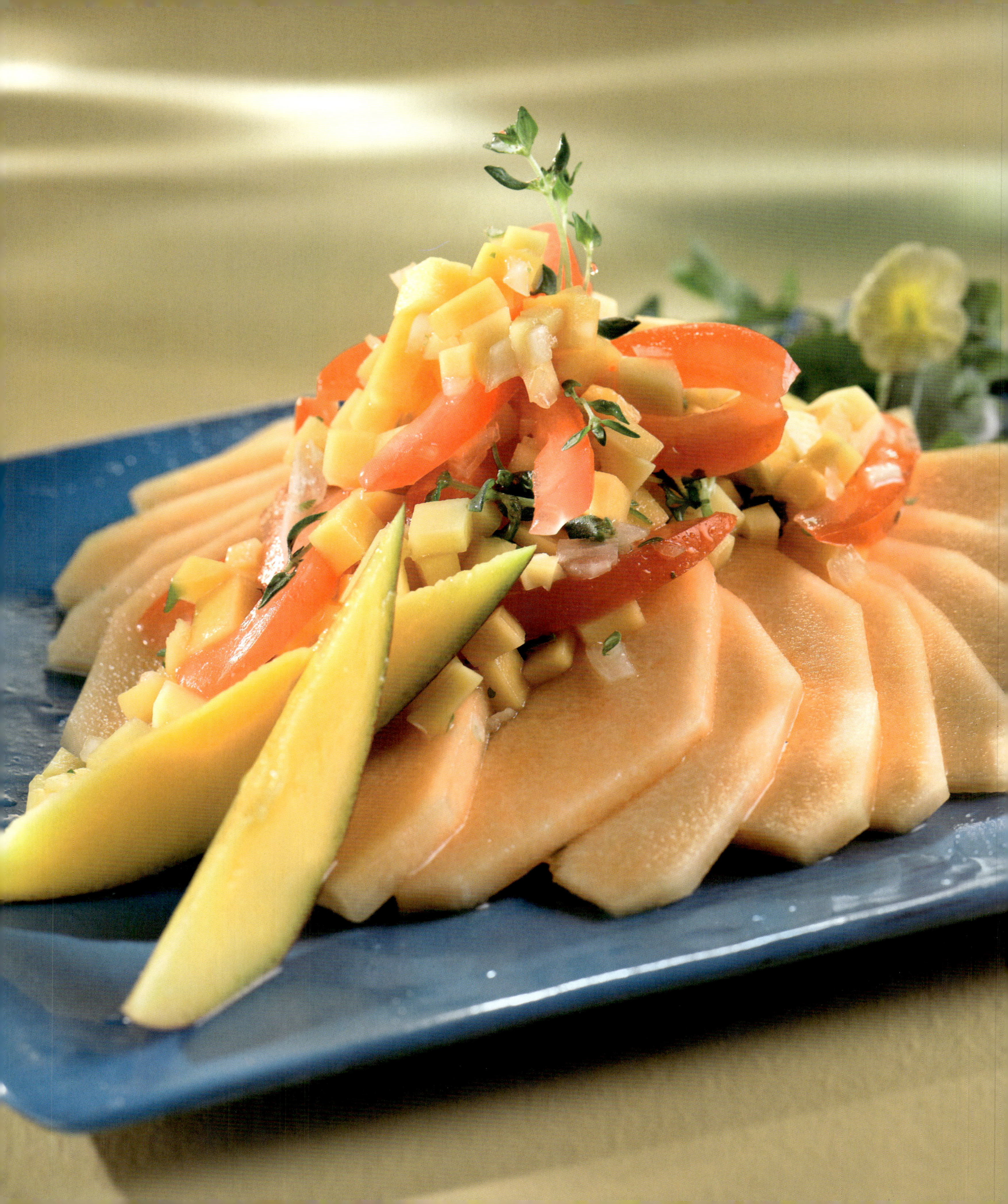

Melo Mango Salat

Unsere Mischung wirkt vielleicht etwas abenteuerlich, funktioniert und schmeckt aber ausgezeichnet.
Mehr Frucht geht kaum und für den würzigen Biss sorgen Zwiebel und Thymian.

Salat

Melone entkernen, schälen und in Spalten schneiden.
Anschliessend auf dem Blattsalat anrichten.

Mango schälen, Fruchtfleisch vom Stein trennen und in
kleine Würfel schneiden. Tomaten halbieren, entkernen und
in dünne Scheiben schneiden. Zwiebel schälen und in möglichst feine Würfel schneiden.

Dressing

Apfelsaft und Balsamico vermischen. Mit Salz & Cayennepfeffer abschmecken.

Dressing mit Mango, Tomaten und Zwiebeln mischen und
auf den Melonen anrichten.

Garnitur

Blattsalat waschen und in Streifen schneiden, Thymian zupfen
und beides als Garnitur verwenden.

Zutaten (für 4 Personen)

Salat

1	Honigmelone
1	Mango
2	Tomaten
1	Kleine Zwiebel

Dressing

100 ml	Apfelsaft
5 EL	Balsamico
	Salz & Cayennepfeffer

Garnitur

1	Blattsalat
2	Thymianzweige

* *Das Dressing ist nahezu fettfrei. Wer
möchte, kann es mit Öl (max. 5 Esslöffel) verfeinern. Möglich wäre auch, 2 bis
4 Esslöffel Natursojajoghurt unter den
Salat zu mischen – was ihm eine gewisse
cremige Note verleiht.*

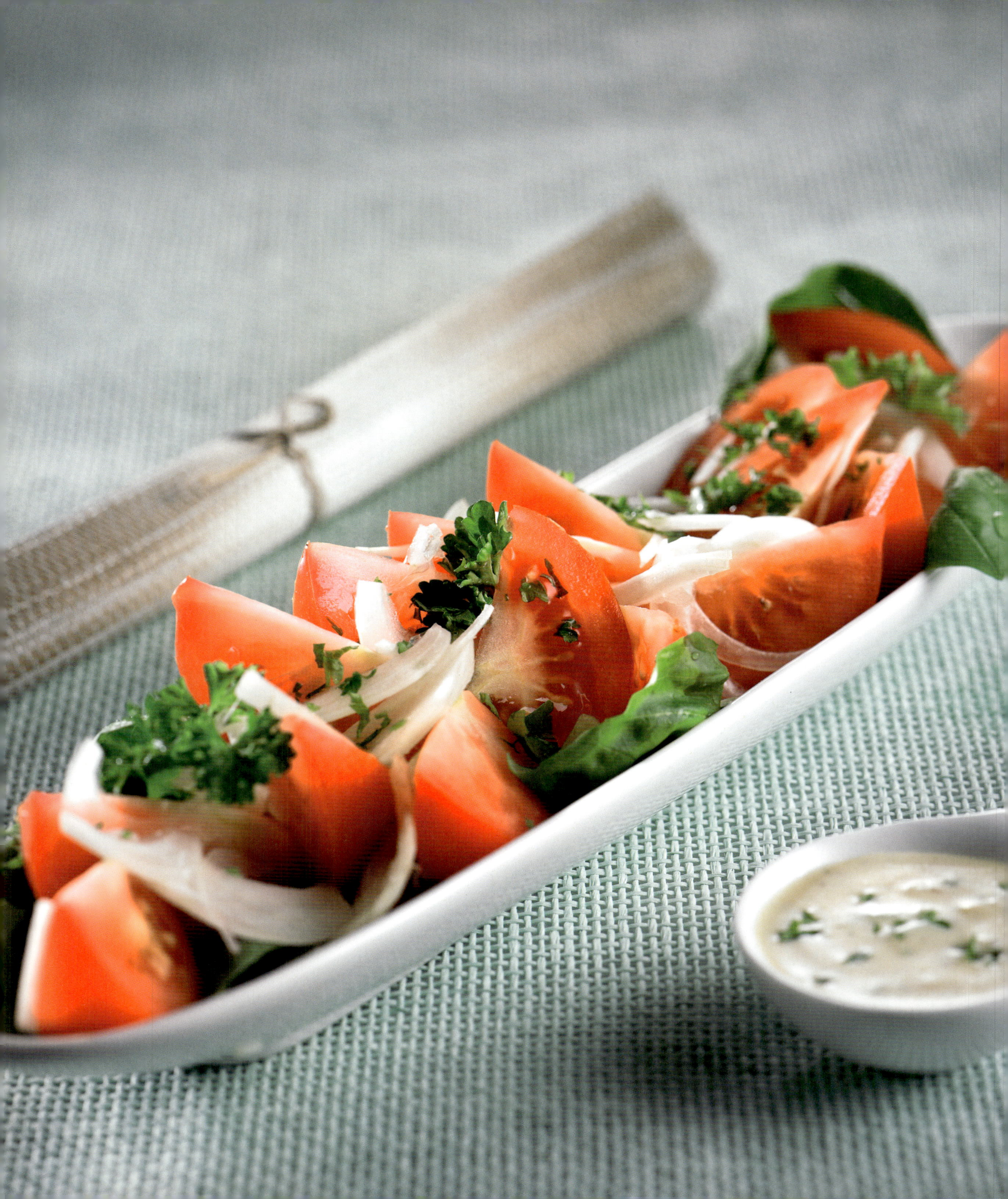

Tomatensalat
mit Senf Pfefferdressing

Einfach, vegan, gesund und scharf – der perfekte „Appetizer". Wer Pfeffer liebt, ist bei diesem Rezept bestens aufgehoben. Aber nicht nur als Appetitanreger sondern auch als kleine Mahlzeit zwischendurch bietet unser Tomatensalat eine wunderbar frische Abwechslung.

Salat

Tomaten waschen, vom Strunk entfernen und in Schnitze schneiden. Zwiebeln schälen und in Streifen schneiden. Petersilie waschen, zupfen und grob hacken. Tomaten, Zwiebeln und Petersilie zu einem Salat anrichten.

Dressing

Die Zutaten zu einem Dressing vermischen, am besten mit einem Stabmixer kurz mixen. Mit Senf, Salz & Cayennepfeffer abschmecken. Gehen Sie mit dem Pfeffer grosszügig um, es handelt sich schliesslich um ein Pfefferdressing.

Für den Salat kann auch statt Cayennepfeffer jeder andere beliebige Pfeffer verwendet werden.

Kleine Pfefferkunde

Grüner Pfeffer wird aus früh geernteten Früchten gewonnen und ist meistens in Salzwasser eingelegt erhältlich.
Schwarzer Pfeffer wird ebenfalls von unreifen Früchten gewonnen und anschliessend getrocknet.
Weisser Pfeffer wird aus vollreifen Früchten gewonnen und geschält.
Roter Pfeffer besteht aus vollreifen geschälten Früchten und ist in der Regel eingelegt.

Verwenden Sie bitte aus gesundheitlichen Gründen so wenig Salz und Öl wie nötig. Benutzen Sie Jodsalz – falls möglich. Versuchen Sie immer weniger Salz und Öl einzusetzen, sodass das Verlangen nach beidem mit der Zeit geringer wird.

Zutaten (für 4 Personen)

Salat

8	Tomaten
2	Zwiebeln
2	Petersilienstängel

Dressing

200 g	Seidentofu
100 ml	Orangensaft
7 EL	Hafermilch
4 EL	Balsamico
	Senf
	Salz & Cayennepfeffer

** Unser Tipp: Tomaten selbst anpflanzen! Dafür ist noch nicht mal ein Garten notwendig. Auf dem Balkon lassen sich Tomaten ebenso gut züchten – garantiert nicht genmanipuliert und (bis auf Sonnenlicht) völlig unbestrahlt.*

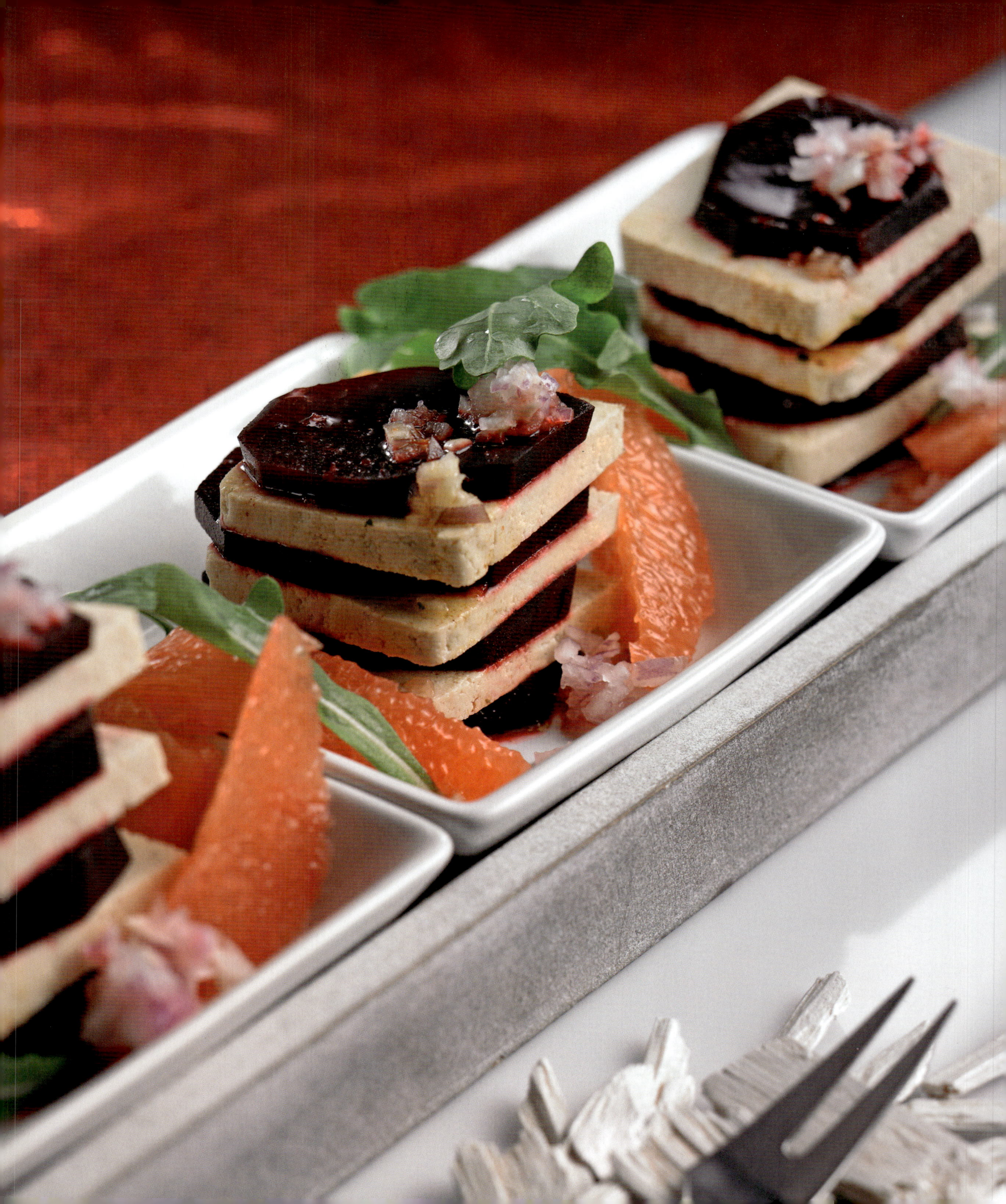

Rote Bete „Torres" mit Tofu, Avocado, Grapefruit und Rucola

Gerade wenn man kulinarisch hoch hinaus will, bieten sich Türme an. Unsere „Torres" sind nicht nur optisch ein Hingucker sondern auch geschmacklich ein Hochgenuss. Die Kombination der supergesunden Zutaten hat es im wahrsten Sinne des Wortes in sich.

Salat

Rote Bete unter laufendem Wasser schälen und in etwa 1 cm dicke Scheiben schneiden. Tofu in möglichst gleich grosse Scheiben schneiden. Abwechselnd mit Rote Bete- und Tofuscheiben Türme bauen.

Von den Grapefruits die Schale mit der Haut abschneiden, anschliessend mit einem feinen Messer die Grapefruitfilets aus den Häuten schneiden. Grapefruits an den Türmen anrichten. Avocado schälen, den Stein entfernen, in Streifen schneiden und an den Türmen anrichten. Rucola waschen und ebenfalls anrichten.

Dressing

Zwiebel schälen und in feine Würfel schneiden. Zwiebel, Orangensaft und Balsamico in einer Pfanne aufkochen und auskühlen lassen. Minze waschen, in feine Streifen schneiden und beigeben. Mit Salz & Pfeffer gut abschmecken und kalt stellen. Das Dressing kann bei Bedarf mit Agavendicksaft oder unserem Dattelmousse (siehe Rezept Seite 59) gesüsst werden.

Das Dressing über die Türme und den Salat geben.

Zutaten (für 4 Personen)

Salat

600 g	Rote Bete (gekocht)
500 g	Geräucherter Tofu
2	Grapefruits
2	Avocados
1 Bd	Rucola

Dressing

1	Zwiebel
100 ml	Orangensaft
5 EL	Balsamico
4 Blätter	Frische Minze
	Salz & Pfeffer

Verwenden Sie bitte aus gesundheitlichen Gründen so wenig Salz und Öl wie nötig. Benutzen Sie Jodsalz – falls möglich. Versuchen Sie immer weniger Salz und Öl einzusetzen, sodass das Verlangen nach beidem mit der Zeit geringer wird.

* *Anstatt der Türme können die Scheiben auch wie ein klassischer Tomatensalat auf dem Teller aufgeschichtet werden.*

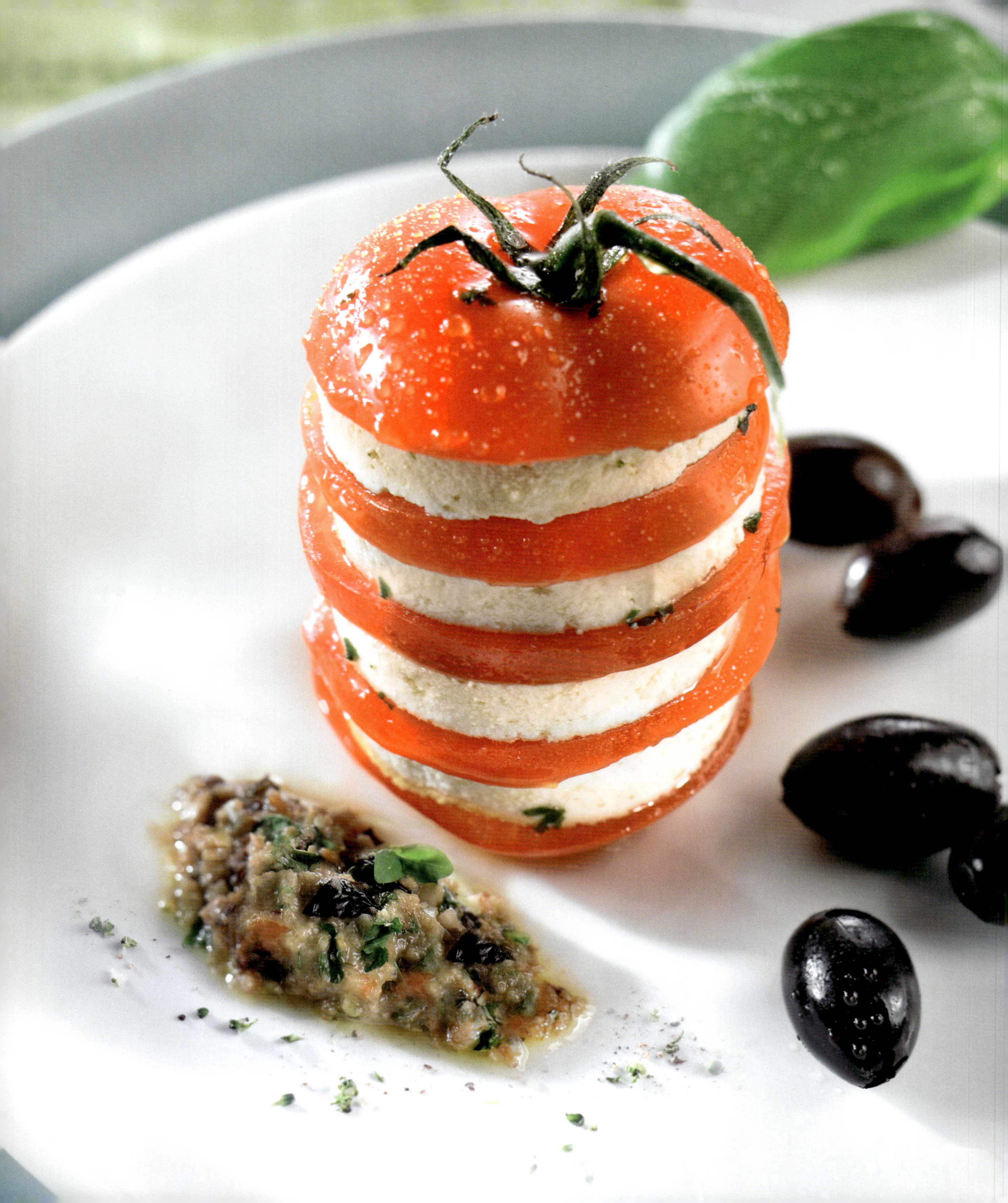

Tomatensalat „Tofarella"
mit Oliven Pesto

Viele kennen Mozzarella nur aus Kuhmilch oder als Büffelmozzarella, wobei oft die Frage auftaucht, wie denn Büffel Milch geben können. Die Antwort: Wild lebende Rinderarten werden als Büffel bezeichnet. Unsere Antwort: Wir lassen die Tiere in Ruhe und konzentrieren uns auf den guten Geschmack.

Salat

Tomaten und Tofu in Scheiben schneiden und abwechselnd anrichten.

Pesto

Basilikum zupfen. Alle Zutaten mischen und mit einem Stabmixer pürieren. Mit Salz & Pfeffer abschmecken.

Mit dem Salat servieren.

Zutaten (für 4 Personen)

Salat

4	Tomaten
500 g	Eingelegter Tofu

Pesto

3	Basilikumzweige
100 g	Tofu
8 EL	Gemüsefond
8 EL	Olivenöl
150 g	Oliven (ohne Stein)
	Salz & Pfeffer

Verwenden Sie bitte aus gesundheitlichen Gründen so wenig Salz und Öl wie nötig. Benutzen Sie Jodsalz – falls möglich. Versuchen Sie immer weniger Salz und Öl einzusetzen, sodass das Verlangen nach beidem mit der Zeit geringer wird.

* *Tofu einlegen? Hier sind der Fantasie keine Grenzen gesetzt: Olivenöl, Chilischote, Zwiebel, Knoblauch, Frühlingszwiebel, Ingwer, Zitronengras, Kräuter usw. Der Tofu sollte immer mit Öl bedeckt und dunkel und kühl aufbewahrt werden: Einlegezeit minimum 3 bis 5 Tage.*

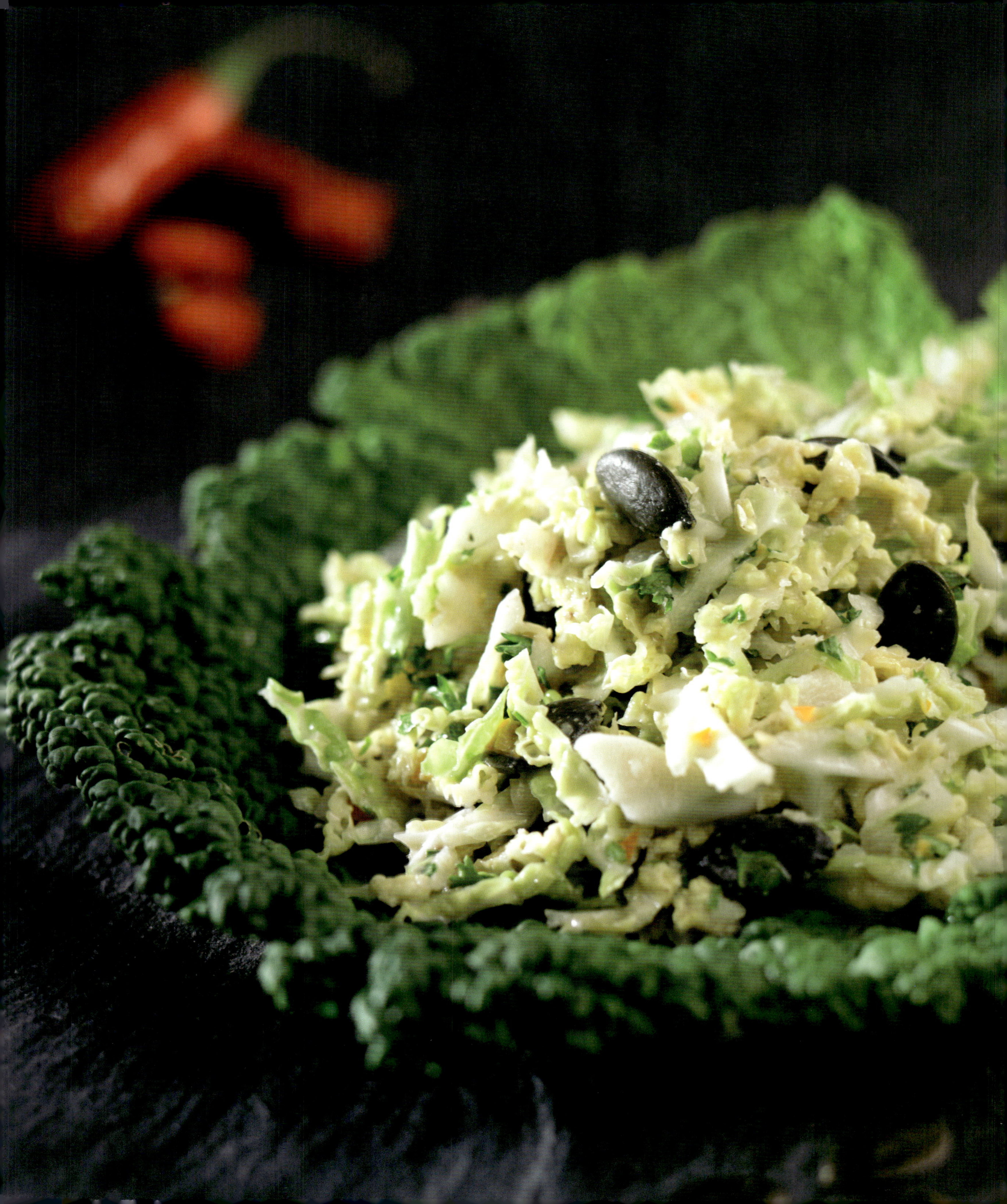

Wirsingsalat

Wirsing enthält viel Chlorophyll und wesentlich mehr Eisen, Eiweiss, Fette, und Phosphor als Weiss- und Rotkohl. Ausserdem hat er B-Vitamine, Carotine und sehr viel Vitamin C im Angebot. Greifen Sie zu!

Salat

Wirsing säubern, den Strunk entfernen und den Wirsing auf einer Rohkostreibe fe n hobeln oder mit einem Messer in sehr dünne Streifen schneiden.

Kürbiskerne einweichen und anschliessend abtropfen lassen. Petersilie und Ananassalbei zupfen und fein hacken. Alles mit dem Wirsing vermischen.

Dressing

Chilischote fein hacken, alle Zutaten mischen und mit dem Salat verrühren. Mit Salz & Pfeffer abschmecken.

Den Salat auf einem Wirsingblatt servieren.

Zutaten (für 4 Personen)

Salat

1	Kleiner Wirsing
2 EL	Kürbiskerne
½ Bd	Petersilie
½ Bd	Ananassalbei

Dressing

1	Chilischote
4 EL	Apfelbalsamico
2 EL	Leinöl
2 EL	Hafercuisine oder Mandelmus (weiss)
1 EL	Sesampaste
2 TL	Kümmel
	Salz & Pfeffer

Verwenden Sie bitte aus gesundheitlichen Gründen so wenig Salz und Öl wie nötig. Benutzen Sie Jodsalz – falls möglich. Versuchen Sie immer weniger Salz und Öl einzusetzen, so- dass das Verlangen nach beidem mit der Zeit geringer wird.

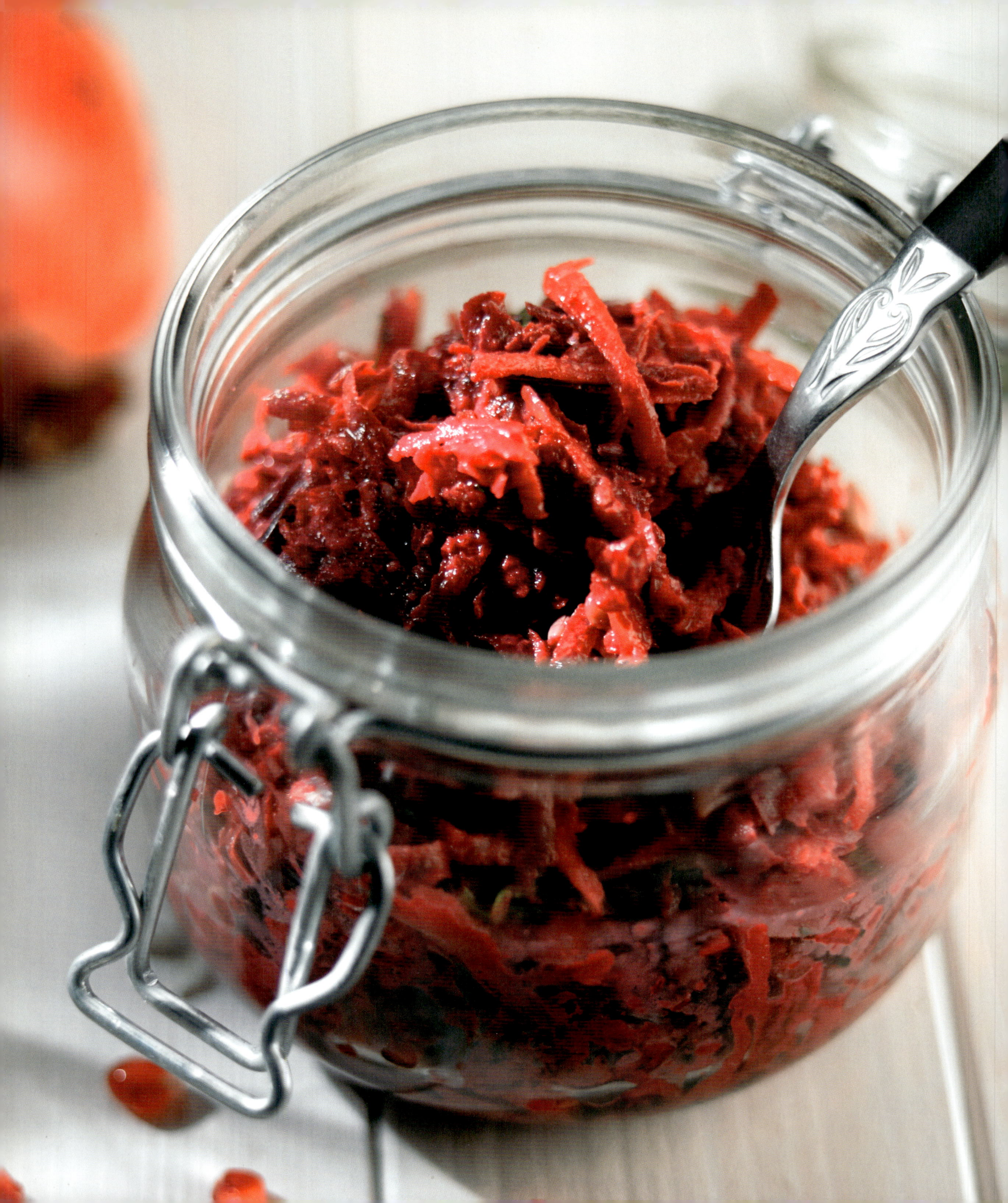

Rote Bete Salat mit Meerrettich

Legendär ist der hohe Gehalt an Vitamin C, der auch heute noch dem Meerrettich eine überaus grosse Popularität verleiht. Es gibt nur wenige heilende Kräfte, die ihm nicht zugeschrieben werden. Also nehmen Sie im Zweifel lieber etwas mehr Meerrettich.

Salat

Äpfel säubern und entkernen. Äpfel und Rote Bete fein reiben. Sonnenblumenkerne einweichen und anschliessend abtropfen lassen.

Von der Zitrone die Schale mit der Haut abschneiden, anschliessend mit einem feinen Messer die Zitronenfilets aus den Häuten schneiden und das Fruchtfleisch in kleine Würfel schneiden. Kräuter hacken. Alle Zutaten mischen.

Dressing

Alles mischen und mit dem Saft der halben Zitrone und Pfeffer abschmecken.

Zutaten (für 4 Personen)

Salat

2	Äpfel (säuerlich)
2	Rote Bete
2 EL	Sonnenblumenkerne
½	Zitrone
1 Bd	Frische Kräuter nach Wahl

Dressing

2–3 EL	Meerrettichpaste
2 EL	Hafercuisine oder Mandelmus (weiss)
2 EL	Leinöl
½	Zitrone
	Pfeffer

** Als Kräuter eigenen sich hervorragend Petersilie, Zitronenmelisse, Ananassalbei und Schnittlauch.*

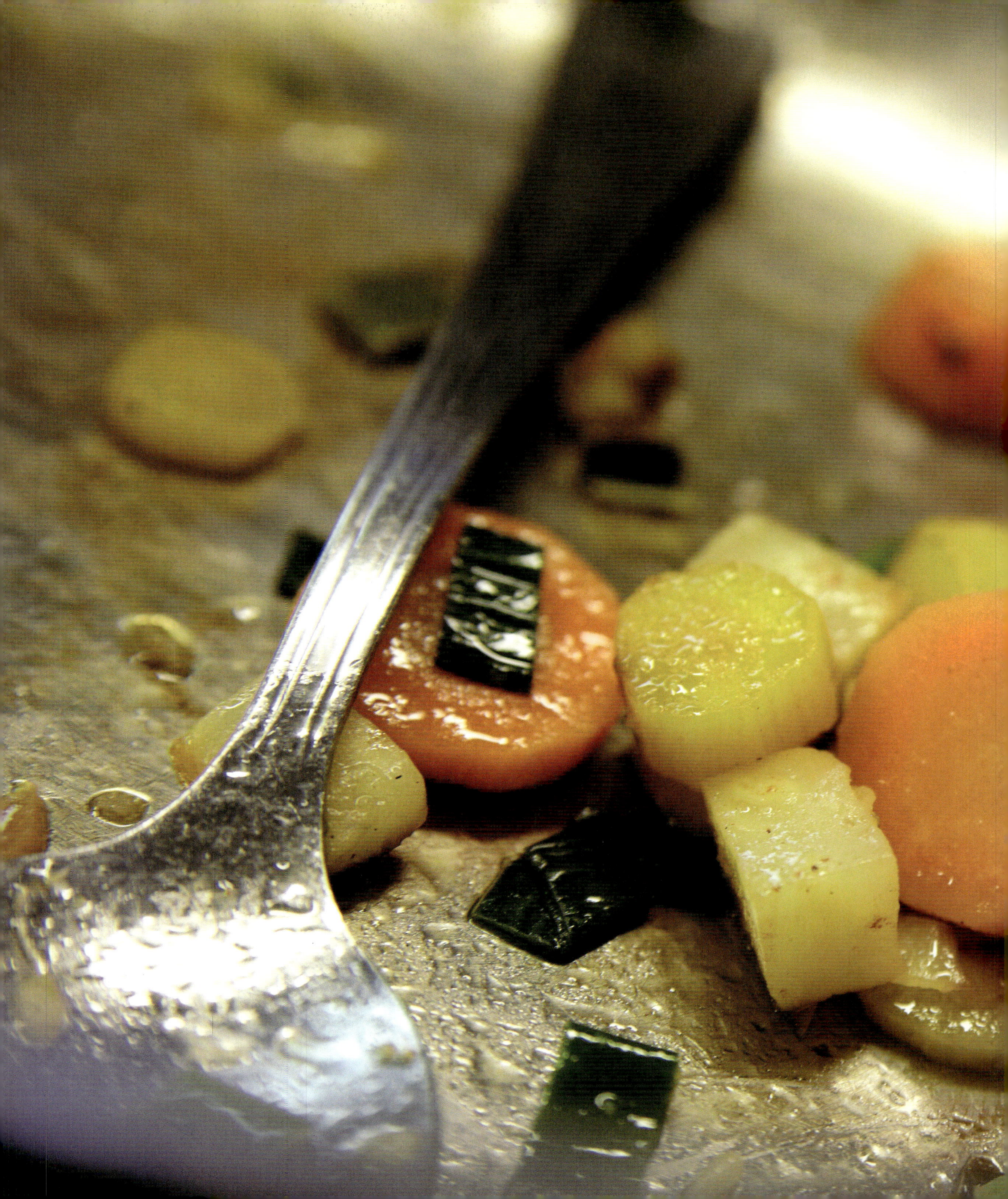

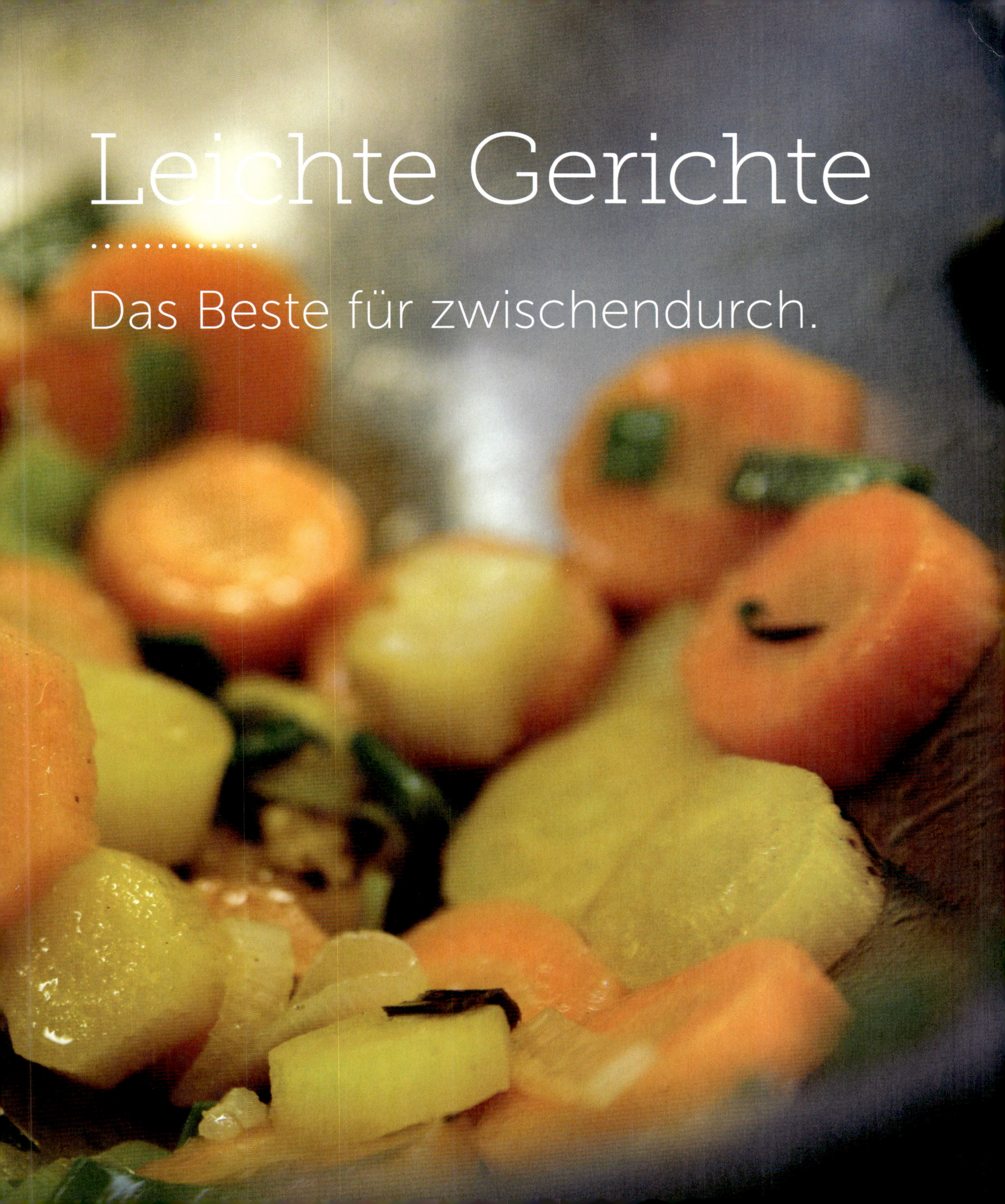

Leichte Gerichte
Das Beste für zwischendurch.

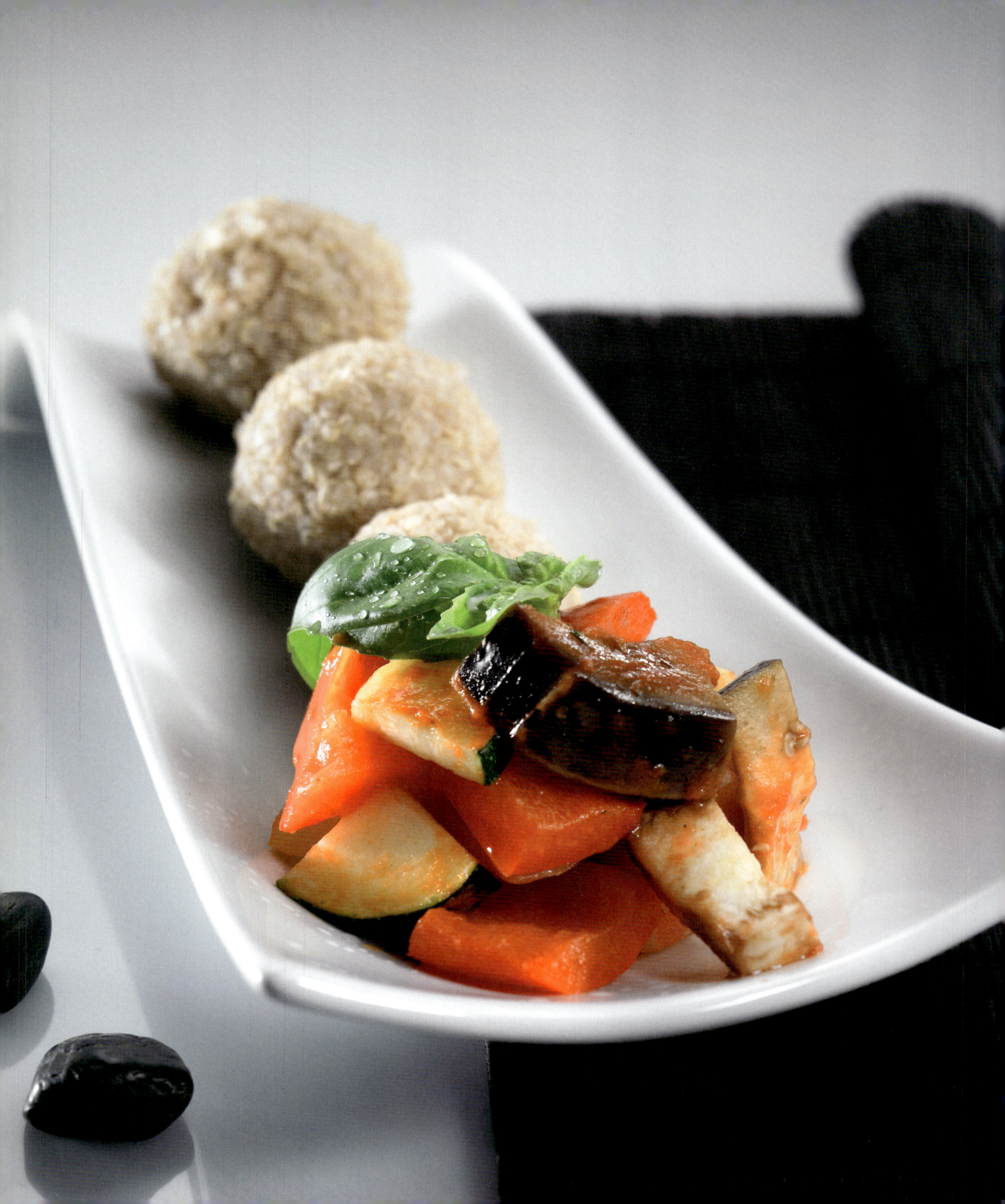

Quinoa mit Ratatouille und Basilikum

Das Jahr 2013 wurde von UN-Generalsekretär Ban Ki Moon zum „Jahr der Quinoa" erklärt. Die Pflanze könnte helfen, den Hunger auf der Welt zu bekämpfen. Quinoa enthält mehr Eiweiss und Mineralien (z. B. Magnesium und Eisen) als gängige Getreidearten. Wir lieben Quinoa.

Quinoa

Quinoa im Gemüsefond gar kochen. Falls nach dem Kochen noch Restflüssigkeit vorhanden ist, kann diese mit einem Sieb abgegossen werden. Quinoa zu Kugeln formen.

Ratatouille

Gemüse säubern und in etwa 2 cm gleich grosse Stücke schneiden. Zwiebeln kurz in einer beschichteten Pfanne anschwitzen und restliches Gemüse beigeben. Mit Weisswein ablöschen und Gemüsefond auffüllen. Das Ganze etwa 10 Minuten einkochen lassen. Basilikum grob hacken und unterziehen. Mit Salz & Pfeffer abschmecken.

Zutaten (für 4 Personen)

Quinoa

320 g	Quinoa
1,2 l	Gemüsefond

Ratatouille

2	Zwiebeln
1	Aubergine
1	Zucchini
2	Rote Paprikaschoten
4	Tomaten
400 ml	Gemüsefond
100 ml	Weisswein (vegan)
4	Basilikumzweige
	Salz & Pfeffer

Verwenden Sie bitte aus gesundheitlichen Gründen so wenig Salz und Öl wie nötig. Benutzen Sie Jodsalz – falls möglich. Versuchen Sie immer weniger Salz und Öl einzusetzen, so-dass das Verlangen nach beidem mit der Zeit geringer wird.

* *Klassisch wird Ratatouille sehr lange eingekocht. Dies sollte aber in Bezug auf Geschmack und Nährstoffgehalt vermieden werden. Das Gemüse darf unserer Meinung nach einen schönen Biss haben. Wir empfehlen dazu eine pikante Tomatensauce.*

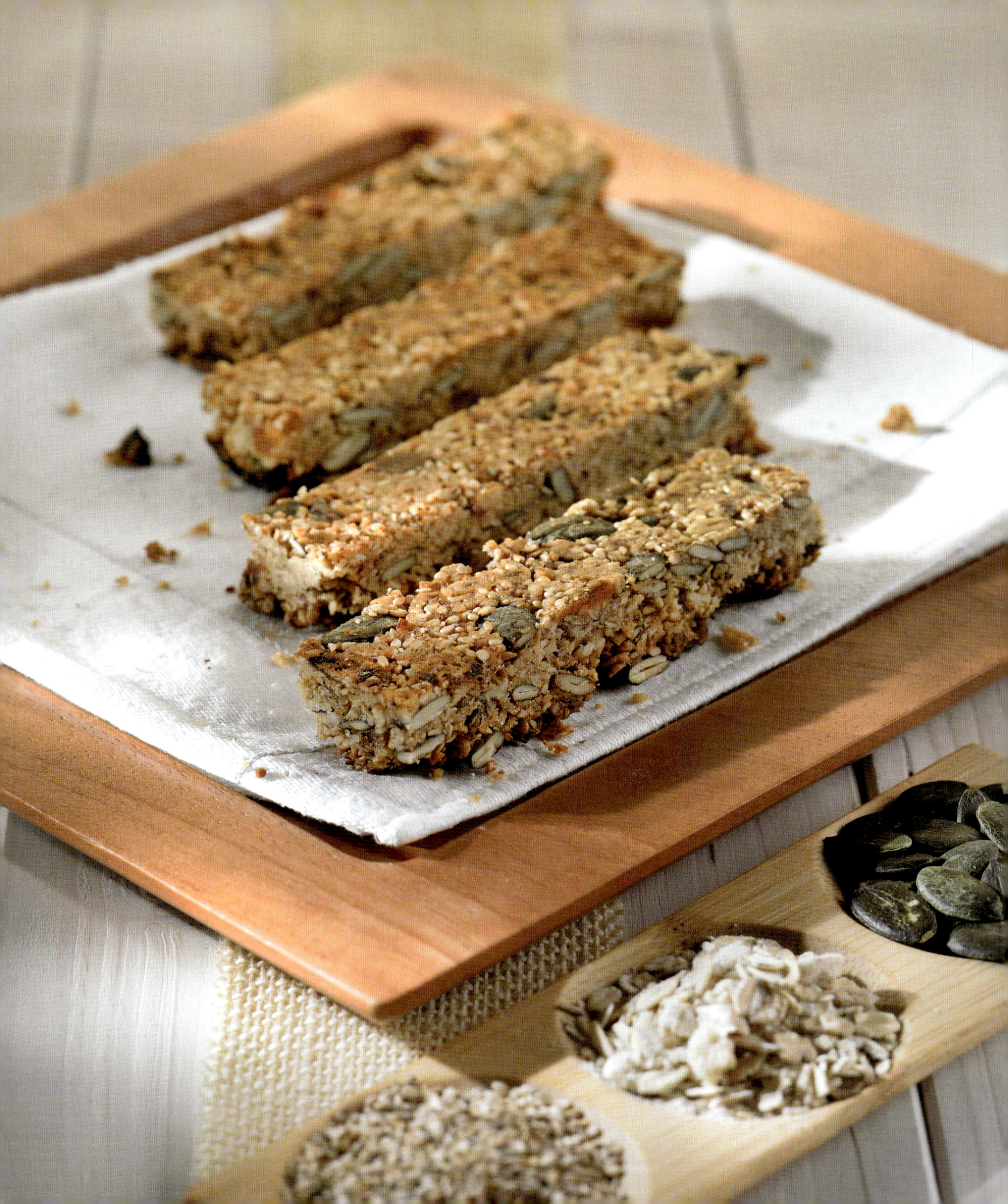

Kraftpakete

Für den sogenannten kleinen Hunger zwischendurch haben sich Müsliriegel bewährt. Aber dass die industriell gefertigten Riegel nicht gerade gesundheitsförderlich sind, hat sich mittlerweile herumgesprochen. Hier die Alternative: Superlecker. Supervegan. Supergesund und selbstgemacht.

Alle Zutaten in einem Mixer zerkleinern. Anschliessend die Masse auf einem mit Backpapier ausgelegtem Backblech gleichmässig aufstreichen. Die Höhe sollte etwa 2 cm betragen.

In einem warmen Raum trocknen lassen. Anschliessend die Riegel mit einem scharfen Messer in beliebige Grössen schneiden.

Wer die Riegel trocken und hart geniessen möchte, kann sie auch im Backofen etwa 30 Minuten bei 80 Grad trocknen. Dann sollten sie aber vorher auf die gewünschte Grösse geschnitten werden.

Zutaten (für 15 Stück)

150 g	Haferflocken
150 g	Haselnüsse
100 g	Kürbiskerne
90 g	Sesam
75 g	Sultaninen
100 ml	Wasser
5 EL	Sesamöl
5 EL	Agavendicksaft
1 Prise	Salz

Verwenden Sie bitte aus gesundheitlichen Gründen so wenig Salz und Öl wie nötig. Benutzen Sie Jodsalz – falls möglich. Versuchen Sie immer weniger Salz und Öl einzusetzen, sodass das Verlangen nach beidem mit der Zeit geringer wird.

* *Ideal für unterwegs. Die kleinen Kraftpakete sind gefüllt mit viel Energie und die beste Zwischendurchnahrung für den anspruchsvollen Alltag. Wenn die Mengenverhältnisse stimmen, kann die Wahl der Nüsse, Kerne oder Trockenfrüchte nach Belieben verändert werden. Probieren Sie einfach aus – bis Sie Ihre Lieblingsmischung gefunden haben.*

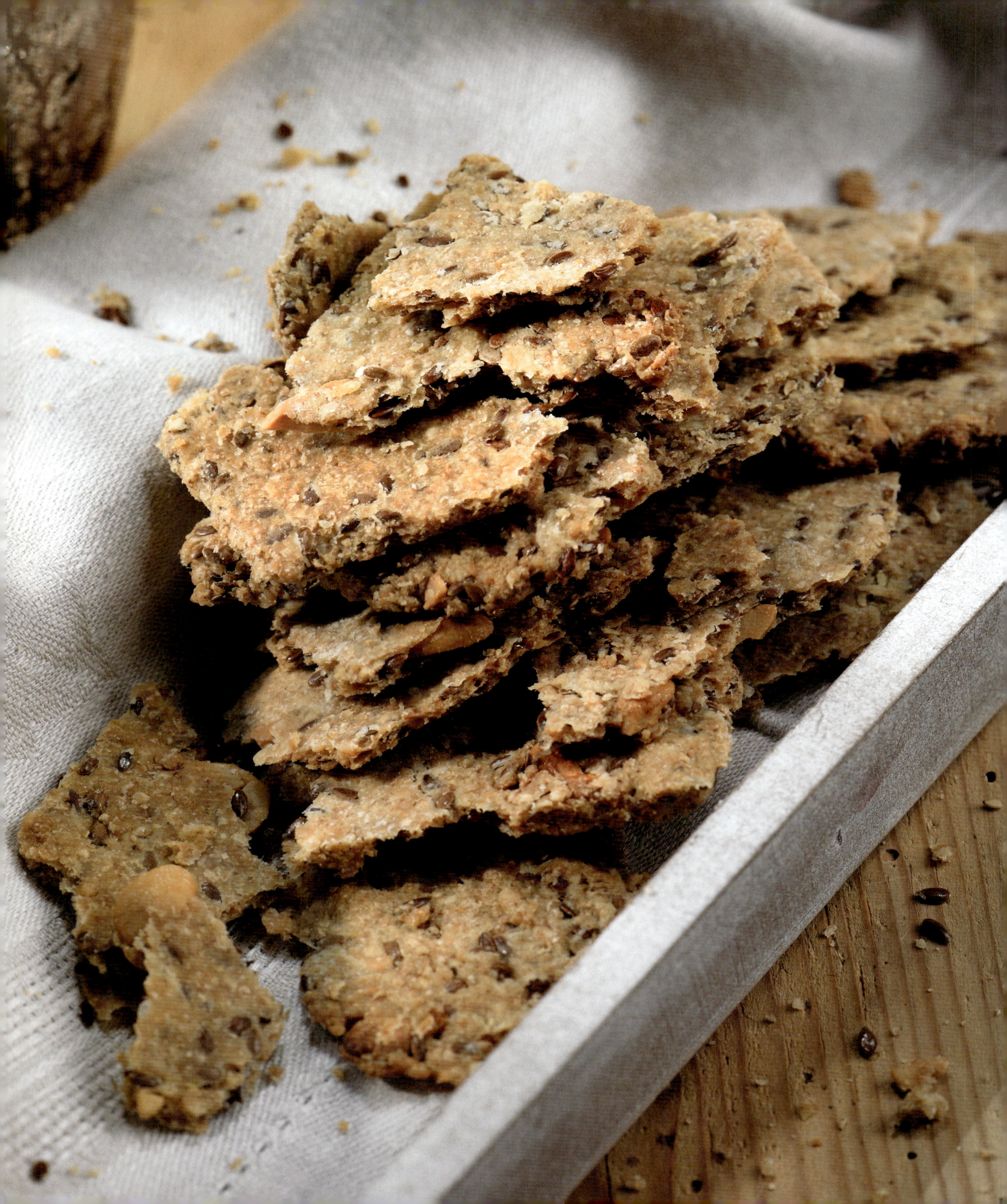

Lecker Cracker

Das Schönste am Cracker ist der Zeitpunkt, an dem es knackt. Wenn das abgebissene Stück krachend im Mund zerplatzt. Das Zweitschönste ist der Geschmack. So ist es jedenfalls bei unserem Cracker, den wir hier gerne empfehlen – auch weil er gesund und sättigend ist. Lassen Sie es krachen!

Margarine bei Zimmertemperatur weich werden lassen. Cashewnüsse sehr fein hacken. Mit dem Vollkornmehl und der Sojamilch zu einem Teig kneten. Leinsamen und Salz mit dem Teig vermengen. Möglichst dünn direkt auf ein mit Backpapier ausgelegtes Backblech streichen.

Bei 160 Grad etwa 10 Minuten im Backofen backen. Anschliessend von Hand in Stücke brechen.

Zutaten (für 15 Stück)

25 g	Margarine (vegan)
30 g	Cashewnüsse
200 g	Vollkornmehl
100 ml	Sojamilch
40 g	Leinsamen
1 TL	Salz

Verwenden Sie bitte aus gesundheitlichen Gründen so wenig Salz und Öl wie nötig. Benutzen Sie Jodsalz – falls möglich. Versuchen Sie immer weniger Salz und Öl einzusetzen, sodass das Verlangen nach beidem mit der Zeit geringer wird.

* *Cracker sind ideal zum Mitnehmen und können, richtig gelagert, auch lange aufbewahrt werden. Sie eignen sich ebenfalls sehr gut als Beilage zu einem frischen Salat oder als Einlage in einer Suppe.*

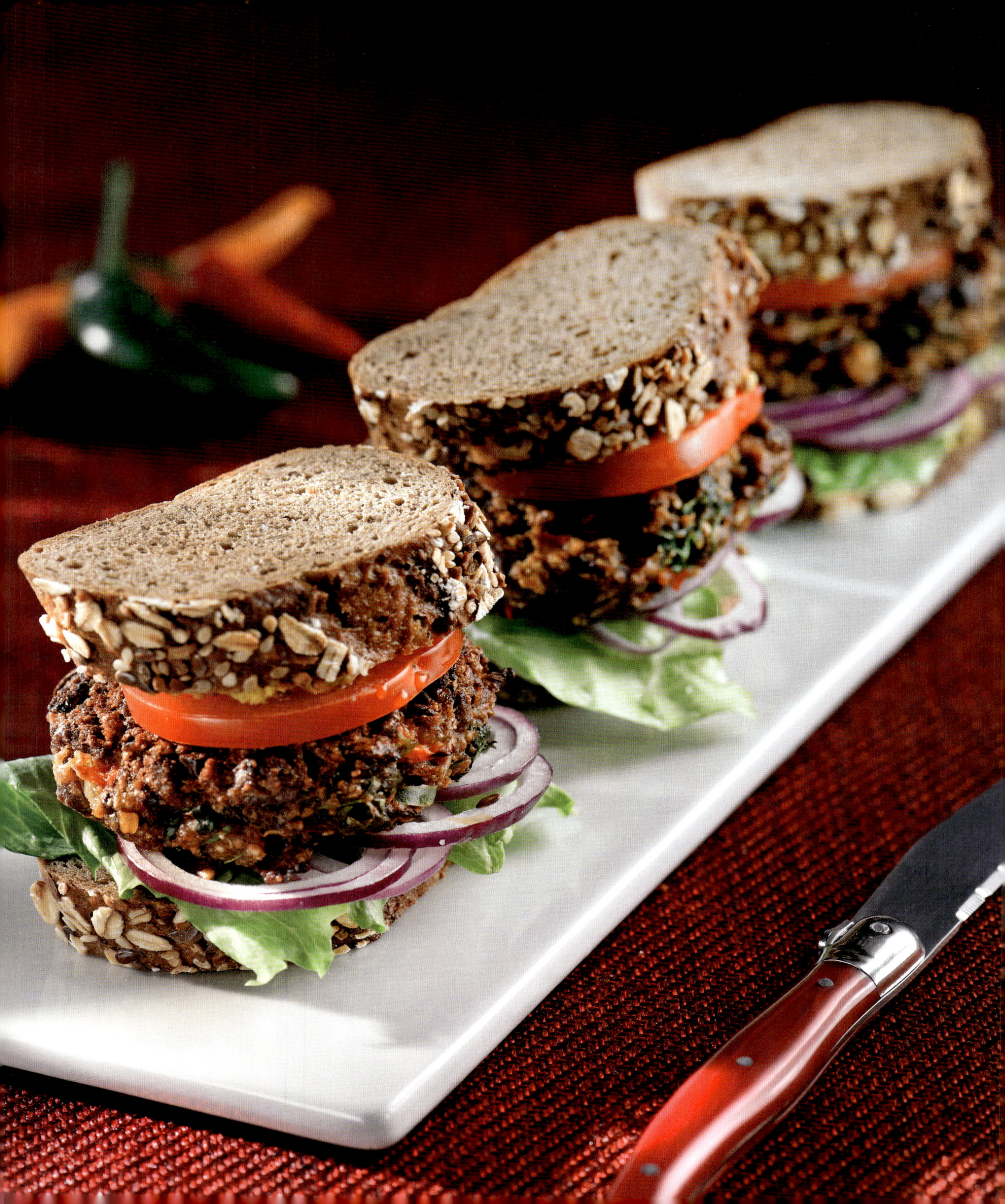

Hot as Hell Burger

Der klassische Hamburger ist (hoffentlich) ein Relikt von gestern und hat (hoffentlich) bald ausgedient. Die Zukunft gehört den richtig scharfen Sachen – beispielsweise unserem Hot as Hell Burger. Statt Fast Food empfehlen wir Hot Food. Aber aufgepasst: Chili kommt nicht von chillen.

Burger
Sojagranulat im Gemüsefond, Rotwein, Balsamico und Sojasauce etwa 6 Stunden einlegen.

Zwiebel, Knoblauch, Karotte und Knollensellerie schälen und in möglichst kleine Würfel schneiden. Frühlingszwiebeln säubern und in feine Scheiben schneiden. Chilischoten waschen, entkernen und in feine Streifen schneiden.

Sojagranulat abgiessen, sehr gut ausdrücken, mit Vollkornmehl und Vollkornbrösel mischen und die Masse gut durchkneten. Mit Paprikapulver, Curry, Salz & Pfeffer würzen. Die Masse sollte jetzt eine Konsistenz haben, die sich zu einem Burger formen lässt. Falls sie zu nass ist, kann einfach der Mehlanteil erhöht werden und falls sie zu trocken ist, kann die Einlegeflüssigkeit des Granulats bis zur gewünschten Konsistenz verwendet werden. Burger formen und beidseitig etwa 4 bis 5 Minuten braten.

Garnitur
Tomaten und Essiggurken in Scheiben schneiden, Zwiebeln schälen, in Ringe schneiden und den Kopfsalat zupfen.

Drunter und drüber
Vollkornstangenbrot in 30 Scheiben schneiden. Mit Burger und Garnitur belegen, Brotscheibe obenauf legen.

** Burger können auch gut auf dem Grill zubereitet werden. Als Dip eignet sich ein Natursojajoghurt mit frischen Kräutern. Falls Sie es richtig scharf mögen, können Sie den Chilianteil erhöhen oder sogar die Kerne der Chilischoten mitverwenden. Aber Achtung: Mit Chili ist nicht zu spassen.*

Zutaten (für 15 Stück)

Burger

50 g	Sojagranulat
200 ml	Gemüsefond
100 ml	Rotwein (vegan)
2 EL	Balsamico
2 EL	Sojasauce
1	Zwiebel
1	Knoblauchzehe
½	Karotte
60 g	Knollensellerie
2	Frühlingszwiebeln
4	Chilischoten
100 g	Vollkornmehl
50 g	Vollkornbrösel (Vollkornpaniermehl)
	Paprikapulver, Curry
	Salz & Pfeffer

Garnitur

4	Tomaten
5	Essiggurken
2	Zwiebeln
½	Kopfsalat

Drunter und drüber

1	Vollkornstangenbrot

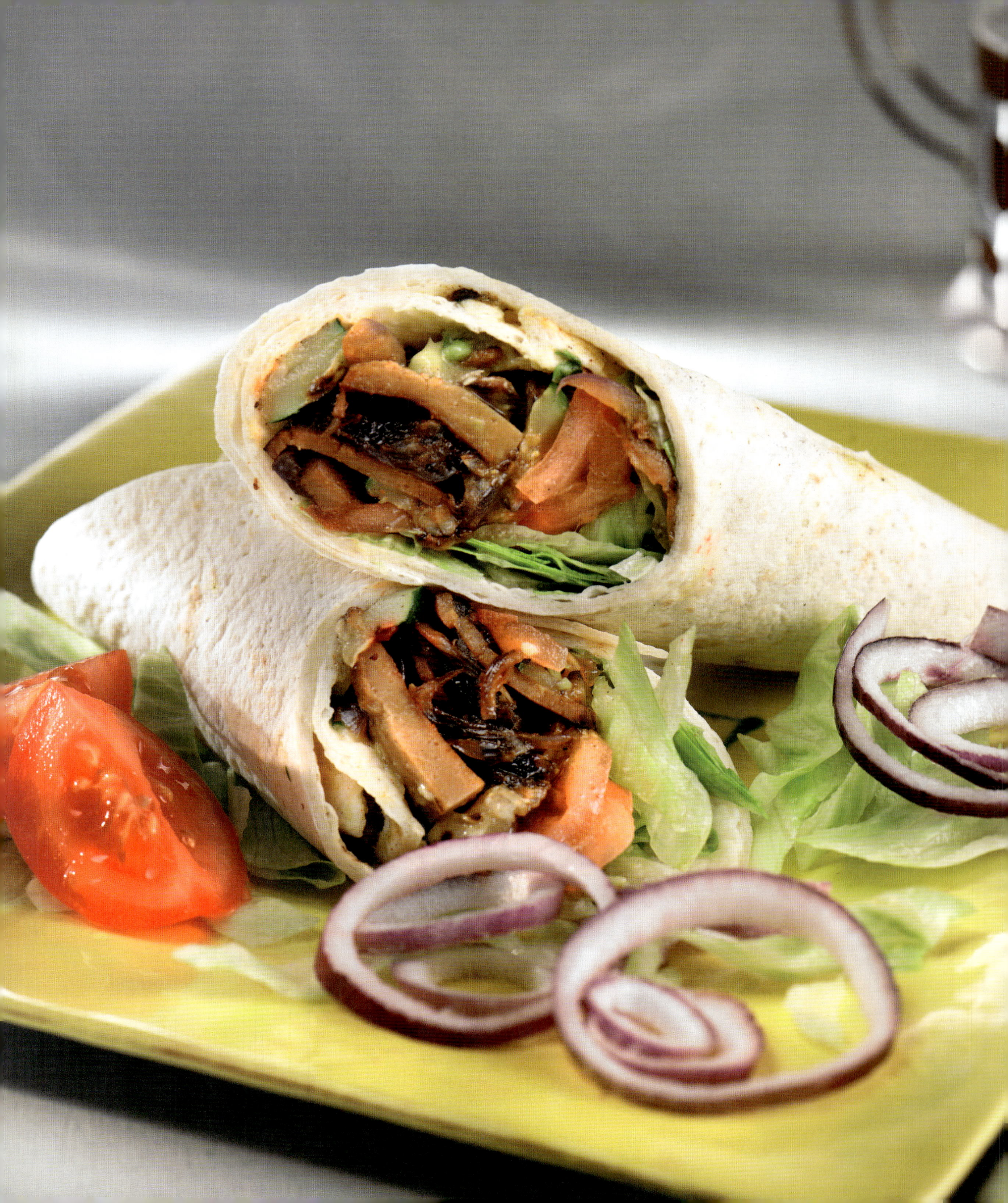

Seitan Dürüm

Falls es so etwas geben würde, wäre Dürüm ein deutsch-türkisches Nationalgericht. Wir finden die Idee gut, bestehen aber darauf, dass bei dieser völkerverbindenden Massnahme niemand zu Schaden kommt. Darum ist der wesentliche Bestandteil unseres Dürüms Seitan, was wiederum eine wichtige Zutat der japanischen Küche ist. Damit wäre unser Dürüm ein deutsch-türkisch-japanisches „National"-Gericht.

Seitan Dürüm

Zwiebeln schälen, halbieren und in dünne Scheiben schneiden. Salatgurke schälen und in kleine Würfel schneiden. Tomaten waschen, entkernen und in kleine Würfel schneiden. Seitan in feine Plättchen schneiden. Blattsalat waschen und in feine Streifen schneiden.

Die Hälfte der Zwiebeln in einer beschichteten Pfanne anbraten. Seitan dazugeben und unter starker Hitze richtig kross braten. Nach Belieben mit Paprikapulver, Curry, Salz & Cayennepfeffer würzen, aber nicht zu zögerlich – das Dürüm darf ruhig einen kleinen Kick haben.

Sojajoghurtdip

Die Chilischoten halbieren, entkernen und in feine Streifen schneiden. Mit Natursojajoghurt und dem Saft der Zitrone mischen. Mit Salz & Cayennepfeffer abschmecken.

Alle Zutaten auf die Maismehlfladen geben, mit Joghurtdip marinieren und einrollen.

Zutaten (für 4 Personen)

Seitan Dürüm

4	Rote Zwiebeln
½	Salatgurke
2	Tomaten
400 g	Seitan am Block
½	Blattsalat
	Paprikapulver, Curry
	Salz & Cayennepfeffer
4	Maismehlfladen (vegan)

Sojajoghurtdip

2	Chilischoten
300 g	Natursojajoghurt
1	Zitrone
	Salz & Cayennepfeffer

***** *Dieses Gericht zeigt, dass auch Fast Food lecker und gesund sein kann.*

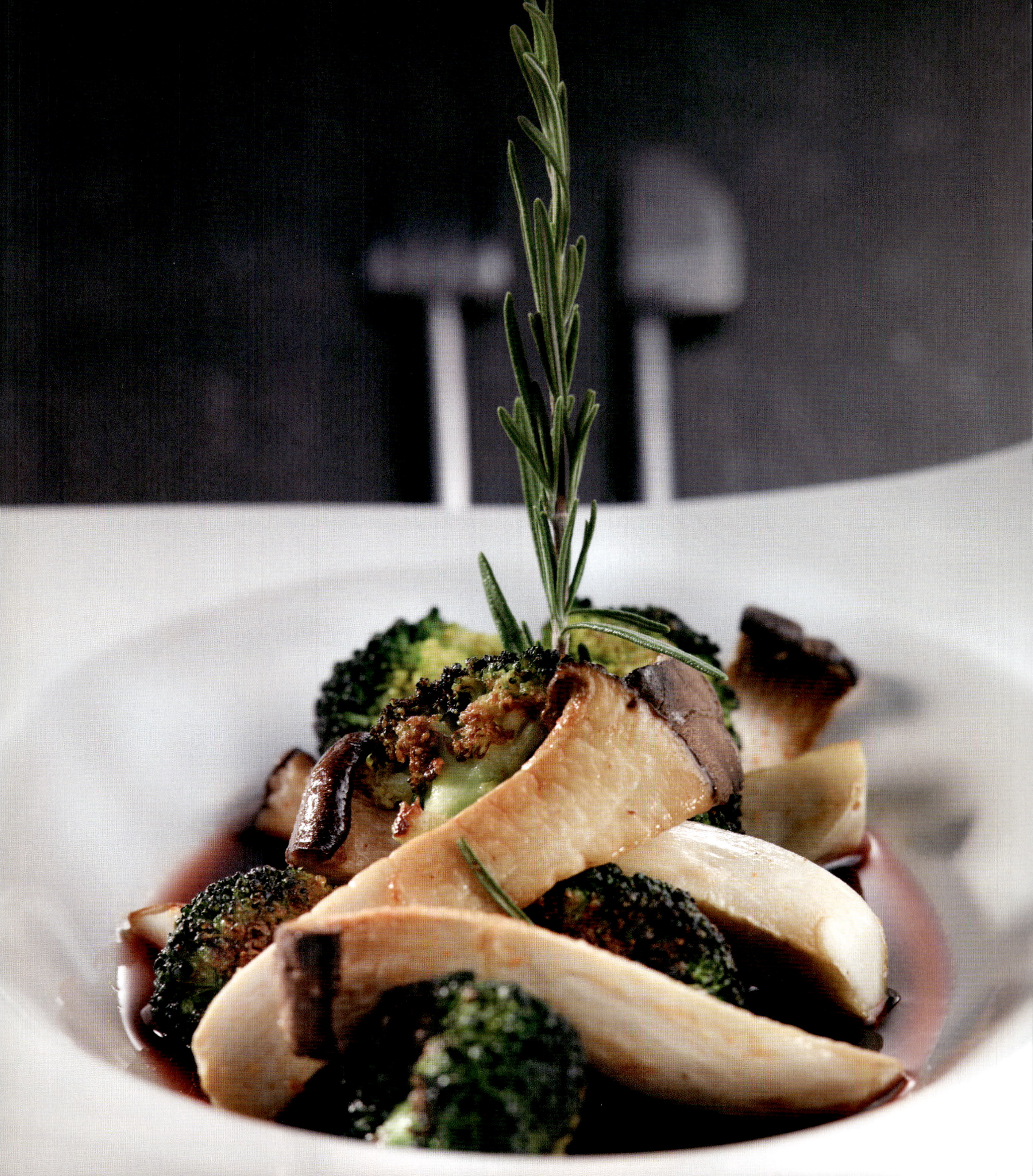

Gebratener Brokkoli mit Kräuterseitlingen

Für alle Geniesser: Die köstlichen Kräuterseitlinge sind praktisch fettfrei und haben stattdessen ordentlich Vitamin B3 und B5 im Gepäck. Darüber hinaus sind sie sehr bekömmlich. Der Ballaststoffanteil ist grandios und überhaupt – geschmackvoller als in unserem Rezept können Pilze nicht zubereitet werden.

Brokkoli

Brokkoli säubern und in Röschen schneiden. Kräuterseitlinge säubern, halbieren und in lange Streifen schneiden. Zwiebel schälen, in kleine Würfel schneiden und in einer beschichteten Pfanne andünsten. Brokkoli und Kräuterseitlinge zugeben. Mit Weisswein ablöschen, Sojasauce und Gemüsefond beigeben. 5 Minuten köcheln lassen. Mit Salz & Pfeffer abschmecken.

Garnitur

Petersilie waschen, zupfen und hacken. Vor dem Servieren mit Petersilie bestreuen.

Mit Vollkornreis oder Pasta servieren.

Zutaten (für 4 Personen)

Brokkoli

2	Brokkoli
8	Kräuterseitlinge (alternativ Austernpilze)
1	Zwiebel
100 ml	Weisswein (vegan)
50 ml	Sojasauce
500 ml	Gemüsefond
	Salz & Pfeffer

Garnitur

2	Glattblättrige Petersilienstängel

Verwenden Sie bitte aus gesundheitlichen Gründen so wenig Salz und Öl wie nötig. Benutzen Sie Jodsalz – falls möglich. Versuchen Sie immer weniger Salz und Öl einzusetzen, sodass das Verlangen nach beidem mit der Zeit geringer wird.

* *Bei der Zubereitung von Brokkoli kann auch der grösste Teil der Stiele mitverwendet werden. Mit viel Biss schmeckt er frischer und behält mehr Vitamine und Nährstoffe. Anstelle von Brokkoli kann auch – bei entsprechender Saison – Romanesco verwendet werden.*

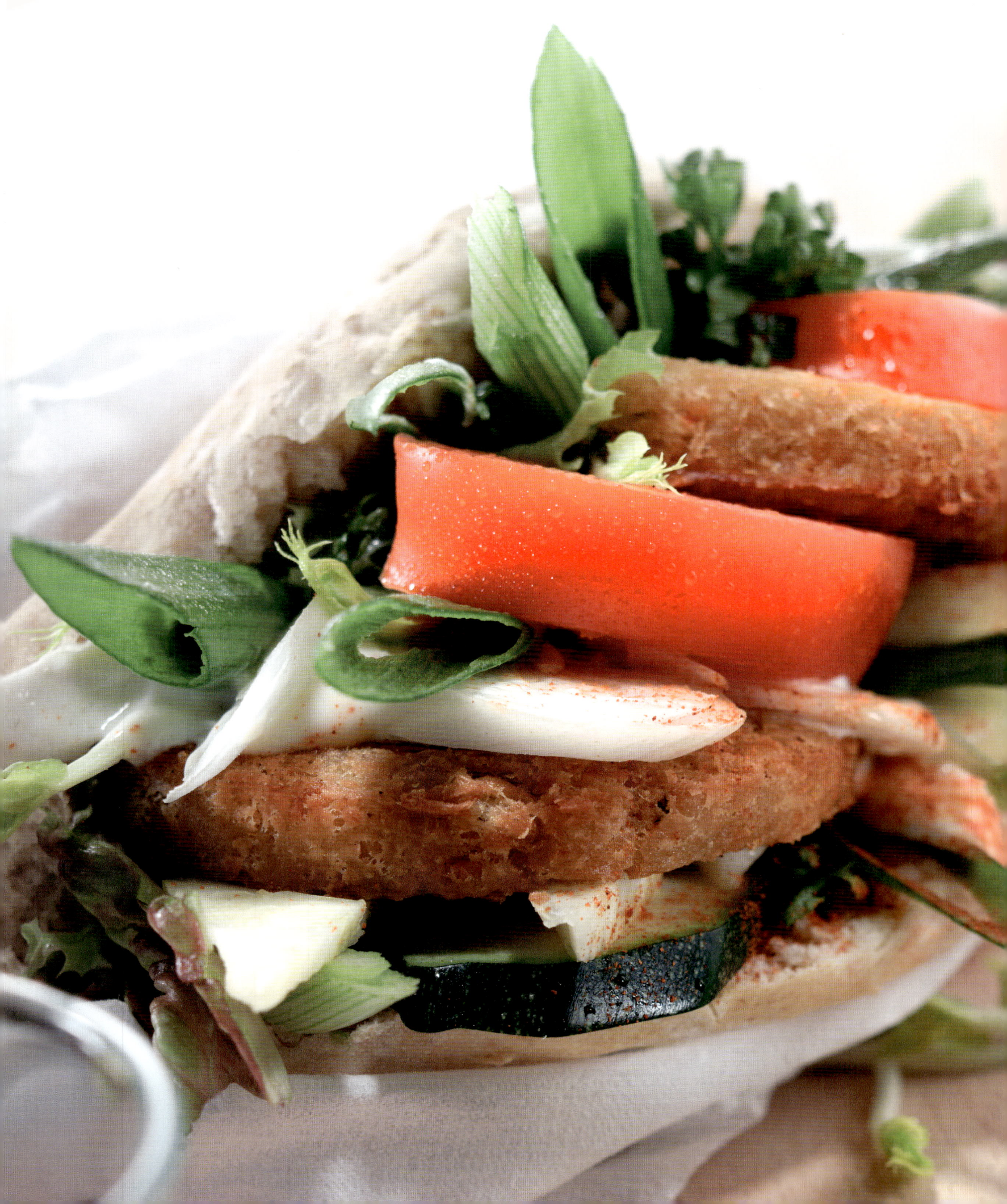

Falafel Special im Fladenbrot

Falafel

Kichererbsen über Nacht in kaltem Wasser einweichen.

Knoblauch schälen, mit dem Gemüsefond pürieren. Petersilie, Koriander und Zwiebel säubern und hacken. Abgetropfte Kichererbsen mit der Knoblauchmischung und den restlichen Falafelzutaten ebenfalls pürieren. Aus dem Teig Taler formen und in einer beschichteten Pfanne braten.

Fladenbrot

Mehl und Salz in einer Schüssel mischen. Hefe im lauwarmen Wasser auflösen. Aufgelöste Hefe zum Mehl dazugeben und zu einem Teig kneten. Teig an einem warmen Ort mit einem feuchten Tuch abgedeckt aufgehen lassen, bis er sich verdoppelt hat. Anschliessend flache Brötchen formen.

Zuerst im Backofen bei 220 Grad ca. 10 Minuten, danach bei 180 Grad nochmals 10 Minuten backen.

Sauce

Natursojajoghurt mit dem Saft der Limette mischen und mit Salz & Pfeffer abschmecken. Wer es gerne scharf mag, kann frisches Chili unter den Dip mischen.

Füllung

Alle Zutaten säubern. Ananas und Mango in ganz feine Streifen schneiden. Zucchini und Tomaten in Scheiben schneiden. Frühlingszwiebel säubern, fein schneiden, Blattsalat zupfen. Alle Zutaten mischen und mit der Sauce in das Brot füllen.

Verwenden Sie bitte aus gesundheitlichen Gründen so wenig Salz und Öl wie nötig. Benutzen Sie Jodsalz — falls möglich. Versuchen Sie immer weniger Salz und Öl einzusetzen, sodass das Verlangen nach beidem mit der Zeit geringer wird.

Zutaten (für 4 Personen)

Falafel

200 g	Kichererbsen (über Nacht eingeweicht)
4	Knoblauchzehen
50 ml	Gemüsefond
1 Bd	Glattblättrige Petersilie
3	Korianderstängel
1	Zwiebel
50 g	Maisstärke
1 TL	Backpulver
	Salz & Pfeffer

Fladenbrot

500 g	Grahammehl (Vollkornmehl)
20 g	Hefe
300 ml	Wasser (lauwarm)
2 TL	Salz

Sauce

300 g	Natursojajoghurt
1	Limette
	Salz & Pfeffer

Füllung

100 g	Ananas
½	Mango
1	Zucchini
2	Tomaten
1	Frühlingszwiebel
einige Blätter	Blattsalat

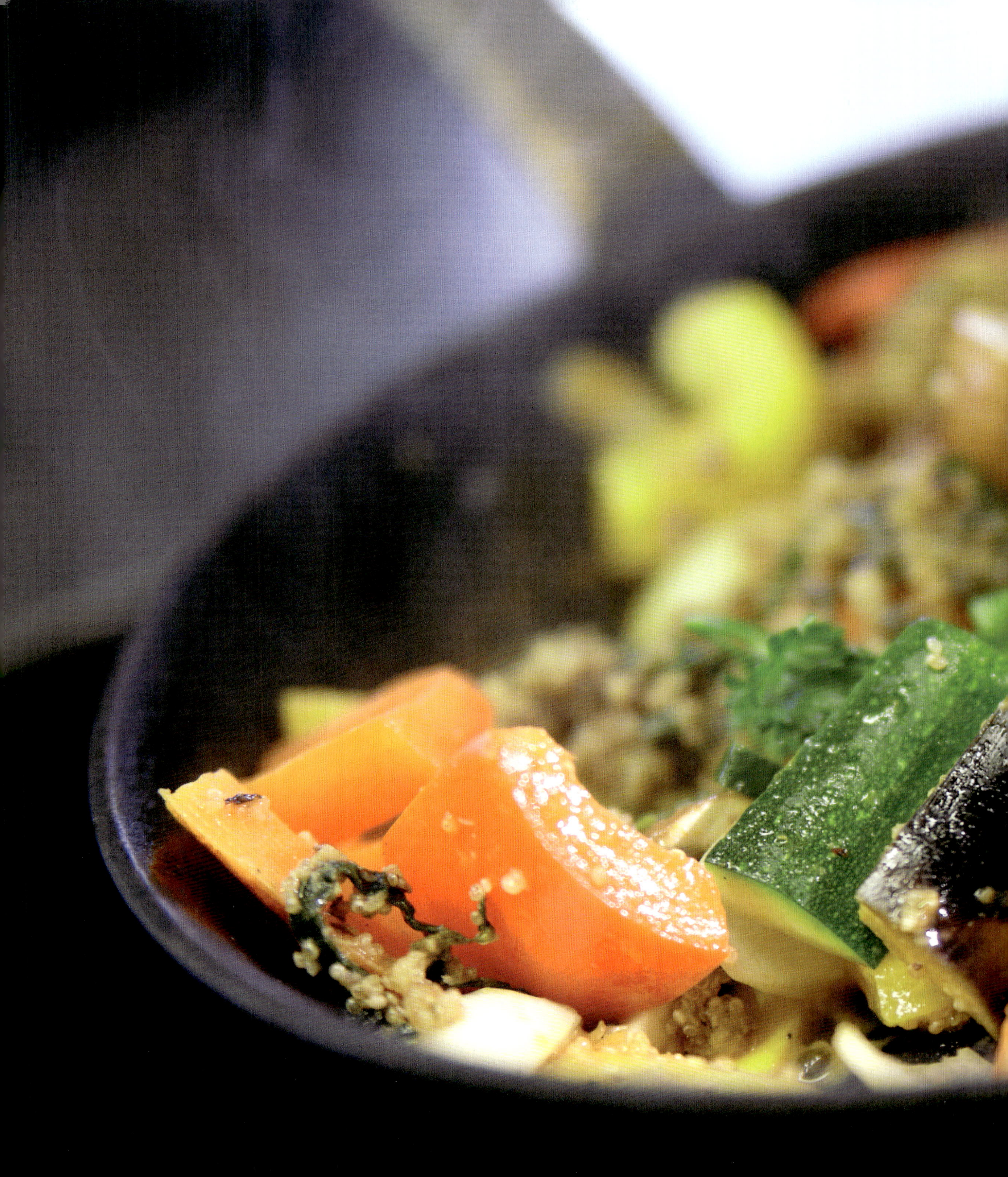

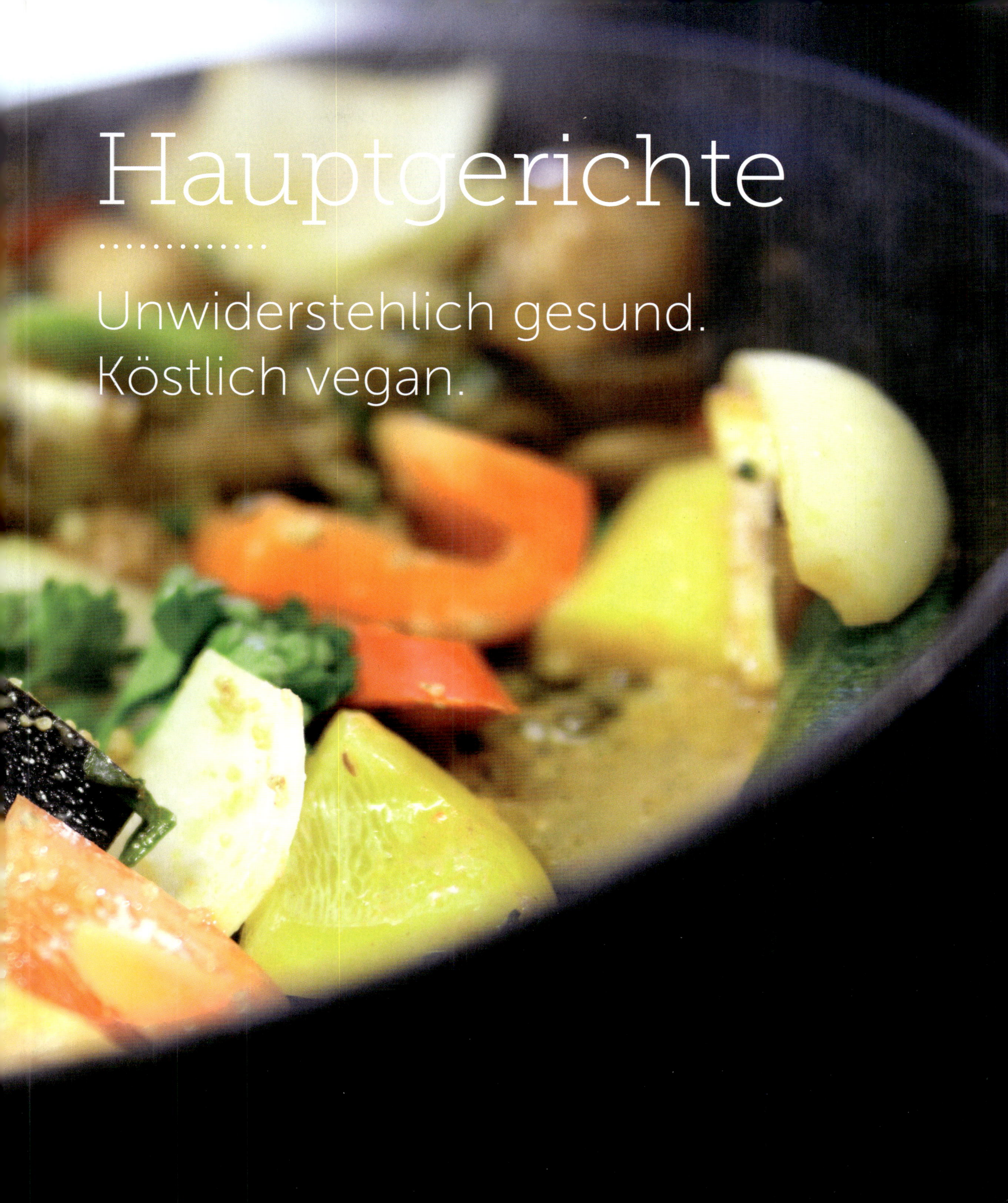

Hauptgerichte
Unwiderstehlich gesund.
Köstlich vegan.

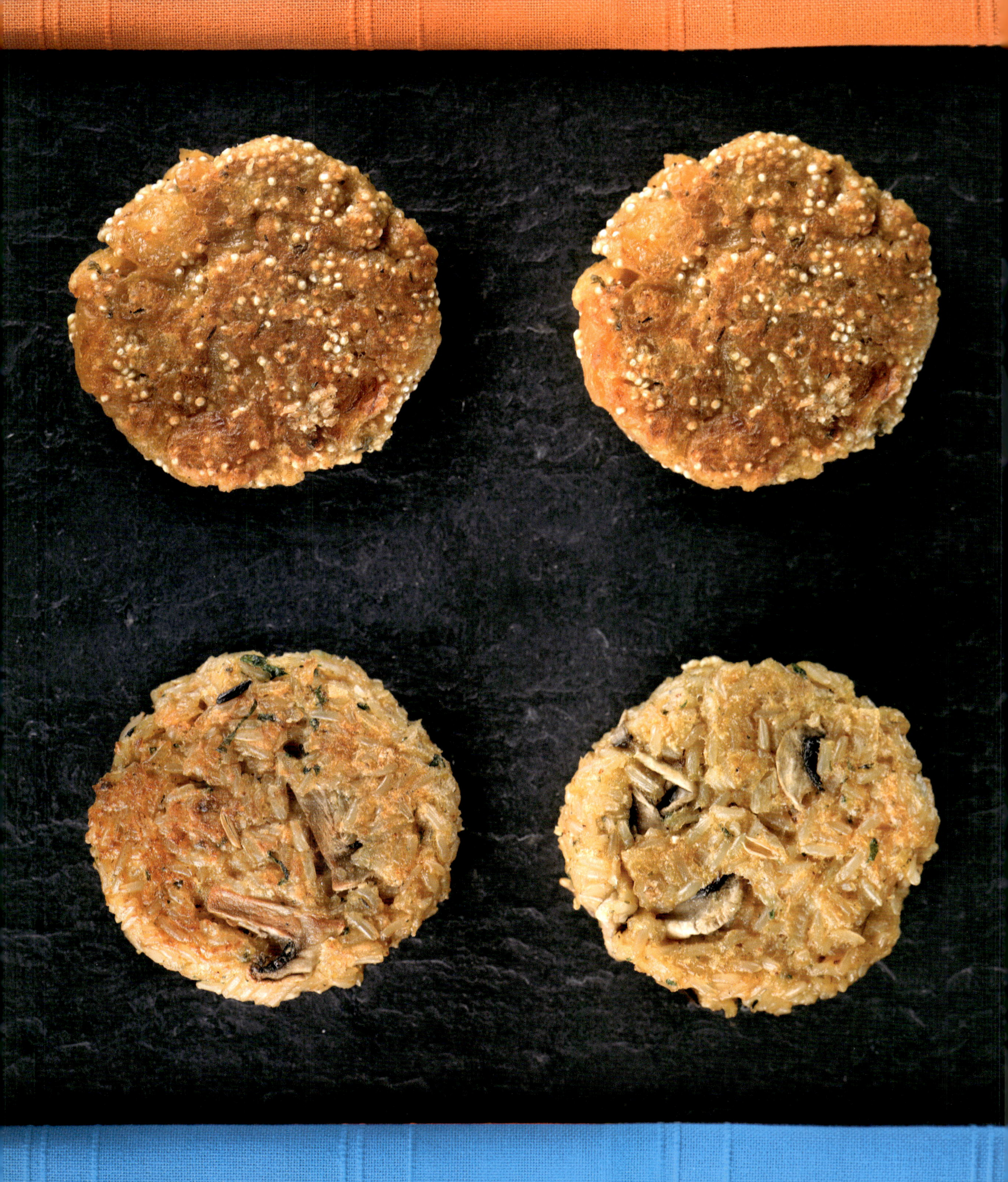

Bratlinge
Von Amerika über Asien ...

Quinoa Bratlinge

Zwiebel schälen und in feine Würfel schneiden. Quinoa im Gemüsefond mit der Zwiebel gar kochen. Quinoa auskühlen lassen. Dörrfrüchte in kleine Würfel schneiden und unter die Masse mischen. Restliche Zutaten dazufügen und zu einem Teig kneten. Mit Salz & Pfeffer abschmecken.

Bratlinge formen und beidseitig in einer beschichteten Pfanne braten.

Reis Bratlinge

Reis nach Anleitung kochen. Zwiebel schälen und in feine Würfel schneiden. Champignons säubern und in feine Scheiben schneiden. Cornflakes zerdrücken. Zwiebel in einer beschichteten Pfanne anschwitzen. Champignons beigeben und mitdünsten. Zwiebel und Champignons mit den restlichen Zutaten und dem Reis mischen und zu einem Teig kneten. Mit Salz & Pfeffer abschmecken.

Bratlinge formen und beidseitig in einer beschichteten Pfanne braten.

Zutaten (für je 4 Stück)

Quinoa Bratlinge

1	Zwiebel
60 g	Quinoa
200 ml	Gemüsefond
100 g	Dörrfrüchte
5 EL	Sojamilch
2 EL	Mehl
1 Msp	Backpulver
	Salz & Pfeffer

Reis Bratlinge

60 g	Vollkornreis
1	Zwiebel
2	Champignons
20 g	Cornflakes
3 EL	Sojamilch
2 EL	Vollkornmehl
1 Msp	Backpulver
	Salz & Pfeffer

Verwenden Sie bitte aus gesundheitlichen Gründen so wenig Salz und Öl wie nötig. Benutzen Sie Jodsalz – falls möglich. Versuchen Sie immer weniger Salz und Öl einzusetzen, sodass das Verlangen nach beidem mit der Zeit geringer wird.

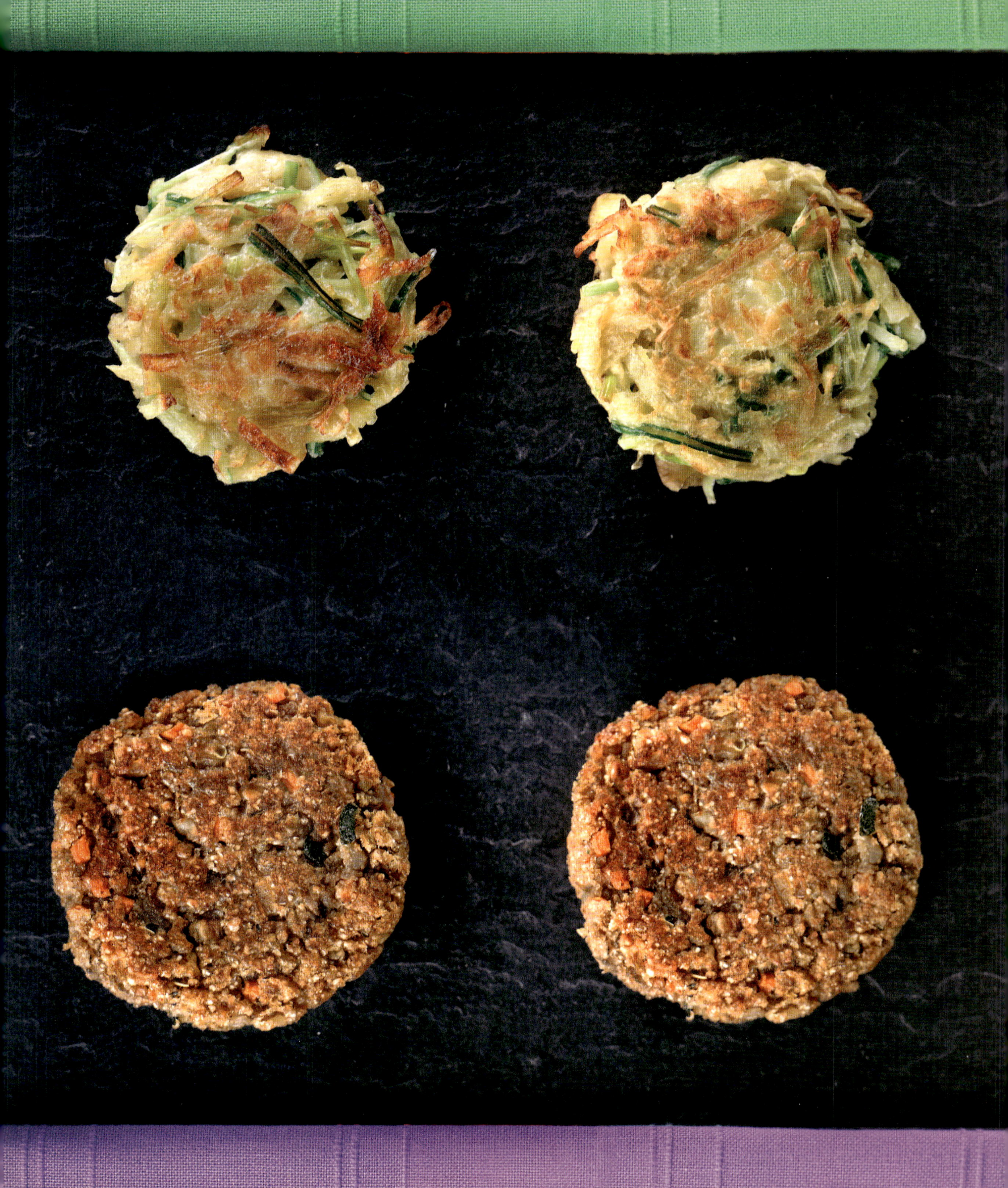

... nach Europa

Kartoffel Bratlinge

Lauch waschen und in feine Streifen schneiden. Lauch im Gemüsefond andünsten bis die Flüssigkeit einreduziert ist. Kartoffeln schälen und in den Lauch reiben. Etwas auskühlen lassen. Restliche Zutaten unter die Masse mischen und zu einem Teig kneten. Mit Curry, Muskatnuss, Salz & Pfeffer abschmecken.

Bratlinge formen und beidseitig in einer beschichteten Pfanne braten.

Vollkorn Bratlinge

Grünkern im Gemüsefond etwa 8 Minuten köcheln lassen und auskühlen lassen.

Zwiebel schälen, in feine Würfel schneiden und zum Grünkern geben. Karotte und Zucchini säubern, reiben und dazugeben. Petersilie waschen, zupfen, fein hacken und hinzufügen. Mehl beigeben. Das Ganze gut durchkneten. Falls die Masse zu feucht sein sollte, um schöne Burger zu formen, kann der Mehlanteil erhöht werden. Mit Muskatnuss, Salz & Pfeffer abschmecken.

Bratlinge formen und beidseitig in einer beschichteten Pfanne braten.

Zutaten (für je 4 Stück)

Kartoffel Bratlinge

½	Lauchstange
5 EL	Gemüsefond
200 g	Kartoffeln (festkochend)
2 EL	Vollkornmehl
1 Msp	Backpulver
	Curry
	Muskatnuss
	Salz & Pfeffer

Vollkorn Bratlinge

200 g	Grünkern Schrot
750 ml	Gemüsefond
1	Zwiebel
1	Karotte
1	Zucchini
1	Petersilienstängel
150 g	Vollkornmehl
	Muskatnuss
	Salz & Pfeffer

Verwenden Sie bitte aus gesundheitlichen Gründen so wenig Salz und Öl wie nötig. Benutzen Sie Jodsalz – falls möglich. Versuchen Sie immer weniger Salz und Öl einzusetzen, so-dass das Verlangen nach beidem mit der Zeit geringer wird.

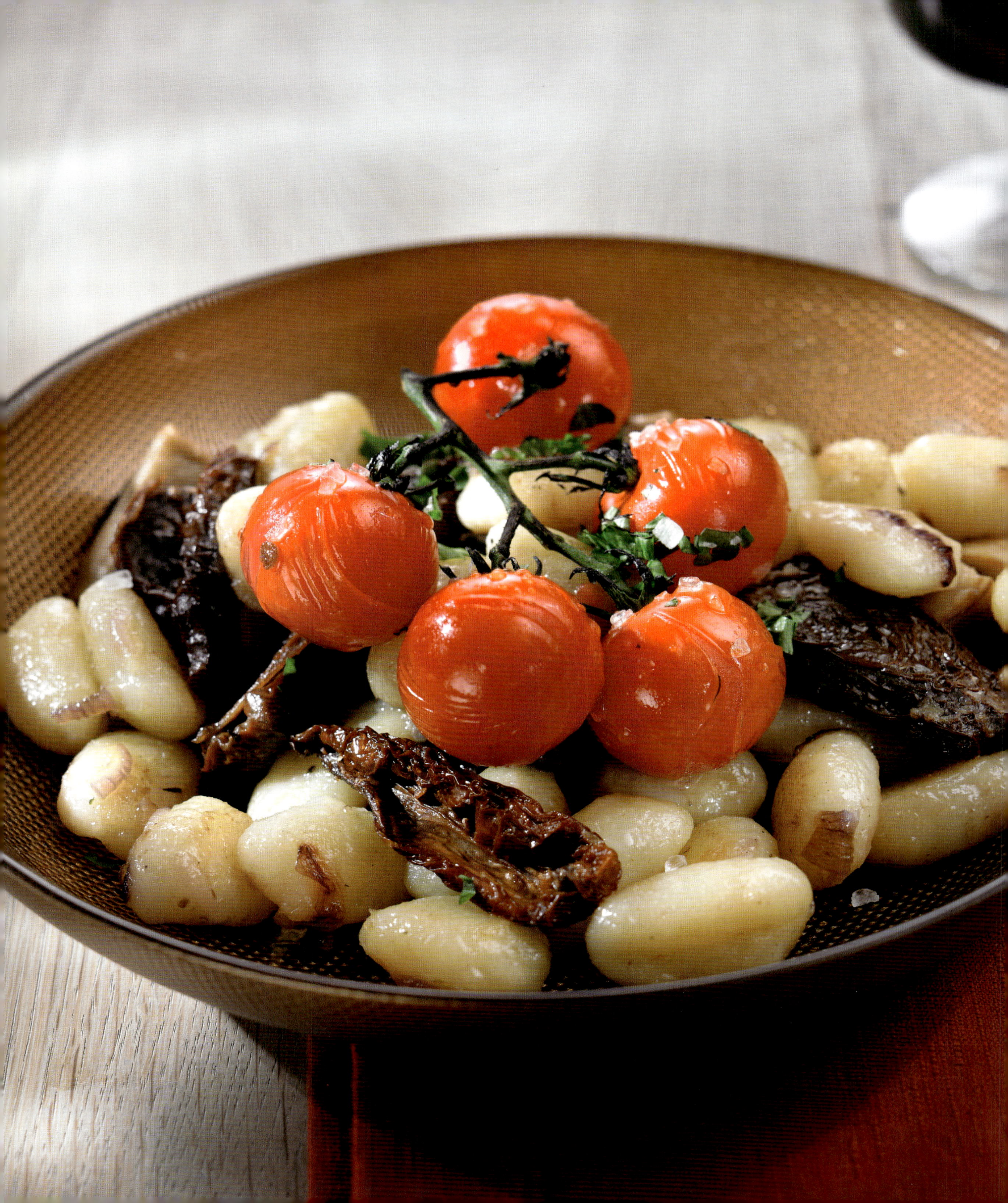

Gnocchi
mit getrockneten Tomaten

Oft ist der Begriff Gnocchi auf Speisekarten unter dem Oberbegriff Pasta zu finden, was aber nicht ganz richtig ist – handelt es sich bei Gnocchi doch nicht um ein Nudelgericht, sondern um kleine italienische Klösse aus Kartoffeln, Griess oder Mais.

Gnocchi
Kartoffelgnocchi nach Anleitung kochen.

Getrocknete Tomaten
Zwiebel schälen und in kleine Würfel schneiden. Eingelegte Tomaten abtropfen lassen. Salbei zupfen und in feine Streifen schneiden. Zwiebel in einer beschichteten Pfanne anschwitzen. Gnocchi, die eingelegten Tomaten und den Salbei beigeben und mitbraten, bis die Gnocchi ein bisschen Farbe bekommen haben. Mit Salz & Pfeffer abschmecken.

Strauchtomaten mit einigen Tropfen Olivenöl beträufeln. Salz & Pfeffer beigeben. Im Backofen bei 180 Grad etwa 10 Minuten backen. Auf den Gnocchi anrichten.

Zutaten (für 4 Personen)

Gnocchi

800 g	Kartoffelgnocchi (ohne Ei)

Getrocknete Tomaten

1	Kleine Zwiebel
300 g	Eingelegte Tomaten
2	Salbeizweige
2	Strauchtomatenzweige
	Salz & Pfeffer
	Olivenöl

Verwenden Sie bitte aus gesundheitlichen Gründen so wenig Salz und Öl wie nötig. Benutzen Sie Jodsalz – falls möglich. Versuchen Sie immer weniger Salz und Öl einzusetzen, sodass das Verlangen nach beidem mit der Zeit geringer wird.

** Gnocchi können mit 1 kg Kartoffeln (mehligkochend), 500 g Vollkornmehl und 100 g Griess selbst gemacht werden. Kartoffeln im Backofen bei 180 Grad gar backen, mit Mehl und Griess zu einem Teig verarbeiten, diesen mit Salz & Pfeffer abschmecken und zu Kugeln formen. Die Kugeln in Salzwasser sieden, bis sie oben schwimmen. Anschliessend direkt in Eiswasser abschrecken.*

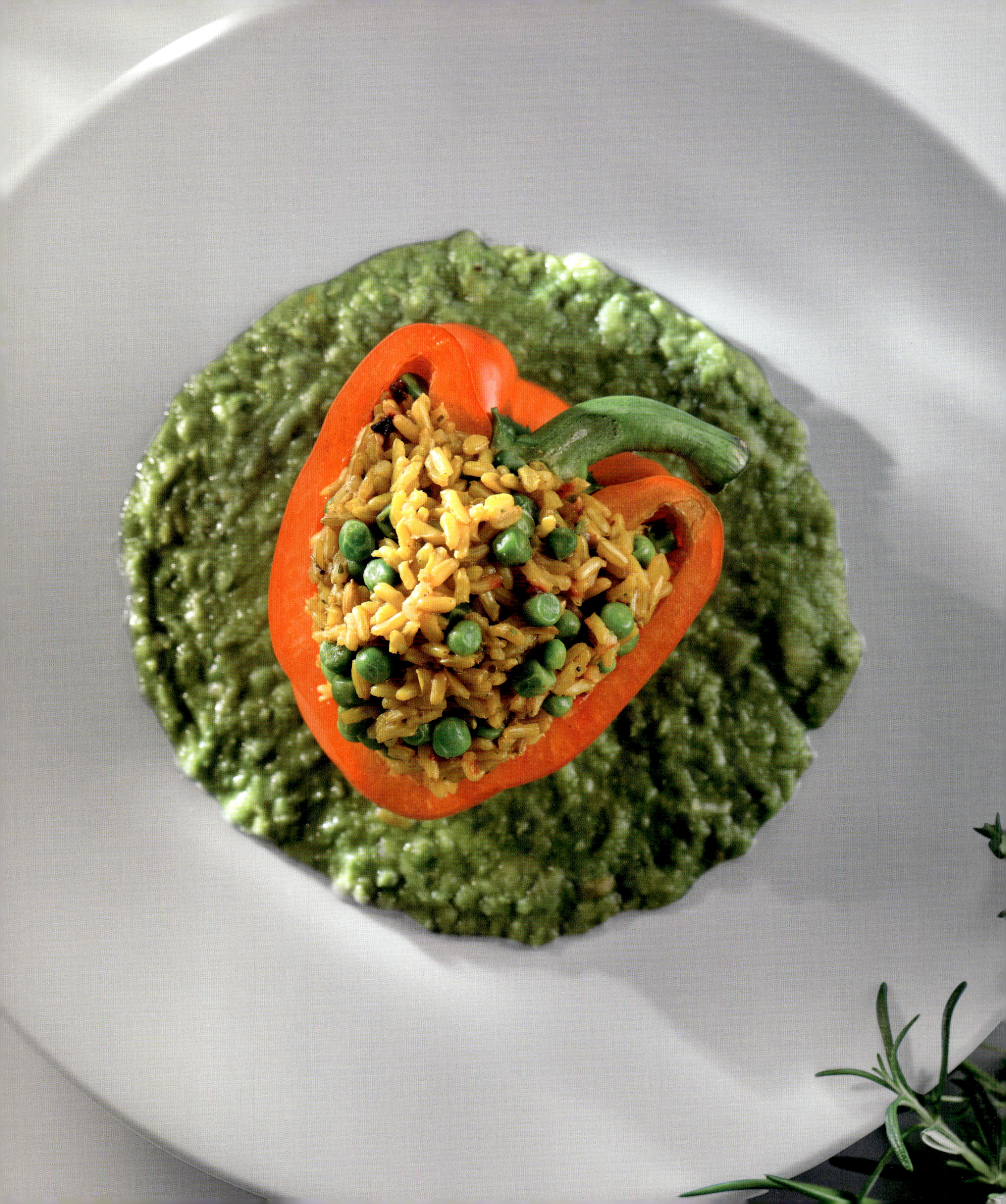

Kurkumareis in Paprika auf Erbsensauce

Die Ayurveda-Heilkunst verweist auf die reinigende und energiespendende Wirkung von Kurkuma. Darüber hinaus hat Kurkuma (Gelbwurz) eine entzündungshemmende Wirkung und ist der perfekte vegan gesunde Farbstoff für alle, die auch optisch verwöhnt werden wollen.

Kurkumareis in Paprika

Vollkornreis nach Anleitung gar kochen. Kurz vor Beendigung der Kochzeit die Erbsen hinzufügen.

Zwiebeln und Knoblauch schälen, in kleine Würfel schneiden und in einer beschichteten Pfanne anschwitzen. Den gekochten Reis zugeben und mit Kurkuma bestäuben. Mit Salz & Pfeffer abschmecken und 1 bis 2 Minuten schwenken.

Paprikaschoten waschen, halbieren und entkernen. Mit Salz & Pfeffer abschmecken und 10 Minuten bei 180 Grad im Backofen backen. Mit dem Erbsenreis füllen und weitere 2 bis 3 Minuten im Backofen backen.

Erbsensauce

Reismilch aufkochen. Die Erbsen 5 Minuten in der Milch kochen lassen. Mit einem Stabmixer gut pürieren und mit Salz & Pfeffer abschmecken.

Die Paprikaschoten auf der Erbsensauce servieren.

Zutaten (für 4 Personen)

Kurkumareis in Paprika

320 g	Vollkornreis
400 g	Erbsen (tiefgefroren)
4	Zwiebeln
2	Knoblauchzehen
4	Paprikaschoten
	Kurkuma
	Salz & Pfeffer

Erbsensauce

600 ml	Reismilch
400 g	Erbsen (tiefgefroren)
	Salz & Pfeffer

Verwenden Sie bitte aus gesundheitlichen Gründen so wenig Salz und Öl wie nötig. Benutzen Sie Jodsalz – falls möglich. Versuchen Sie immer weniger Salz und Öl einzusetzen, sodass das Verlangen nach beidem mit der Zeit geringer wird.

** Das gleiche Rezept kann auch mit ausgehöhlten Zucchini, Auberginen oder grossen Champignons zubereitet werden. Eine spezielle geschmackliche Note kann durch die Zugabe von Oregano oder Salbei erreicht werden. Auch mit Sultaninen oder Nüssen lässt sich dieses Gericht wunderbar ergänzen.*

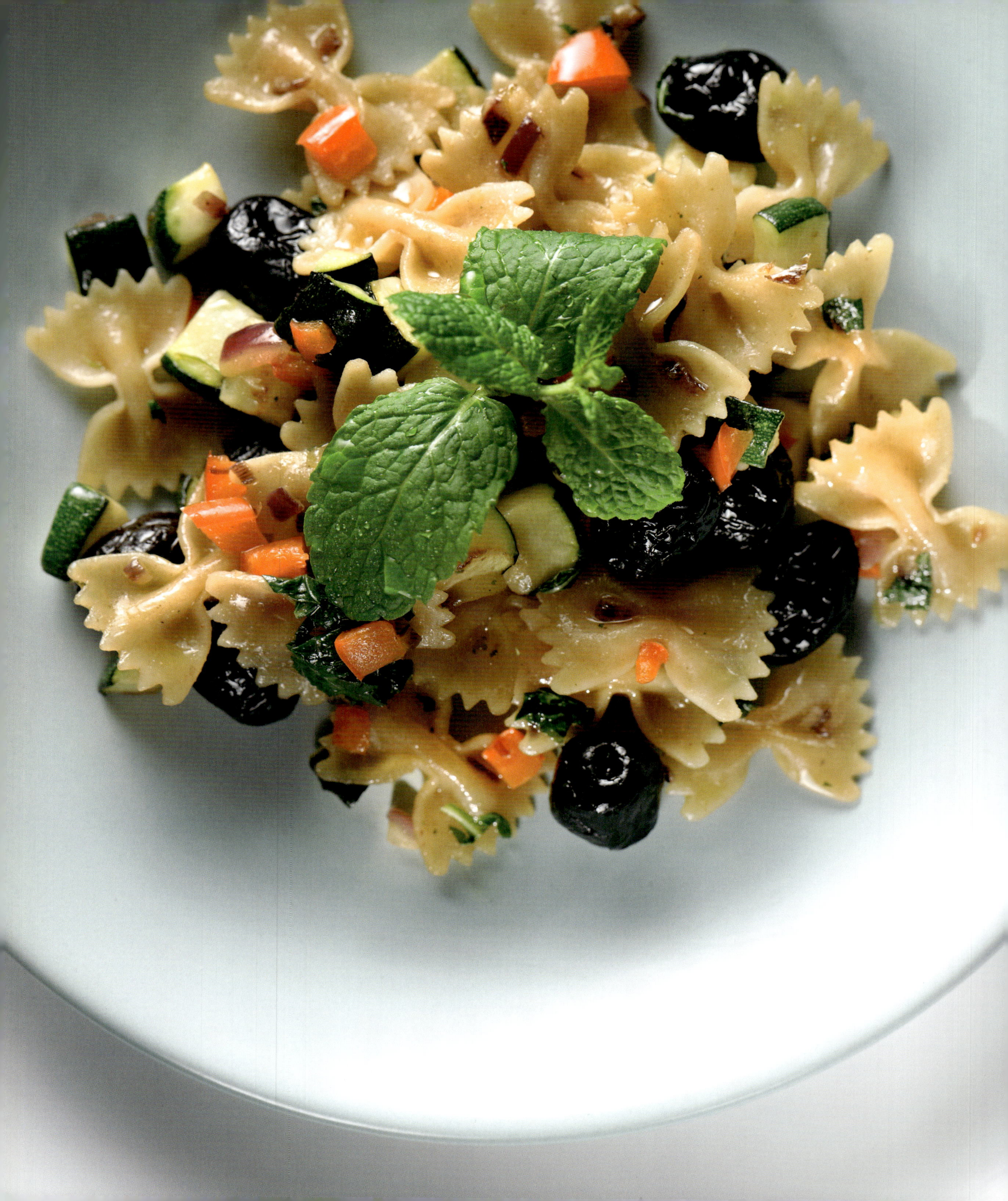

Farfalle an Zitromelisauce mit gebratenen Zucchini

Zitromeli steht für Zitronenmelisse. Zitronenmelisse wird nicht nur als Küchengewürz, sondern auch gerne zum Aromatisieren von Getränken verwendet. Ursprünglich stammt die Zitronenmelisse aus dem östlichen Mittelmeerraum, ist aber nicht zuletzt wegen ihrer Heilwirkungen schon lange bei uns heimisch.

Nudeln nach Anleitung kochen.

Zwiebeln und Knoblauch schälen und in kleine Würfel schneiden. In einer beschichteten Pfanne andünsten. Zucchini säubern, in Würfel schneiden und mit den Oliven dazugeben. Mit Weisswein ablöschen, Gemüsefond, Tomatensaft und Saft der Limetten beigeben und leicht einköcheln lassen.

Die warmen Nudeln unter die Sauce mischen. Zitronenmelisse zupfen, fein hacken und hinzufügen. Mit Wodka, Salz & Pfeffer abschmecken.

Zutaten (für 4 Personen)

400 g	Vollkornfarfalle
2	Kleine Zwiebeln
2	Knoblauchzehen
4	Zucchini
200 g	Schwarze Oliven (ohne Stein)
200 ml	Weisswein (vegan)
400 ml	Gemüsefond
300 ml	Tomatensaft
2	Limetten
2 Zweige	Zitronenmelisse
	Wodka
	Salz & Pfeffer

Verwenden Sie bitte aus gesundheitlichen Gründen so wenig Salz und Öl wie nötig. Benutzen Sie Jodsalz – falls möglich. Versuchen Sie immer weniger Salz und Öl einzusetzen, sodass das Verlangen nach beidem mit der Zeit geringer wird.

* *Keine Angst vor einem Rausch – der Alkohol verfliegt während des Kochens.*

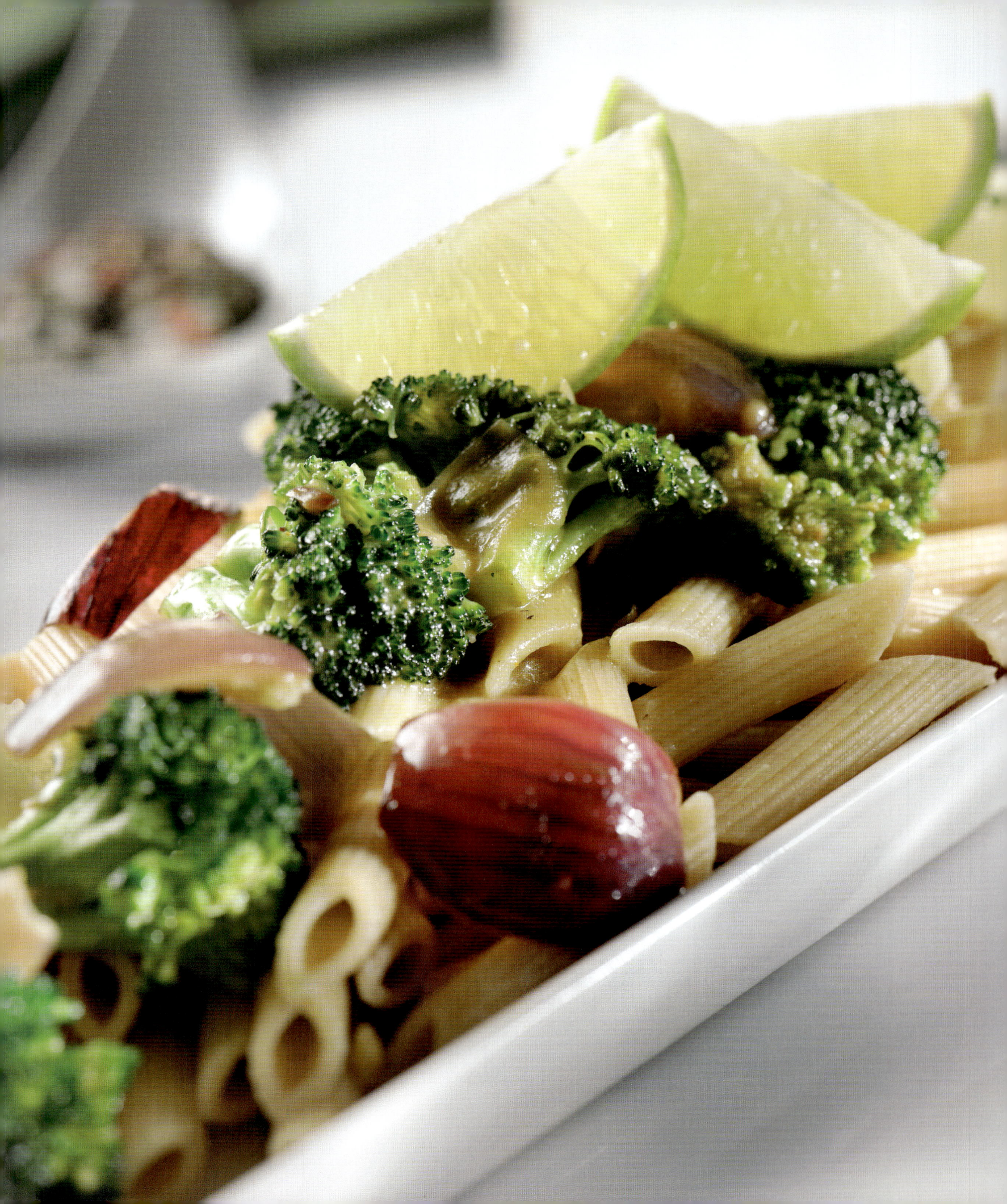

Pasta an Limettensauce mit Brokkoli

Limetten, die kleinen Schwestern der Zitronen, besitzen einen hohen Gehalt an ätherischen Ölen, Folsäure, Mineralstoffen, Vitamin A und Vitamin E. Wer seine Abwehrkräfte stärken und gleichzeitig leicht und frisch essen möchte, der greife zu!

Nudeln nach Anleitung kochen.

Zwiebeln schälen, vierteln und die Schichten voneinander lösen. Brokkoli waschen und in kleine Röschen schneiden. Zwiebeln in einer beschichteten Pfanne anschwitzen. Brokkoli beigeben und kurz mit anschwitzen. Mit Vollkornmehl bestäuben und mit Gemüsefond ablöschen. Etwa 5 Minuten einkochen lassen. Mit Hafermilch auffüllen.

Nudeln und Saft der Limetten beigeben und gut mischen. Mit Kurkuma, Salz & Pfeffer abschmecken.

Zutaten (für 4 Personen)

400 g	Vollkornnudeln
3	Rote Zwiebeln
2	Brokkoli
2–4 EL	Vollkornmehl
400 ml	Gemüsefond
800 ml	Hafermilch
2	Limetten
	Kurkuma
	Salz & Pfeffer

Verwenden Sie bitte aus gesundheitlichen Gründen so wenig Salz und Öl wie nötig. Benutzen Sie Jodsalz – falls möglich. Versuchen Sie immer weniger Salz und Öl einzusetzen, sodass das Verlangen nach beidem mit der Zeit geringer wird.

* *Garniert mit frischer Zitronenmelisse wird dieses Gericht zum Sommerhit.*

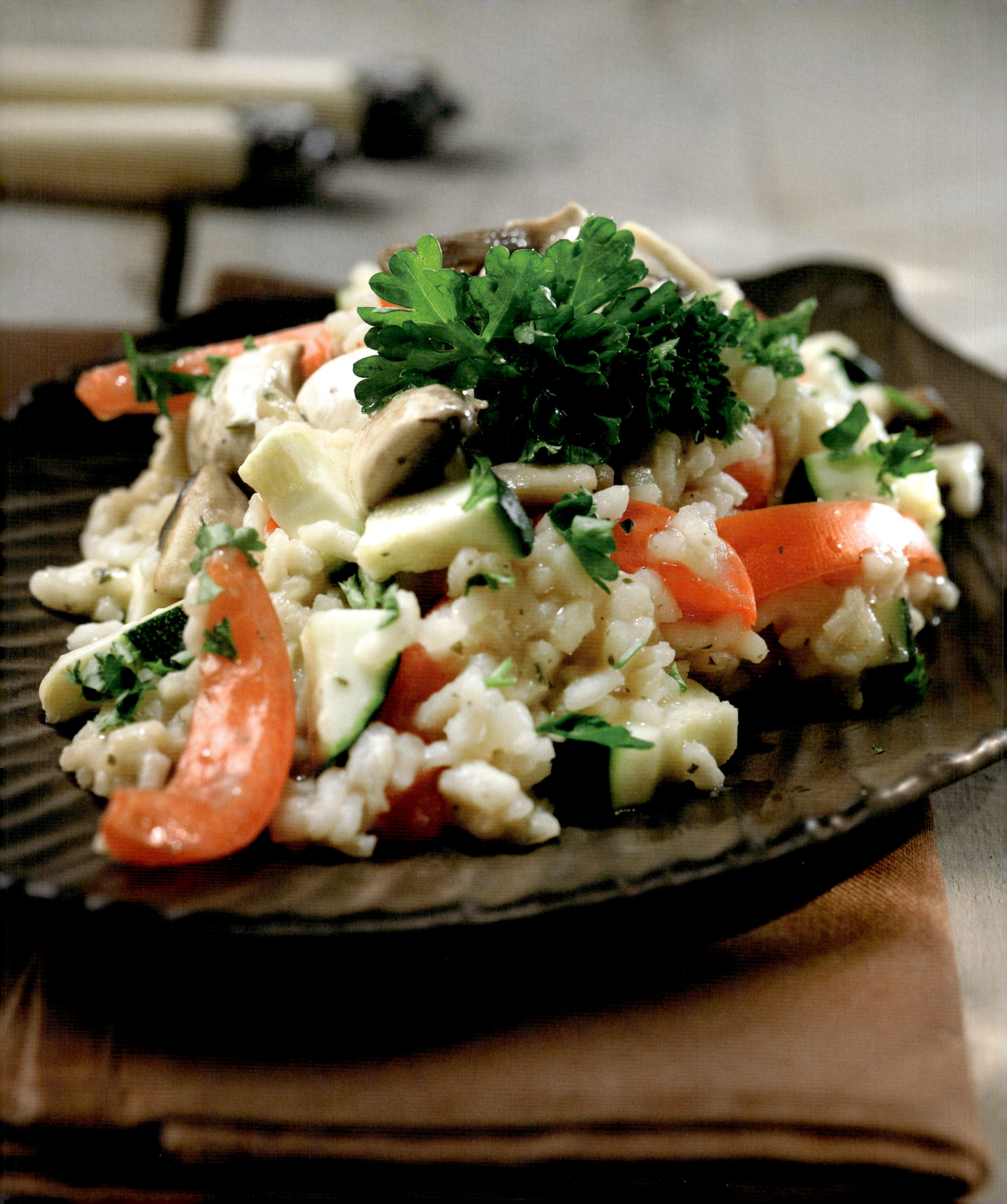

Pilzrisotto

Falls Sie andere Pilzsorten als Champignons bevorzugen – kein Problem! Entscheiden Sie nach Ihren Vorlieben. Auch Shiitake, Steinpilze oder Kräuterseitlinge eignen sich hervorragend.

Pilzrisotto

Zwiebeln schälen und in kleine Würfel schneiden. Champignons säubern und in Viertel schneiden. Zucchini waschen und in etwa 1 cm grosse Würfel schneiden. Tomaten entkernen und in Spalten schneiden.

Zwiebeln in einer beschichteten Pfanne anschwitzen. Reis zugeben und mit anschwitzen. Champignons und Zucchini zugeben und 2 bis 3 Minuten mitdünsten. Mit Weisswein ablöschen.

Mit Gemüsefond nach und nach immer so viel Flüssigkeit zugeben wie der Reis aufnehmen kann, so lange, bis der Reis gar ist. Tomaten und Hafermilch zugeben. Mit Salz & Pfeffer abschmecken.

Garnitur

Petersilie waschen, zupfen, grob hacken und als Garnitur verwenden.

Zutaten (für 4 Personen)

Pilzrisotto

2	Zwiebeln
500 g	Champignons
2	Zucchini
3	Tomaten
300 g	Vollkornrisottoreis
300 ml	Weisswein (vegan)
900 ml	Gemüsefond
100 ml	Hafermilch
	Salz & Pfeffer

Garnitur

2	Petersilienstängel

Verwenden Sie bitte aus gesundheitlichen Gründen so wenig Salz und Öl wie nötig. Benutzen Sie Jodsalz – falls möglich. Versuchen Sie immer weniger Salz und Öl einzusetzen, so-dass das Verlangen nach beidem mit der Zeit geringer wird.

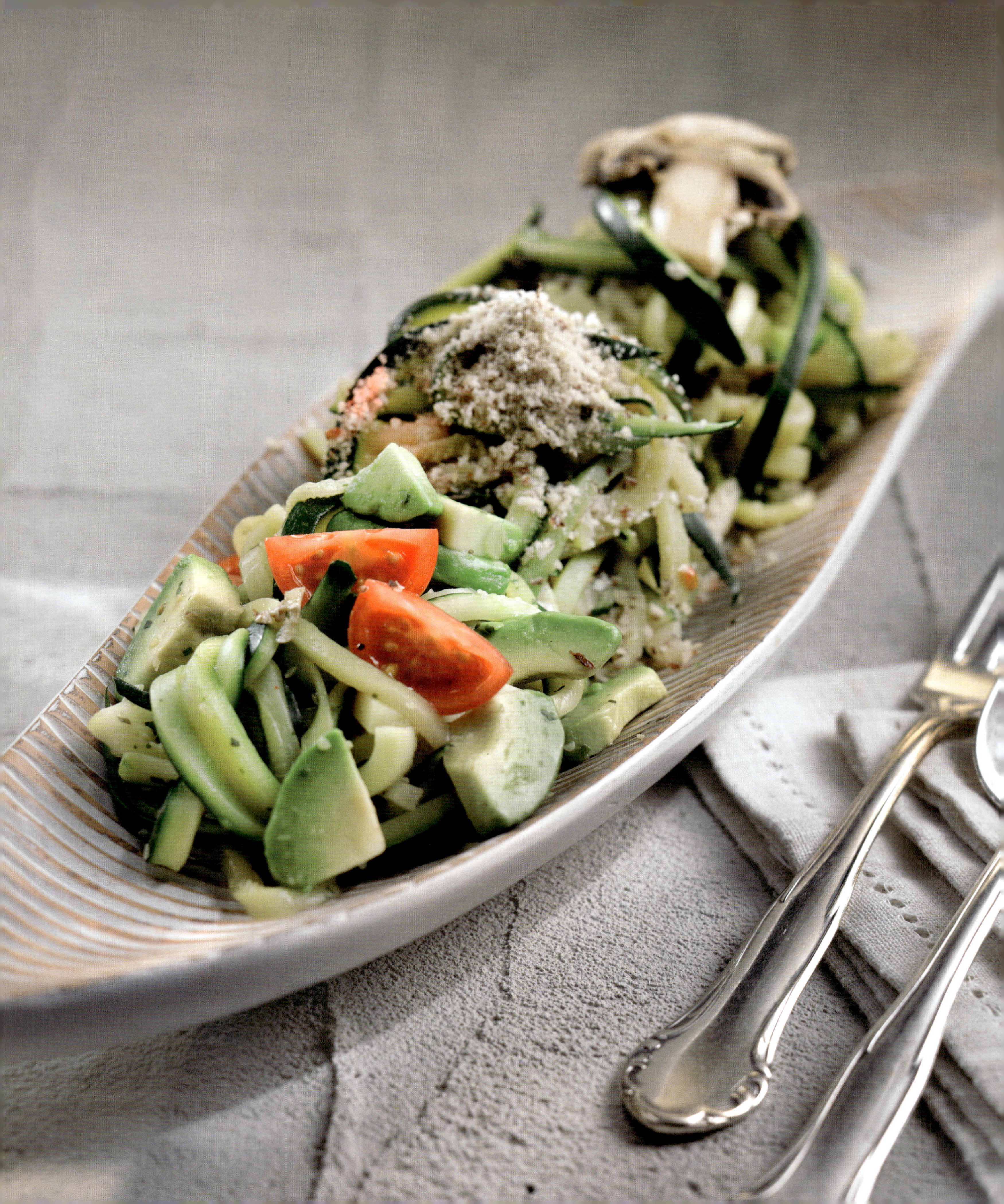

Zucchinispaghetti

Spaghetti aus Zucchini lassen sich schnell und völlig unkompliziert zubereiten. Und: Zucchini enthalten pro 100 g nur ca. 20 kcal. Mit viel weniger Kalorien köstlich, vegan und gesund essen ist kaum möglich.

Zucchinispaghetti
Zucchini waschen, in Spaghettiform schneiden oder durch einen Spiralschneider drehen.

Mit Avocado
Zwiebel schälen und in kleine Würfel schneiden. Tomaten säubern und halbieren.

Zwiebel in einer beschichteten Pfanne anschwitzen. Tomaten kurz mitschwenken und mit Gemüsefond ablöschen. ⅓ der Zucchinispaghetti in den Fond legen und 2 bis 3 Minuten in der Pfanne schwenken. Avocados schälen, in etwa 2 cm grosse Würfel schneiden und zu den Zucchinispaghetti geben und kurz mischen. Mit Balsamico, Salz & Pfeffer abschmecken.

Mit Haselnuss
Vollkornmehl und Sojamilch kalt anrühren und mit ⅓ der Zucchinispaghetti aufkochen. Etwa 2 bis 3 Minuten in der Pfanne schwenken und andünsten. Haselnüsse und Saft der Limette beigeben. Petersilie waschen, zupfen, hacken und dazugeben. Mit Salz & Pfeffer abschmecken.

Mit Champignon
Zwiebel schälen und in kleine Würfel schneiden. Champignons säubern und in dünne Scheiben schneiden. Tofu in ganz kleine Würfel schneiden.

Zwiebel anschwitzen. Tofu dazugeben und kurz mit anschwitzen. Mit Weisswein ablöschen und Gemüsefond auffüllen. Champignons und ⅓ der Zucchinispaghetti beigeben und unter Schwenken gar dünsten. Übrig gebliebene Flüssigkeit abgiessen. Mit Salz & Pfeffer abschmecken.

Zutaten (für 4 Personen)

Zucchinispaghetti

9	Zucchini

Mit Avocado

1	Zwiebel
200 g	Kirschtomaten
150 ml	Gemüsefond
2	Avocados
	Balsamico
	Salz & Pfeffer

Mit Haselnuss

2 EL	Vollkornmehl
300 ml	Sojamilch
150 g	Haselnüsse (gemahlen)
1	Limette
2	Petersilienstängel
	Salz & Pfeffer

Mit Champignon

1	Zwiebel
250 g	Champignons
200 g	Geräucherter Tofu
150 ml	Weisswein (vegan)
300 ml	Gemüsefond
	Salz & Pfeffer

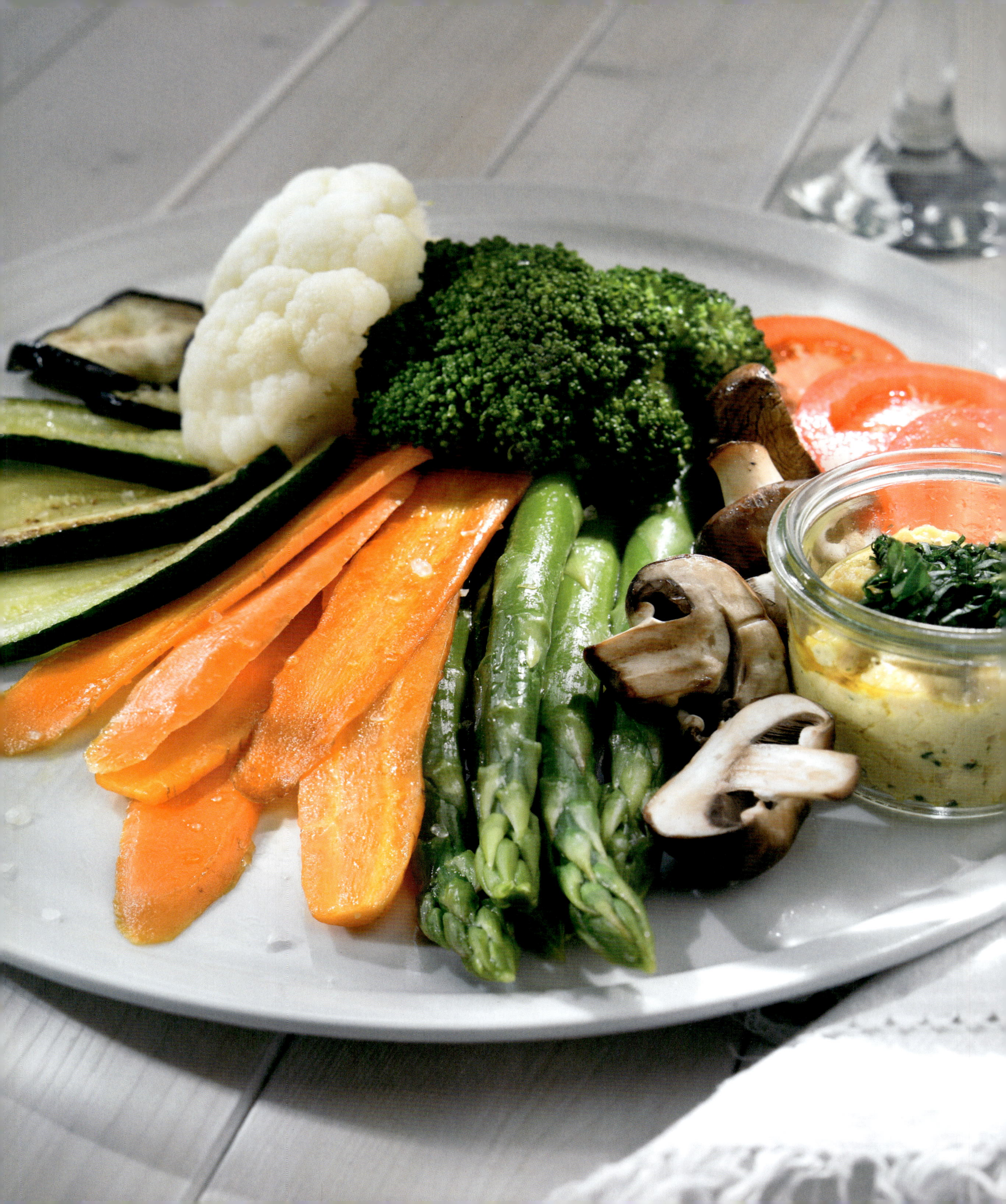

Hummus Gemüseplatte

Die orientalische Spezialität Hummus erfreut sich seit Jahren weltweit wachsender Beliebtheit. Gesund, schmackhaft und leicht herzustellen besitzt Hummus alle wichtigen Eigenschaften, um sich auch in der vegan gesunden Küche einen festen Platz zu sichern.

Hummus

Kichererbsen über Nacht in kaltem Wasser einweichen.

Kichererbsen in ungesalzenem Wasser etwa 45 Minuten weich kochen. Zwiebel und Knoblauch schälen und in Würfel schneiden. Mit den Kichererbsen, Gemüsefond und Olivenöl pürieren. Petersilie waschen, zupfen, hacken und mit dem Saft der Zitronen beigeben. Mit Paprikapulver, Salz & Pfeffer abschmecken.

Gemüse

Für eine Gemüseplatte für 4 Personen darf etwa 1,6 kg rohes Gemüse gerechnet werden. Die Zusammensetzung der Gemüsesorten ist von Lust und Laune – und natürlich von der Saison – abhängig zu machen.

Das Gemüse (ausser den Auberginen) sollte nur kurz in gut gesalzenem Wasser blanchiert werden.

Auberginen in Scheiben schneiden, einsalzen und etwa 45 Minuten liegen lassen, damit das Salz das Wasser aus den Auberginenscheiben ziehen kann. So verlieren die Auberginen an Säure und lassen sich anschliessend gut braten. Vor dem Braten immer unter fliessendem Wasser abspülen und trockentupfen.

Verwenden Sie bitte aus gesundheitlichen Gründen so wenig Salz und Öl wie nötig. Benutzen Sie Jodsalz – falls möglich. Versuchen Sie immer weniger Salz und Öl einzusetzen, sodass das Verlangen nach beidem mit der Zeit geringer wird.

Zutaten (für 4 Personen)

Hummus

250 g	Kichererbsen (über Nacht eingeweicht)
1	Kleine Zwiebel
2	Knoblauchzehen
100 ml	Gemüsefond
1–2 EL	Olivenöl
4	Glattblättrige Petersilienstängel
2	Zitronen
	Paprikapulver
	Salz & Pfeffer

Gemüse

- Grüner Spargel
- Champignons
- Karotten
- Blumenkohl
- Brokkoli
- Zucchini
- Tomaten
- Auberginen

***** *Das Hummus kann mit frischer Minze anstelle von Petersilie verfeinert werden. Das Gemüse behält lange seine frische Farbe, wenn Sie es nach dem Kochen mit gesalzenem Eiswasser abschrecken.*

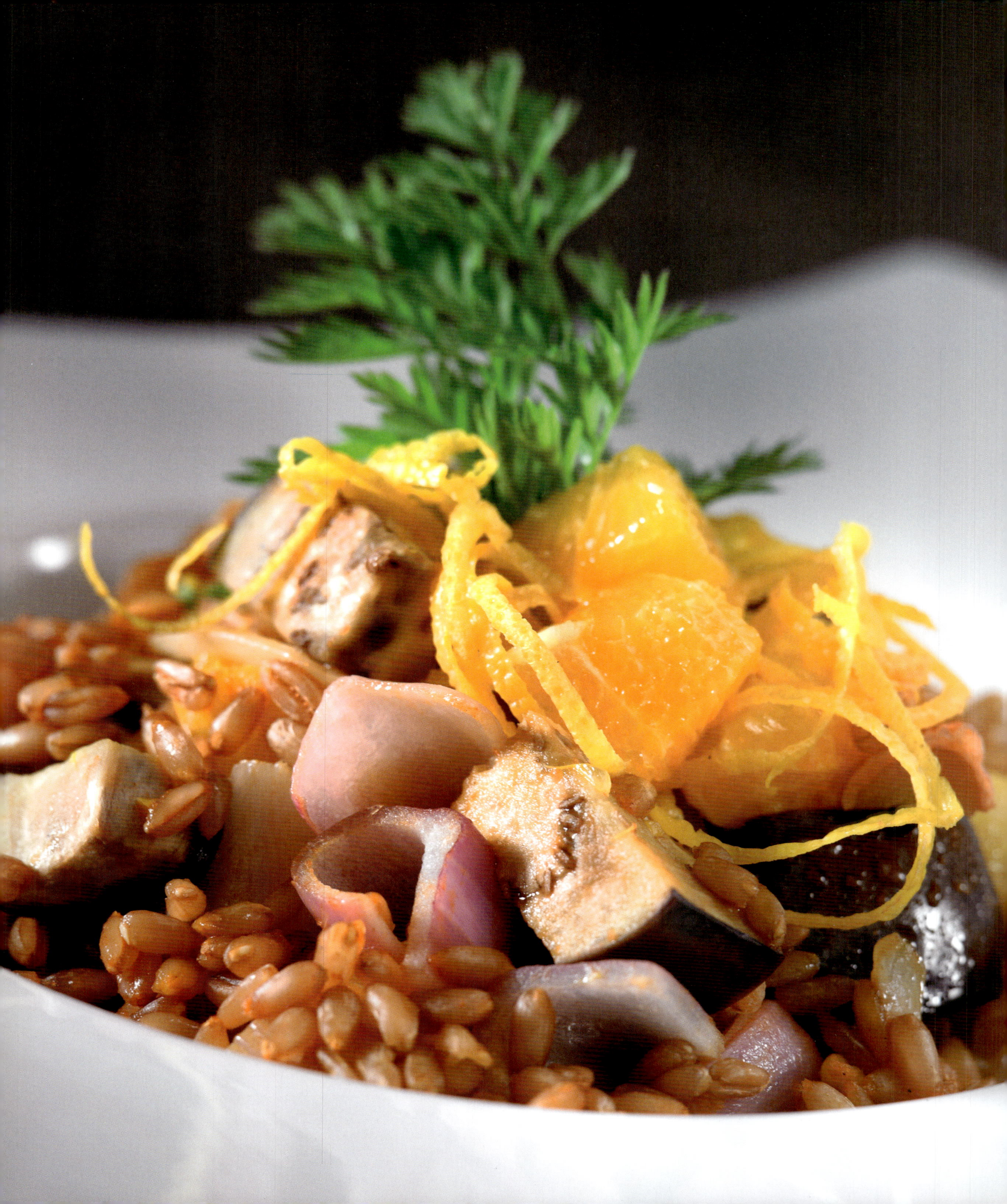

Dinkel Auberginen mit Orangen

Der hohe Anteil an Ballaststoffen und ungesättigten Fettsäuren macht Dinkel zu einem absoluten Favoriten in der vegan gesunden Küche. Aber auch geschmacklich ist Dinkel bei allen Liebhabern aromatischer und nussiger Geschmackserlebnisse herzlich willkommen.

Dinkel 30 Minuten bissfest im Salzwasser garen.

Auberginen säubern, vierteln und in Würfel schneiden. Zwiebeln und Knoblauch schälen und in kleine Würfel schneiden. Orangen schälen und in grobe Würfel schneiden.

Zwiebeln und Knoblauch in einer beschichteten Pfanne anschwitzen. Dinkel dazugeben und unter Rühren mitanschwitzen. Auberginen und Orangen hinzufügen und kurz mitanbraten. Tomatenmark dazugeben. Mit Gemüsefond ablöschen.

Bei geschlossenem Deckel und schwacher Hitze kochen, bis der Dinkel und das Gemüse gar sind. Bei Bedarf noch etwas Flüssigkeit beigeben. Mit Paprikapulver, Salz & Pfeffer abschmecken.

Zutaten (für 4 Personen)

500 g	Dinkel
2	Auberginen
2	Rote Zwiebeln
2	Knoblauchzehen
4	Orangen
4 EL	Tomatenmark
400 ml	Gemüsefond
	Paprikapulver
	Salz & Pfeffer

Verwenden Sie bitte aus gesundheitlichen Gründen so wenig Salz und Öl wie nötig. Benutzen Sie Jodsalz – falls möglich. Versuchen Sie immer weniger Salz und Öl einzusetzen, sodass das Verlangen nach beidem mit der Zeit geringer wird.

* *Dieses Gericht kann auch mit Vollkornreis anstelle von Dinkel zubereitet werden. Wenn man die Auberginen vor der Zubereitung mit Salz bestreut und 2 bis 3 Stunden liegen lässt, kann das Salz die Säure entziehen. Die Auberginen werden dadurch zarter und angenehmer im Geschmack. Vor der Zubereitung allerdings wieder gut abwaschen.*

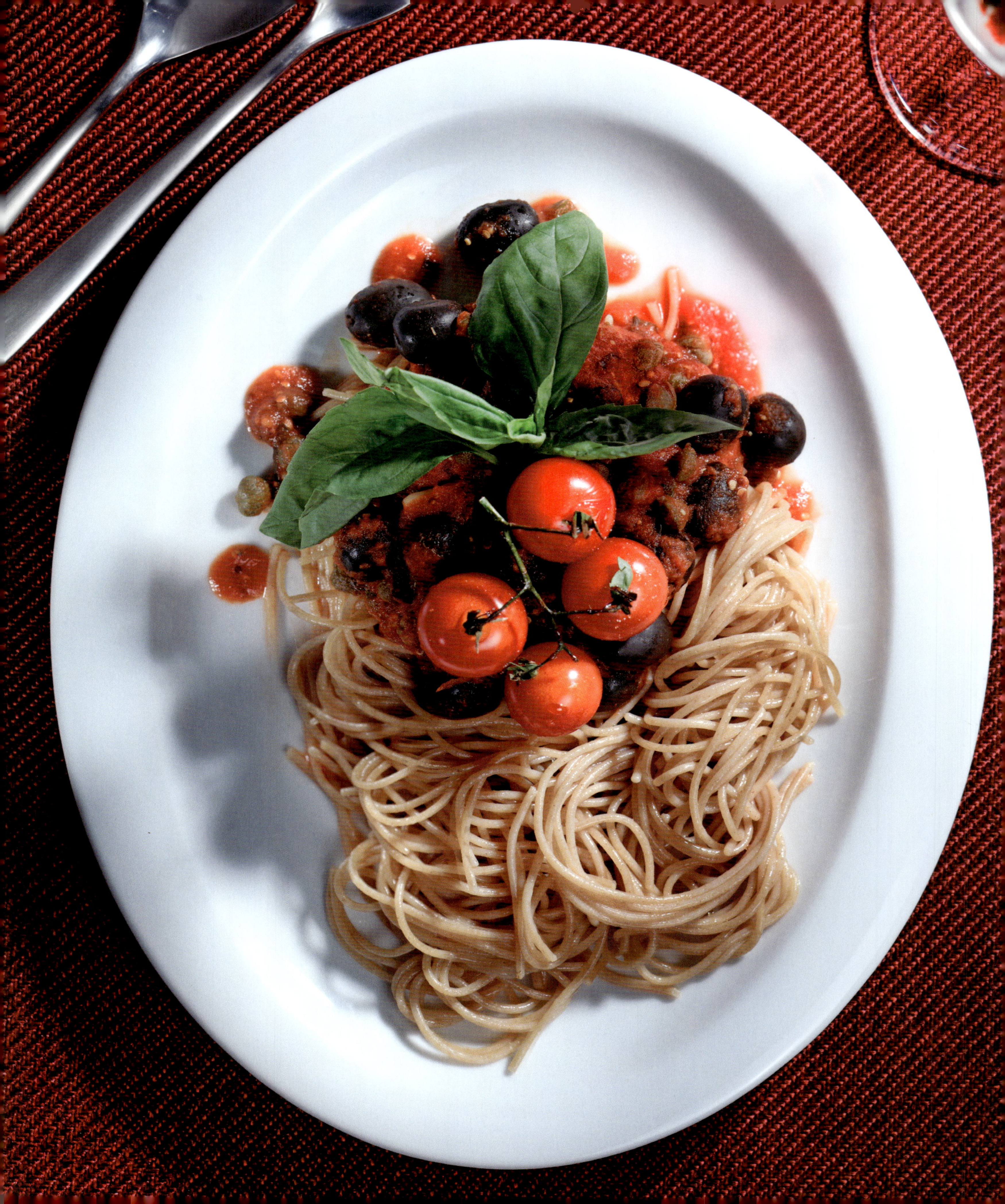

Die beste
Knoblauchpasta

Die beste Knoblauchpasta mit einer wunderbaren Kapern Oliven Tomatensauce. Die Frage, warum vegan gesund so einfach und so lecker ist, stellt sich nicht mehr, wenn Sie unsere beste Knoblauchpasta erst einmal probiert haben. Wetten?

Knoblauchpasta
Vollkornnudeln nach Anleitung kochen und direkt nach dem Abtropfen mit der Sauce mischen.

Knoblauch schälen und in dünne Scheiben schneiden. In einer beschichteten Pfanne kurz anschwitzen. Kapern und Oliven zugeben und kurz mit anschwitzen. Tomatensauce beigeben, aufkochen lassen. Mit Salz & Cayennepfeffer abschmecken.

Garnitur
Basilikum zupfen, hacken und als Garnitur verwenden.

Zutaten (für 4 Personen)

Knoblauchpasta

400 g	Vollkornnudeln
4	Knoblauchzehen
100 g	Kapern
400 g	Oliven (ohne Stein)
800 ml	Tomatensauce (siehe z. B. Rezept Seite 251)
	Salz & Cayennepfeffer

Garnitur

2	Basilikumzweige

Verwenden Sie bitte aus gesundheitlichen Gründen so wenig Salz und Öl wie nötig. Benutzen Sie Jodsalz – falls möglich. Versuchen Sie immer weniger Salz und Öl einzusetzen, sodass das Verlangen nach beidem mit der Zeit geringer wird.

***** *Die original italienische Pasta wurde nie mit Eiern hergestellt. Eine Pasta mit Eiern sollte in der Gastronomie nichts zu suchen haben. Dieses traurige und völlig sinnlose Kapitel kulinarischer Verirrung sollten wir ein für alle Mal zuklappen.*

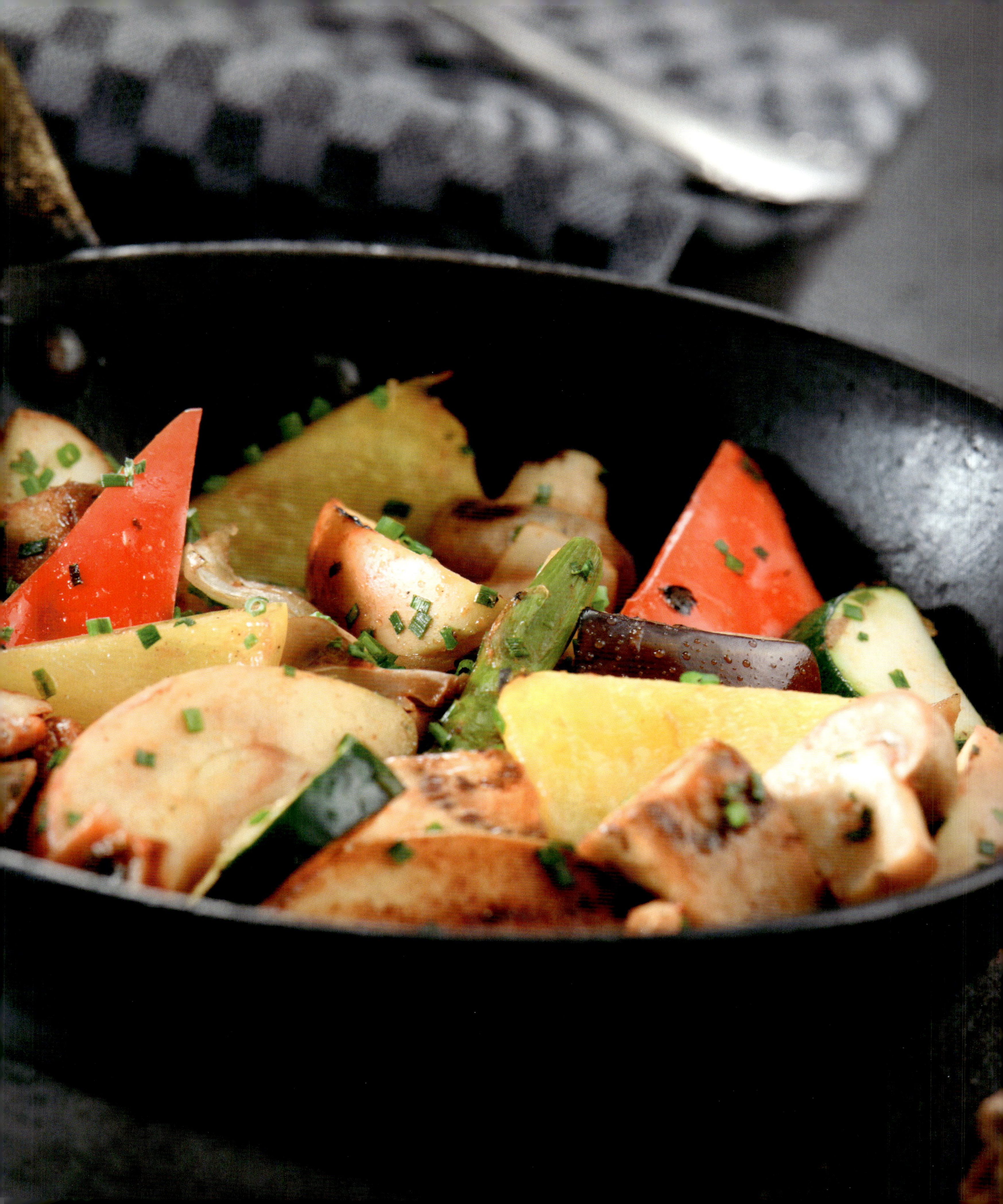

Bulgur Gemüsepfanne mit Apfel und Birne

Bulgur wird sehr schonend hergestellt und ist, da das gesamte Korn geschrotet wird, sehr nährstoffreich. Verschiedene B-Vitamine sowie Vitamin E und die Mineralstoffe Kalzium, Magnesium und Phosphor sind wesentliche Bestandteile des Weizenprodukts. Dazu Gemüse, Äpfel und Birnen – und alles isst gut!

Gemüse säubern und in dünne Scheiben beziehungsweise Würfel schneiden. Champignons vierteln. Äpfel und Birnen säubern, entkernen und in Schnitze schneiden.

Gemüse in einer beschichteten Pfanne scharf anbraten. Bulgur beigeben und mitdünsten. Mit Gemüsefond ablöschen. Äpfel und Birnen zugeben. 5 bis 10 Minuten köcheln lassen. Mit Salz & Cayennepfeffer abschmecken.

Zutaten (für 4 Personen)

4	Karotten
4	Paprikaschoten
2	Zucchini
2	Zwiebeln
200 g	Champignons
2	Äpfel
2	Birnen
400 g	Bulgur
1 l	Gemüsefond
	Salz & Cayennepfeffer

Verwenden Sie bitte aus gesundheitlichen Gründen so wenig Salz und Öl wie nötig. Benutzen Sie Jodsalz – falls möglich. Versuchen Sie immer weniger Salz und Öl einzusetzen, sodass das Verlangen nach beidem mit der Zeit geringer wird.

***** *Hergestellt wird Bulgur aus Hartweizen, der erst eingeweicht und anschliessend gegart wird. Nachdem die Kleie entfernt und der Weizen geschrotet wurde, wird das Korn in verschiedene Feinheitsstufen gemahlen.*

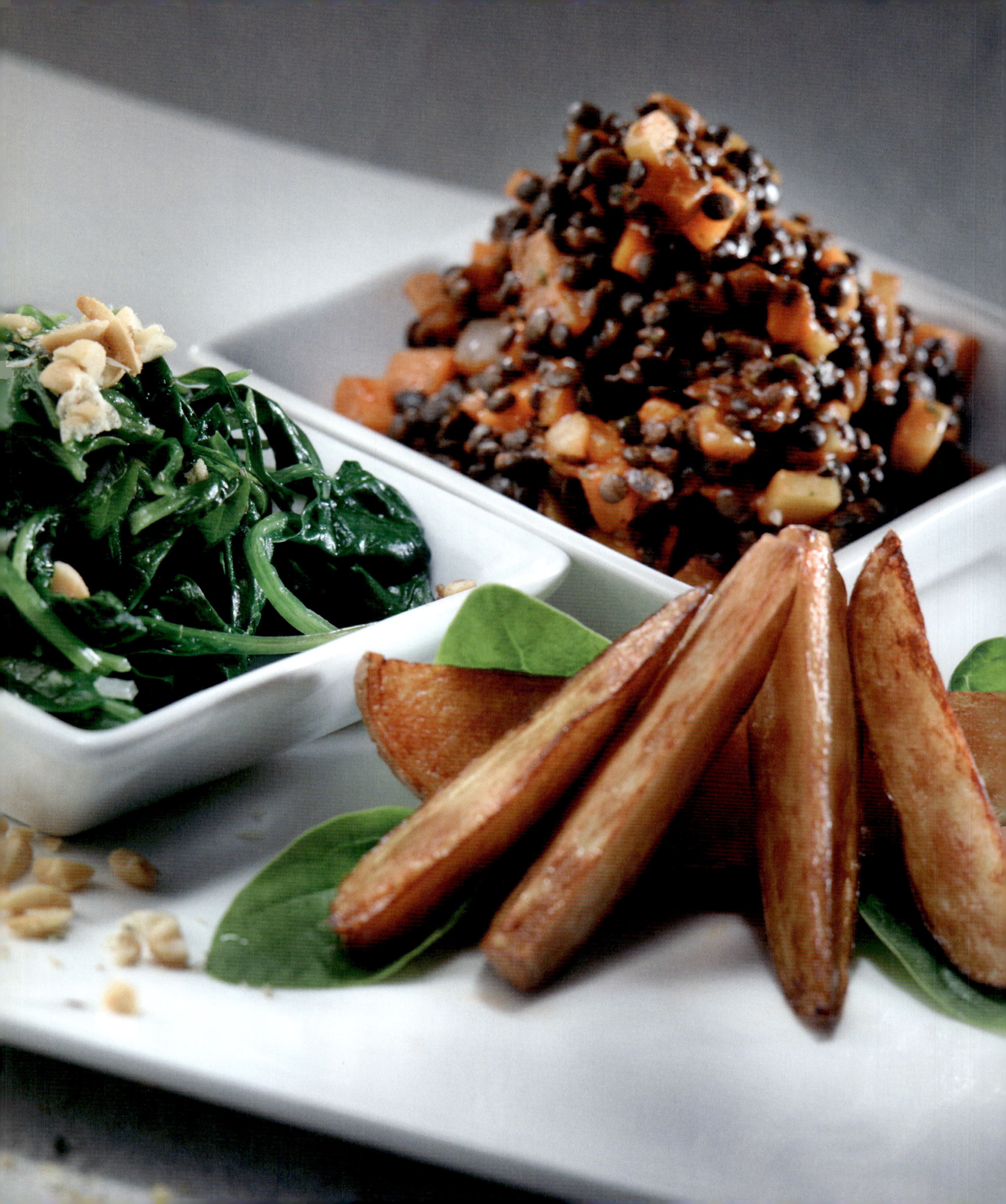

Linsen
mit sautiertem Blattspinat

Ein Linsengericht gehört in jedes Kochbuch. Linsen, ein Geniestreich unter den Nahrungsmitteln, dürfen in keinem Speiseplan fehlen. Sie unterstützen das Immunsystem, sind eine hervorragende Eiweissquelle und besitzen einen hohen Ballaststoffanteil. Aber sie können noch viel mehr …

Linsen

Karotte schälen und säubern, Paprikaschote und Zucchini säubern. Alles in kleine Würfel schneiden und in dem Gemüsefond kochen. Das Ganze mit dem Stabmixer pürieren.

Tomaten mit heissem Wasser blanchieren, häuten, entkernen und in Würfel schneiden.

Linsen in Wasser zum Kochen bringen, bei kleiner Hitze fast gar kochen lassen und abgiessen.

Zwiebel und Knoblauch schälen, in feine Würfel schneiden und in einer beschichteten Pfanne anschwitzen. Anschliessend mit Gemüsefond ablöschen. Linsen beigeben und mitbraten. Nochmals 5 Minuten köcheln lassen. Zum Schluss das pürierte Gemüse und die Tomaten unterheben. Mit Salz & Pfeffer abschmecken.

Blattspinat

Den Blattspinat waschen und säubern. Zwiebel und Knoblauch schälen, in feine Würfel schneiden und mit Gemüsefond anschwitzen. Den Blattspinat zugeben und mit anschwitzen. Mit Salz & Pfeffer abschmecken.

Garnitur

Kartoffeln säubern, in Schnitze schneiden und im Backofen bei 180 Grad knusprig backen.

Zutaten (für 4 Personen)

Linsen

1	Karotte
1	Paprikaschote
1	Zucchini
100 ml	Gemüsefond
2	Tomaten
300 g	Linsen
1	Zwiebel
4	Knoblauchzehen
	Salz & Pfeffer

Blattspinat

1 kg	Blattspinat
1	Zwiebel
1	Knoblauchzehe
100 ml	Gemüsefond
	Salz & Pfeffer

Garnitur

4	Kartoffeln (festkochend)

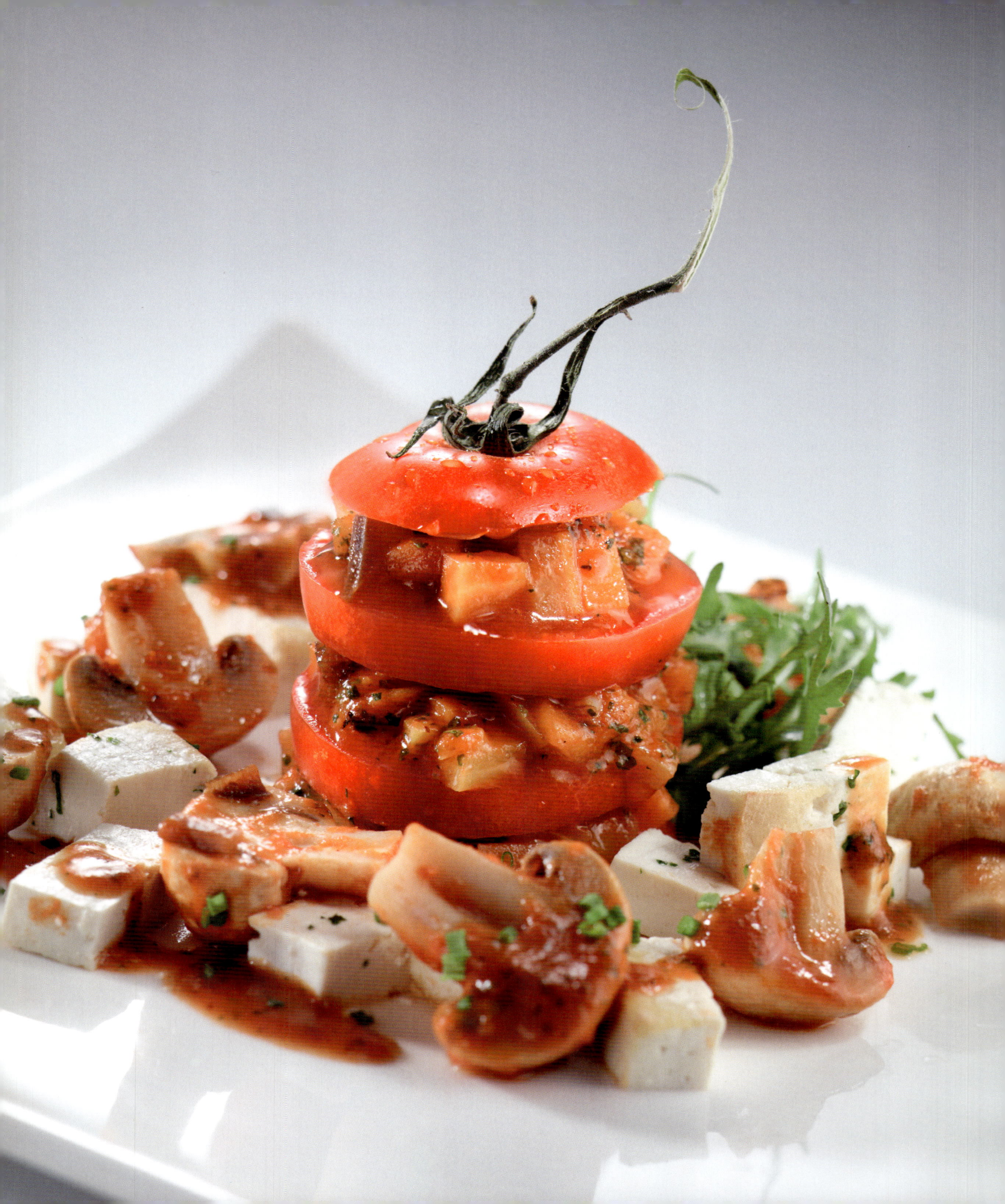

Ratatouille Bon Jour incl. Tofu @ Champignons

Das Ratatouille stammt aus der Gegend von Nizza und setzt sich aus den Wörtern rata = Frass und touiller = Rühren zusammen. Das leichte Sommergericht ist von Hause aus vegan und bietet unendliche Kombinationsmöglichkeiten. Vive lés legumes! Wir wünschen bon appétit und bon jour!

Tofu und Champignons

Zwiebel schälen, in feine Würfel schneiden, Tofu in Würfel schneiden. Basilikum zupfen, hacken und mit Salz & Pfeffer, Sojasauce und Zwiebel mischen und damit die Tofuwürfel marinieren. Champignons säubern, halbieren und mit dem Tofu in einer beschichteten Pfanne anbraten.

Ratatouille

Zwiebeln und Knoblauch schälen und in Würfel schneiden. Auberginen, Zucchini und Karotte säubern und in ganz kleine Würfel schneiden.

Zwiebeln und Knoblauch in einer beschichteten Pfanne anschwitzen. Auberginen, Zucchini und Karotte beigeben und mit anbraten. Mit Weisswein ablöschen und mit passierten Tomaten und Gemüsefond auffüllen. 10 bis 15 Minuten kochen lassen. Basilikum zupfen, hacken und dazugeben. Mit Salz & Pfeffer abschmecken.

Garnitur

Tomaten waschen, in Scheiben schneiden. Das Ratatouille in den aufgeschnittenen Tomaten anrichten. Mit Tofu und Champignons servieren.

***** *Es darf natürlich auch ein nicht geräucherter Tofu zum Einsatz kommen. Oder Sie verwenden statt Tofu einfach mehr Pilze.*

Zutaten (für 4 Personen)

Tofu und Champignons

1	Zwiebel
600 g	Geräucherter Tofu
2	Basilikumzweige
700 g	Champignons
5 EL	Sojasauce
	Salz & Pfeffer

Ratatouille

2	Zwiebeln
2	Knoblauchzehen
2	Auberginen
2	Zucchini
1	Karotte
200 ml	Weisswein (vegan)
600 ml	Passierte Tomaten
200 ml	Gemüsefond
2	Basilikumzweige (oder beliebige Kräuter)
	Salz & Pfeffer

Garnitur

4	Grosse Tomaten

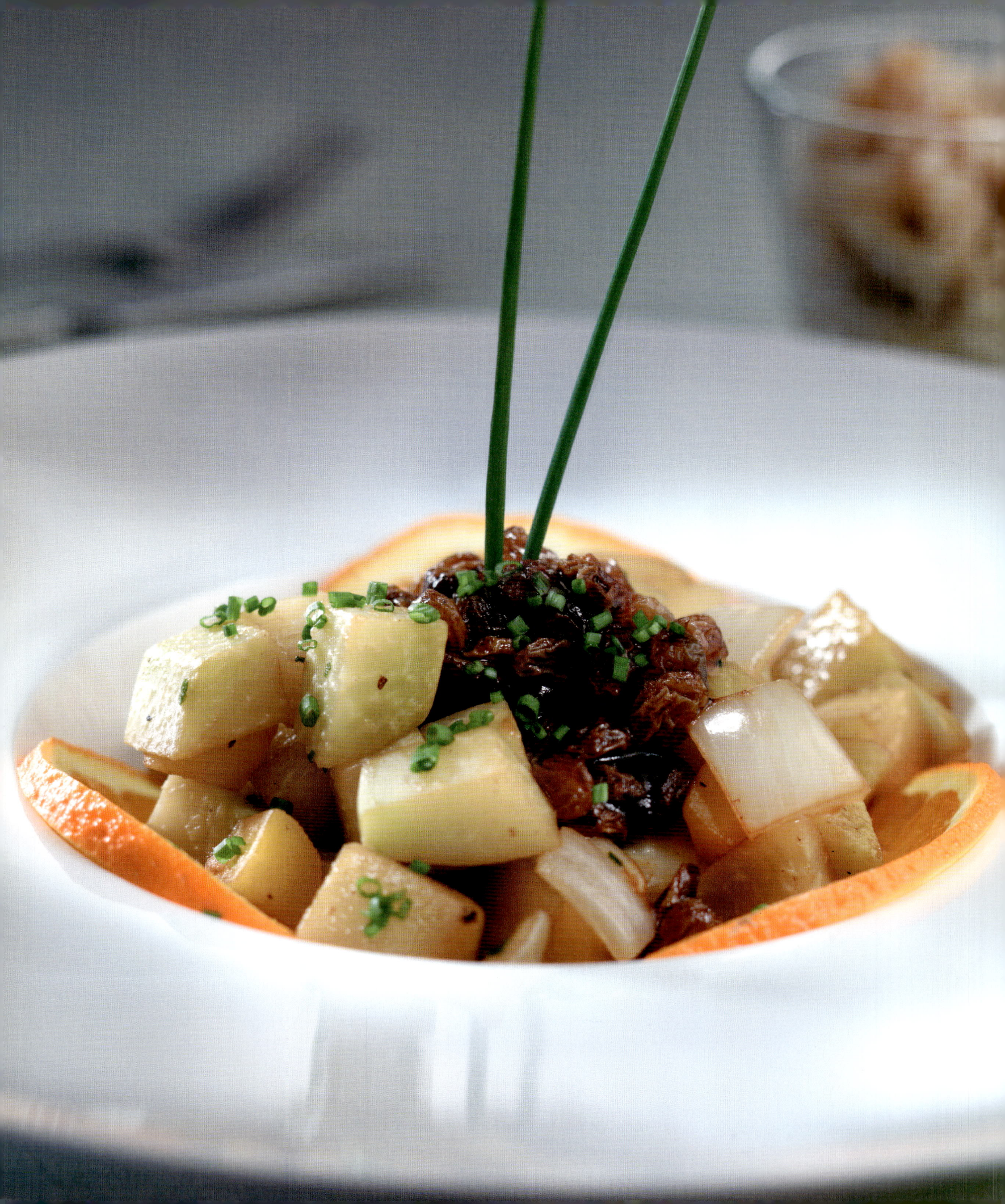

Kohlrabi Ragout mit Orangen und Sultaninen

Zugegeben – ein besonderes Gericht. Aber Sie werden staunen und es immer wieder zubereiten. Weil es sehr gut schmeckt, vegan gesund und leicht bekömmlich ist. Nicht zuletzt, weil es dem guten alten Kohlrabi auf eine erfrischende Weise zu neuer Geltung verhilft. Das hat er schon lange verdient.

Kohlrabi säubern und in Würfel schneiden. Zwiebeln und Knoblauch schälen, in Würfel schneiden. Zwiebeln und Knoblauch in einer beschichteten Bratpfanne anschwitzen. Kohlrabi dazugeben. Mit Gemüsefond und dem Saft der Orangen ablöschen. Sultaninen beifügen. Etwa 10 Minuten schmoren lassen, sodass der Kohlrabi noch einen schönen Biss hat.

Koriander zupfen, hacken und beigeben. Mit Zimt, Salz & Cayennepfeffer abschmecken.

Als Beilage eignet sich Vollkornreis.

Zutaten (für 4 Personen)

3–4	Kohlrabi
2	Zwiebeln
1	Knoblauchzehe
300 ml	Gemüsefond
4	Orangen
150 g	Sultaninen
3	Korianderstängel (alternativ Schnittlauch)
	Zimt
	Salz & Cayennepfeffer

* *Der französische Begriff Ragout, abgeleitet vom französischen ragoûter („den Gaumen reizen, Appetit machen") trifft bei unserem Gericht zu 100 Prozent zu. Nur dass es sich nicht um eine Vorspeise, sondern um ein komplettes Hauptgericht handelt, das „den Gaumen reizt".*

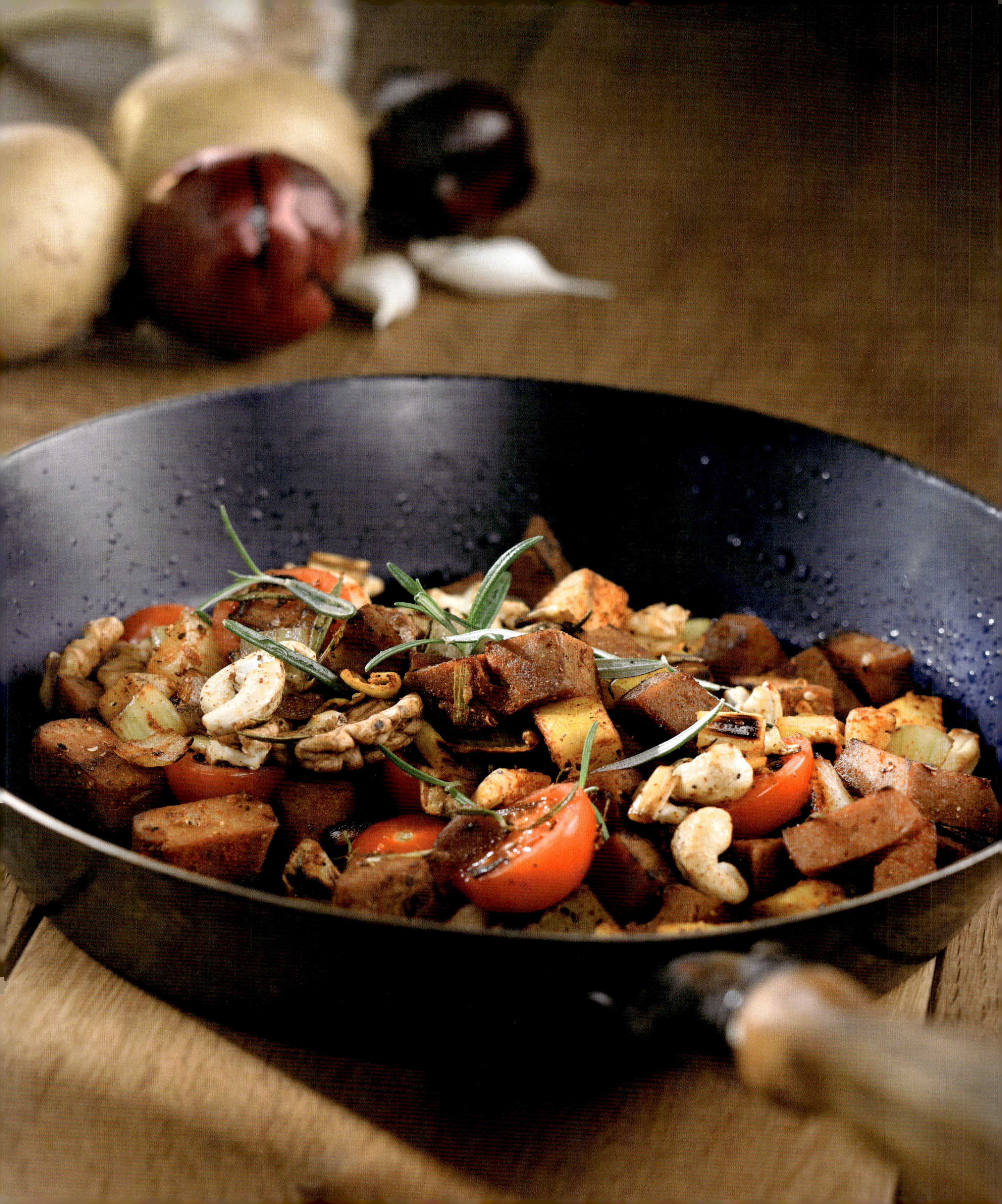

Bratkartoffeln mit krossem Seitan und Nüssen

George Ohsawa, dem Lehrer der makrobiotischen Lebensweise, wird der Begriff Seitan zugeschrieben. Das Weizenprodukt, das mittlerweile in jedem gut sortierten Bioladen zu finden ist, hat eine bissfeste Konsistenz und findet stetig, aber unaufhaltsam Einzug in unsere Küchen.

Kartoffeln schälen und in 2 cm grosse Würfel schneiden. Seitan in ganz kleine Würfel schneiden. Kartoffeln und Seitan in einer beschichteten Pfanne etwa 5 bis 8 Minuten bei mittlerer Hitze anbraten.

Zwiebeln schälen und in 2 cm grosse Würfel schneiden und zu den Kartoffeln geben. Zucchini waschen und in etwa 2 cm grosse Würfel schneiden und hinzufügen. Rosmarin zupfen und beigeben. Das Ganze etwa 5 Minuten weiterbraten. Kirschtomaten halbieren und dazugeben. Nüsse zugeben und mischen. Mit Paprikapulver, Curry, Salz & Pfeffer abschmecken.

Zutaten (für 4 Personen)

8	Kartoffeln (festkochend)
500 g	Seitan (am Stück)
2	Zwiebeln
1	Zucchini
1	Rosmarinzweig
300 g	Kirschtomaten
150 g	Nussmischung (gehackt)
	Paprikapulver
	Curry
	Salz & Pfeffer

Verwenden Sie bitte aus gesundheitlichen Gründen so wenig Salz und Öl wie nötig. Benutzen Sie Jodsalz – falls möglich. Versuchen Sie immer weniger Salz und Öl einzusetzen, sodass das Verlangen nach beidem mit der Zeit geringer wird.

* *Wichtig bei Seitan ist, dass man diesen möglichst dünn schneidet und gut anbrät, sodass Röstbitterstoffe entstehen. Das Gericht kann gut mit Pilzen und Sojasahne ergänzt werden. So bekommt man ein klassisches Rahmgeschnetzeltes. Als fettreduzierte Variante eignet sich Soja- oder Kokosmilch hervorragend.*

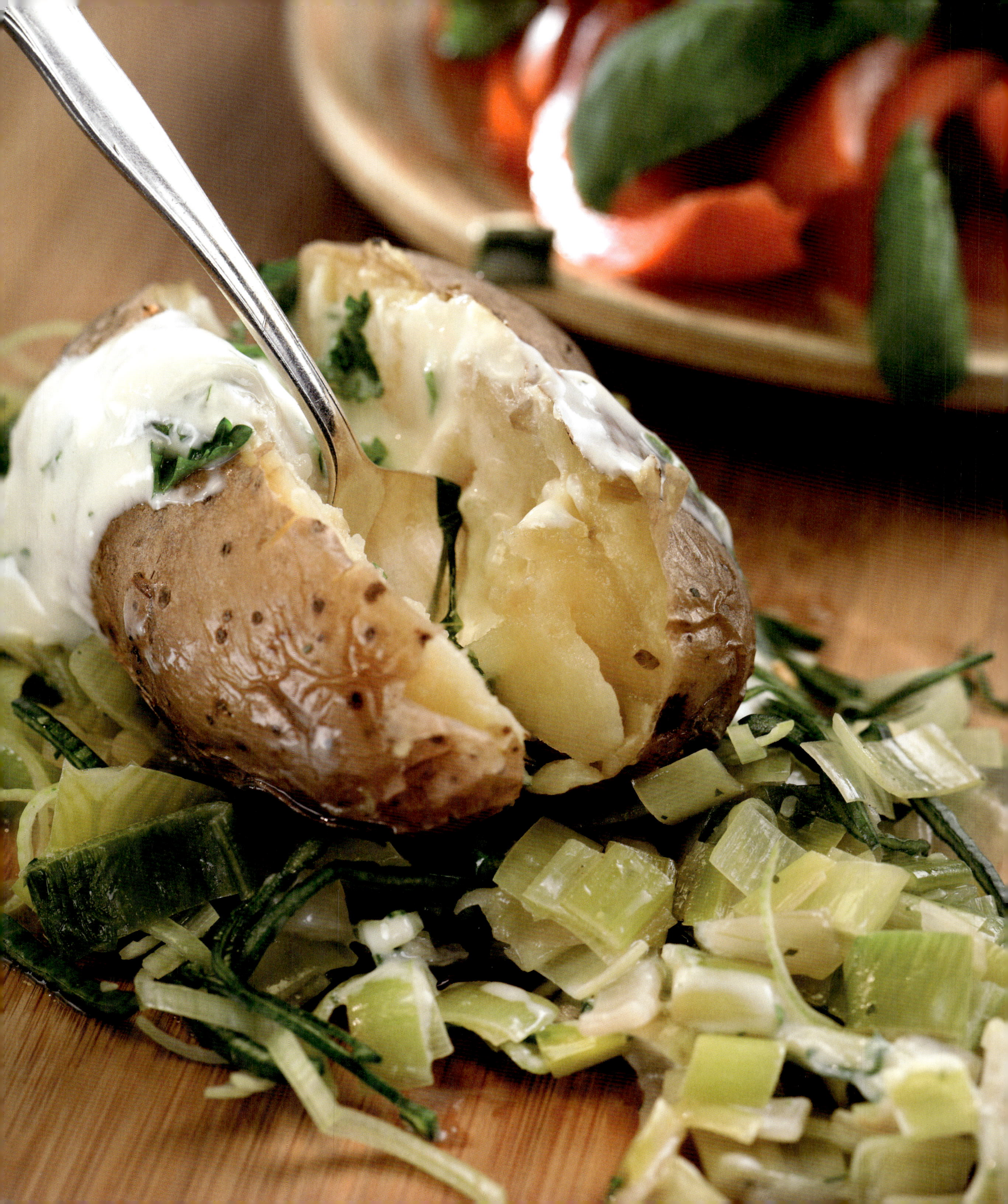

Ofenkartoffel auf Lauchgemüse

Noch ein Klassiker: Die Ofenkartoffel. Sie wird (leider) mit allen möglichen Saucen und Tierprodukten serviert – was ihr sowohl die Leichtigkeit nimmt als auch den reinen Geschmack. Wir haben die Ofenkartoffel im wahrsten Wortsinn abgespeckt und auf das Wesentliche reduziert. Einfach. Ein Genuss.

Ofenkartoffel auf Lauchgemüse

Lauch säubern und klein schneiden. Lauch mit den Rosmarinzweigen auf 4 Stück Alufolie verteilen. Kartoffeln säubern und auf den Lauch legen. Alles einpacken und je nach Grösse der Kartoffel etwa 60 Minuten bei 180 Grad im Backofen gar backen.

Dip

Petersilie waschen, hacken, mit Natursojajoghurt mischen und mit Salz & Pfeffer abschmecken.

Tomatensalat

Tomaten waschen und zu einem Salat schneiden. Basilikum zupfen, hacken und beigeben. Mit Salz & Pfeffer abschmecken.

Zutaten (für 4 Personen)

Ofenkartoffel auf Lauchgemüse

1	Lauchstange
4	Rosmarinzweige
4	Kartoffeln (festkochend)
	Alufolie

Dip

200 g	Natursojajoghurt
2	Petersilienstängel
	Salz & Pfeffer

Tomatensalat

8	Tomaten
3	Basilikumzweige
	Salz & Pfeffer

Verwenden Sie bitte aus gesundheitlichen Gründen so wenig Salz und Öl wie nötig. Benutzen Sie Jodsalz – falls möglich. Versuchen Sie immer weniger Salz und Öl einzusetzen, sodass das Verlangen nach beidem mit der Zeit geringer wird.

* *Die Kartoffel kann auf einem Grill oder im offenen Feuer zubereitet werden. Je nach Saison lässt sich der Lauch auch durch Frühlingszwiebeln oder Bärlauch ersetzen.*

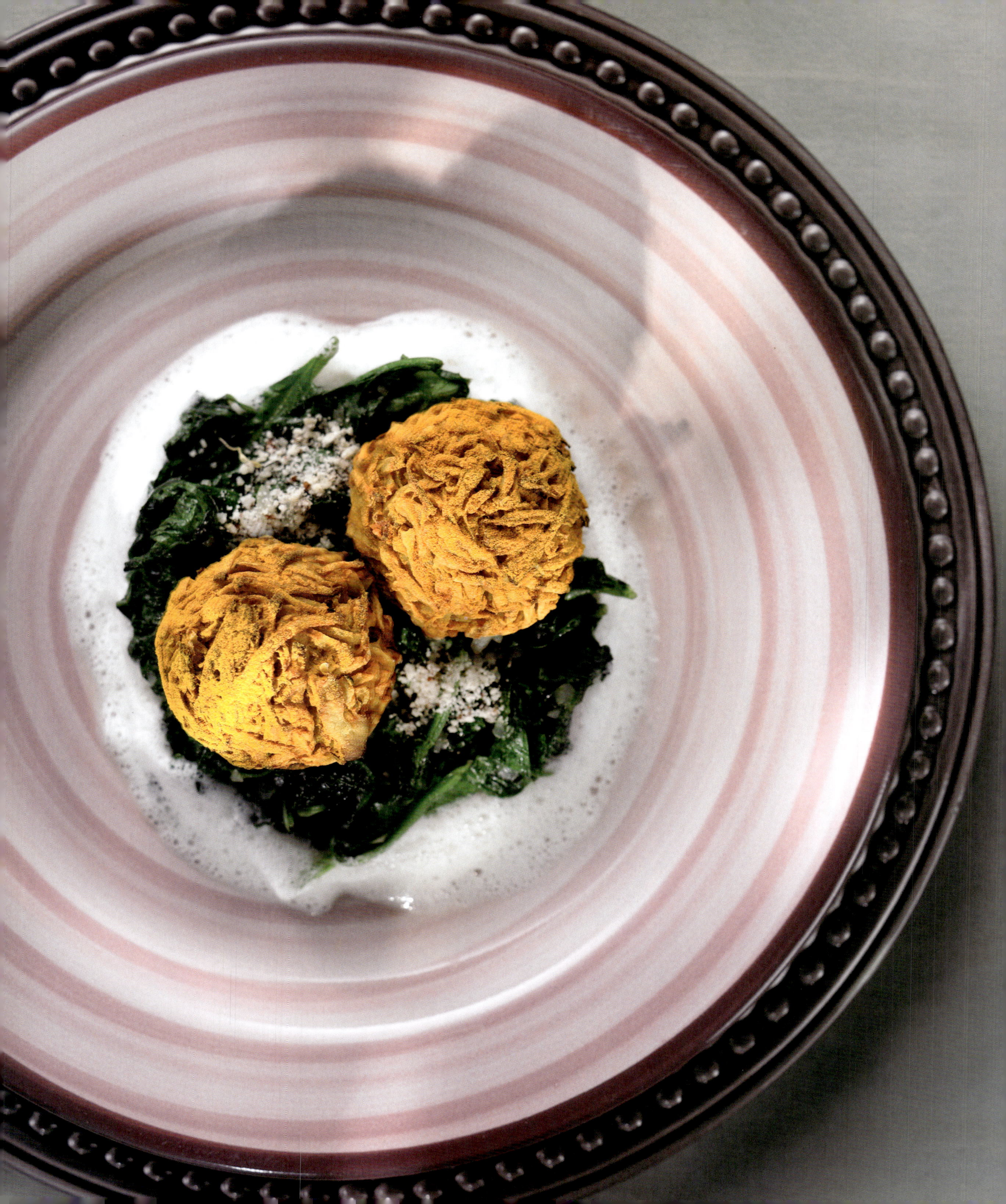

Rahmspinat mit Nüssen und Kartoffelkugeln

Kulinarisch und ästhetisch ein Hochgenuss. Das knackige Grün des Spinats kontrastiert hervorragend mit dem satten Gelb der Safran-Kartoffelkugeln. Warum Safran so teuer ist? Weil für ein Kilo Safran ca. 200.000 Blüten benötigt werden. Keine Angst – für unser Rezept brauchen wir nur ein einziges Gramm!

Kartoffelkugeln

Kartoffeln schälen und in Salzwasser gar kochen. Ein wenig auskühlen lassen und grob reiben. Sojamilch mit Safran aufkochen und unter die Kartoffeln mischen. Mit Muskatnuss, Salz & Pfeffer abschmecken. Kartoffeln zu Kugeln formen und etwa 10 bis 15 Minuten bei 180 Grad im Backofen backen.

Spinat

Spinat waschen und säubern. Zwiebeln und Knoblauch schälen, in kleine Würfel schneiden und in einer beschichteten Pfanne anschwitzen. Mit Hafermilch ablöschen. Spinat beigeben und mit Muskatnuss, Salz & Pfeffer abschmecken. Etwa 5 Minuten unter ständigem Wenden gar kochen.

Sojaschaum

Sojamilch aufkochen und mit einem Stabmixer aufschäumen und nur den Schaum vor dem Servieren um den Spinat ziehen.

Garnitur

Beim Anrichten mit den Haselnüssen bestreuen.

Verwenden Sie bitte aus gesundheitlichen Gründen so wenig Salz und Öl wie nötig. Benutzen Sie Jodsalz – falls möglich. Versuchen Sie immer weniger Salz und Öl einzusetzen, sodass das Verlangen nach beidem mit der Zeit geringer wird.

Zutaten (für 4 Personen)

Kartoffelkugeln

8	Kartoffeln (festkochend)
200 ml	Sojamilch
1 g	Safran
	Muskatnuss, Salz & Pfeffer

Spinat

1,5 kg	Frischer Spinat
3	Zwiebeln
2	Knoblauchzehen
300 ml	Hafermilch
	Muskatnuss, Salz & Pfeffer

Sojaschaum

800 ml	Sojamilch

Garnitur

4 EL	Haselnüsse (gemahlen)

** Bei Gerichten, bei denen die Struktur der Kartoffel erkennbar sein sollte, wie Gratin, Rösti, etc. sollten immer festkochende Kartoffeln genommen werden. Für Kroketten, Kartoffelpüree, etc. verwenden Sie am besten mehligkochende Kartoffeln.*

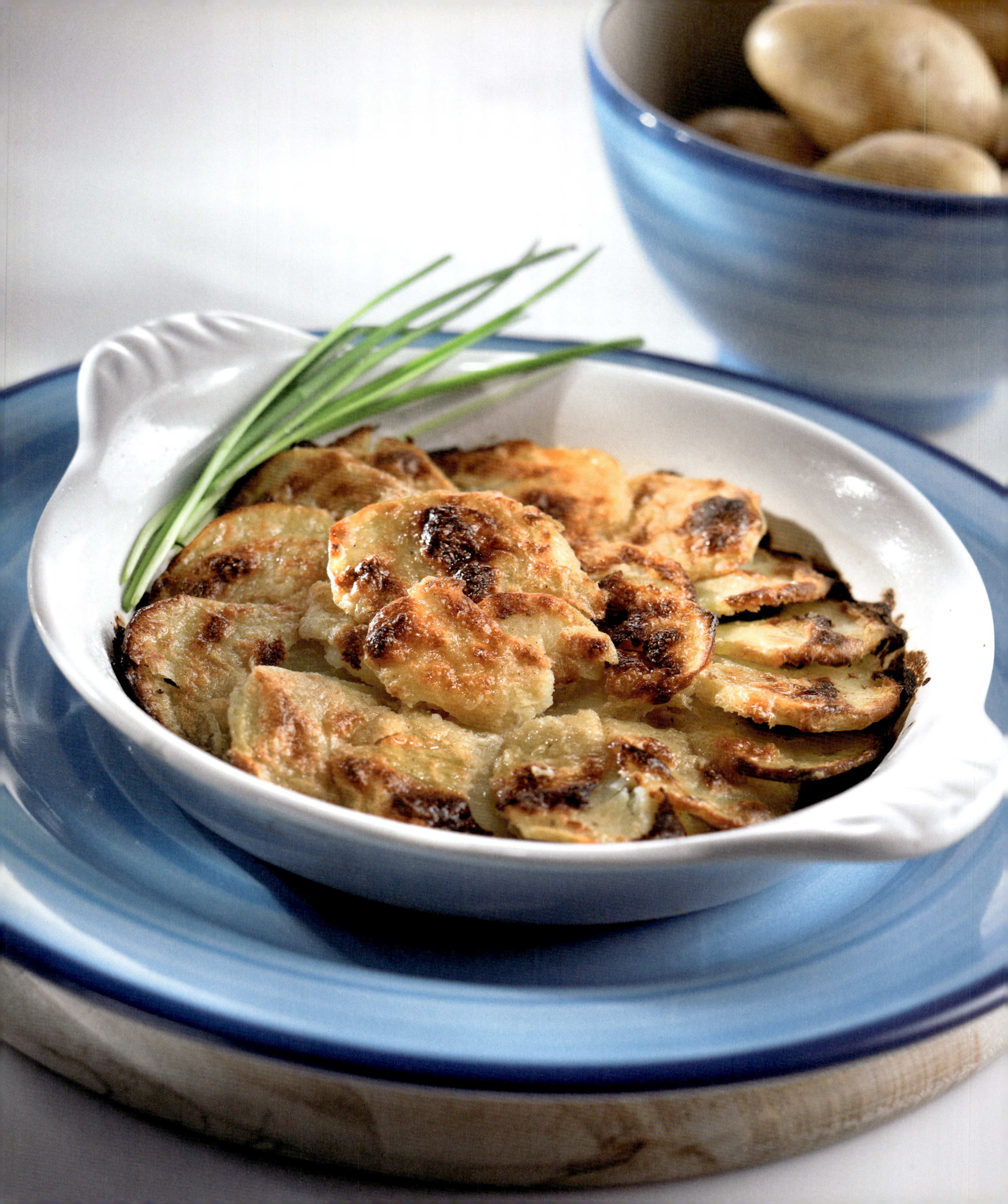

Das
Kartoffelgratin

DIE Beilage, die einfach zu allem passt. Was gibt es Schöneres, als in die goldgelbe Kruste des Gratins zu beissen und zu spüren, wie sich feine Röstaromen entfalten? Die vegan gesunde Version ist als Beilage aber eigentlich zu schade – deshalb präsentieren wir unser Gratin an dieser Stelle gerne als eigenständiges Hauptgericht.

Kartoffeln schälen und in Scheiben schneiden. Zwiebeln und Knoblauch schälen und in kleine Würfel schneiden. Lauch säubern und in feine Ringe schneiden. Zwiebeln, Knoblauch und Lauch in einer beschichteten Pfanne anschwitzen und mit der Sojamilch auffüllen. Die Kartoffeln zugeben und etwa 5 Minuten köcheln lassen. Oregano zupfen und dazugeben. Mit Paprikapulver, Muskatnuss, Salz & Pfeffer abschmecken.

Alles in eine Gratinform geben und etwa 35 Minuten bei 160 Grad backen.

Zutaten (für 4 Personen)

1 kg	Kartoffeln (festkochend)
2	Zwiebeln
2	Knoblauchzehen
1	Lauchstange
500 ml	Sojamilch
2	Oreganozweige
	Paprikapulver
	Muskatnuss
	Salz & Pfeffer

Verwenden Sie bitte aus gesundheitlichen Gründen so wenig Salz und Öl wie nötig. Benutzen Sie Jodsalz – falls möglich. Versuchen Sie immer weniger Salz und Öl einzusetzen, sodass das Verlangen nach beidem mit der Zeit geringer wird.

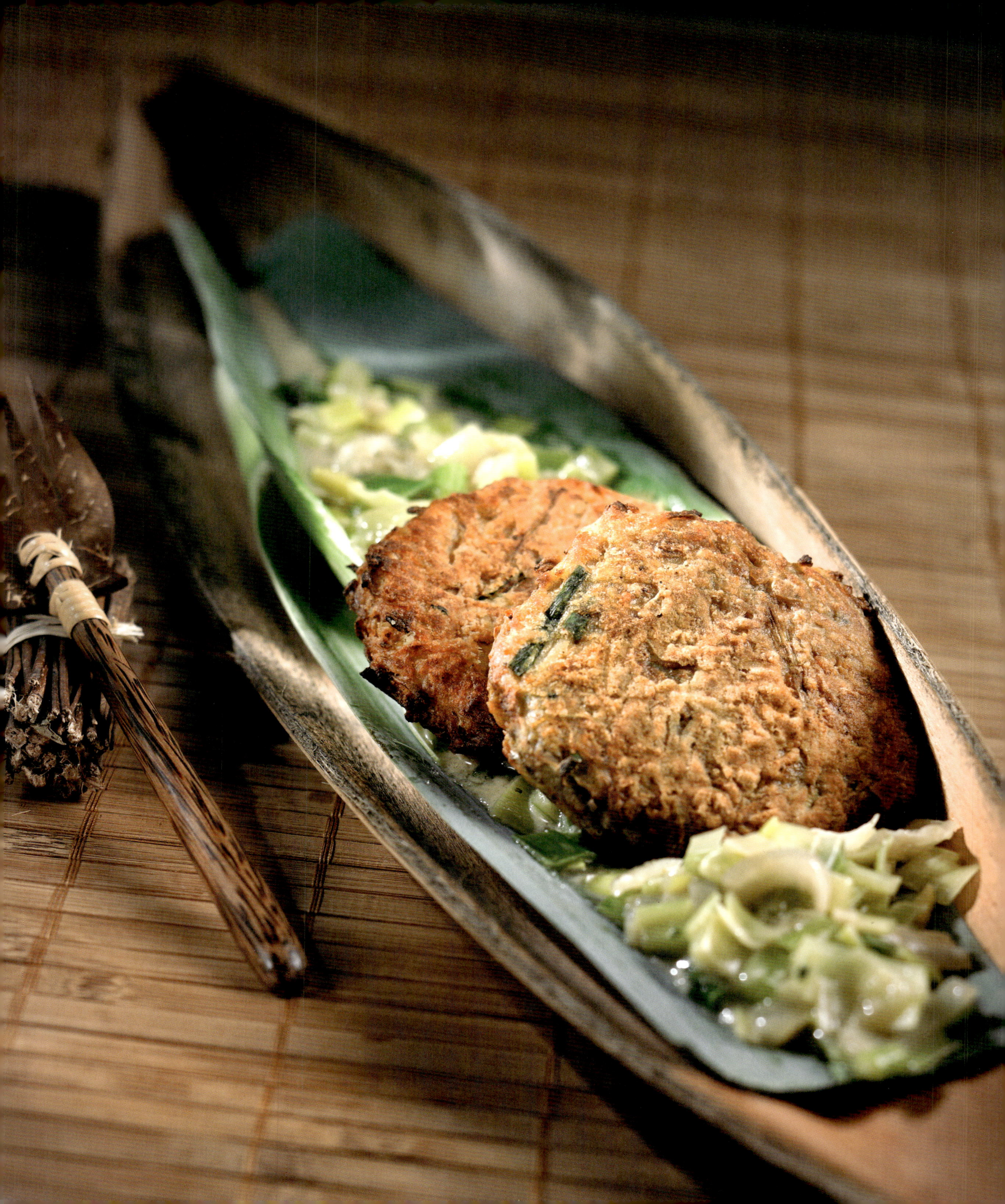

Kartoffel Räffus
auf Lauchgemüse

Härdöpfelchüechli (Schweiz), Erdäpfelkrapferl (Österreich), Rievkooche (Rheinland), Krumbirnpöngeli (Unterfranken), Dotsch (Oberpfalz), Erbelkrebbel (Hessen), Kartoffelplätzchen oder einfach nur Reibekuchen – Kartoffelpuffer haben tausend Namen. Wir haben einen neuen dazugefügt: Räffus.

Kartoffel Räffus

Kartoffeln schälen und reiben. Mit Seidentofu, Mehl und Backpulver mischen. Mit Muskatnuss, Curry, Salz & Pfeffer abschmecken.

Auf beiden Seiten in einer beschichteten Pfanne 3 bis 4 Minuten anbraten und anschliessend 10 Minuten bei 180 Grad im Backofen backen.

Lauchgemüse

Lauch säubern und klein schneiden. Zwiebeln schälen, in kleine Würfel schneiden und in einer beschichteten Pfanne anschwitzen. Lauch zugeben und mit anschwitzen. Mit Vollkornmehl bestäuben. Mit Gemüsefond ablöschen und mit Hafermilch auffüllen. Einkochen lassen bis nur noch wenig Sauce vorhanden ist. Mit Salz & Pfeffer abschmecken.

Zutaten (für 4 Personen)

Kartoffel Räffus

1,2 kg	Kartoffeln (festkochend)
300 g	Seidentofu
120 g	Vollkornmehl
1 EL	Backpulver
	Muskatnuss
	Curry
	Salz & Pfeffer

Lauchgemüse

3	Lauchstangen
2	Zwiebeln
1–2 EL	Vollkornmehl
400 ml	Gemüsefond
500 ml	Hafermilch
	Salz & Pfeffer

Verwenden Sie bitte aus gesundheitlichen Gründen so wenig Salz und Öl wie nötig. Benutzen Sie Jodsalz – falls möglich. Versuchen Sie immer weniger Salz und Öl einzusetzen, sodass das Verlangen nach beidem mit der Zeit geringer wird.

* *Kartoffelpuffer können auch als klassische Bratlinge eingesetzt und mit anderen Beilagen serviert werden. Oder Sie servieren sie ganz einfach auf einem Blattsalat.*

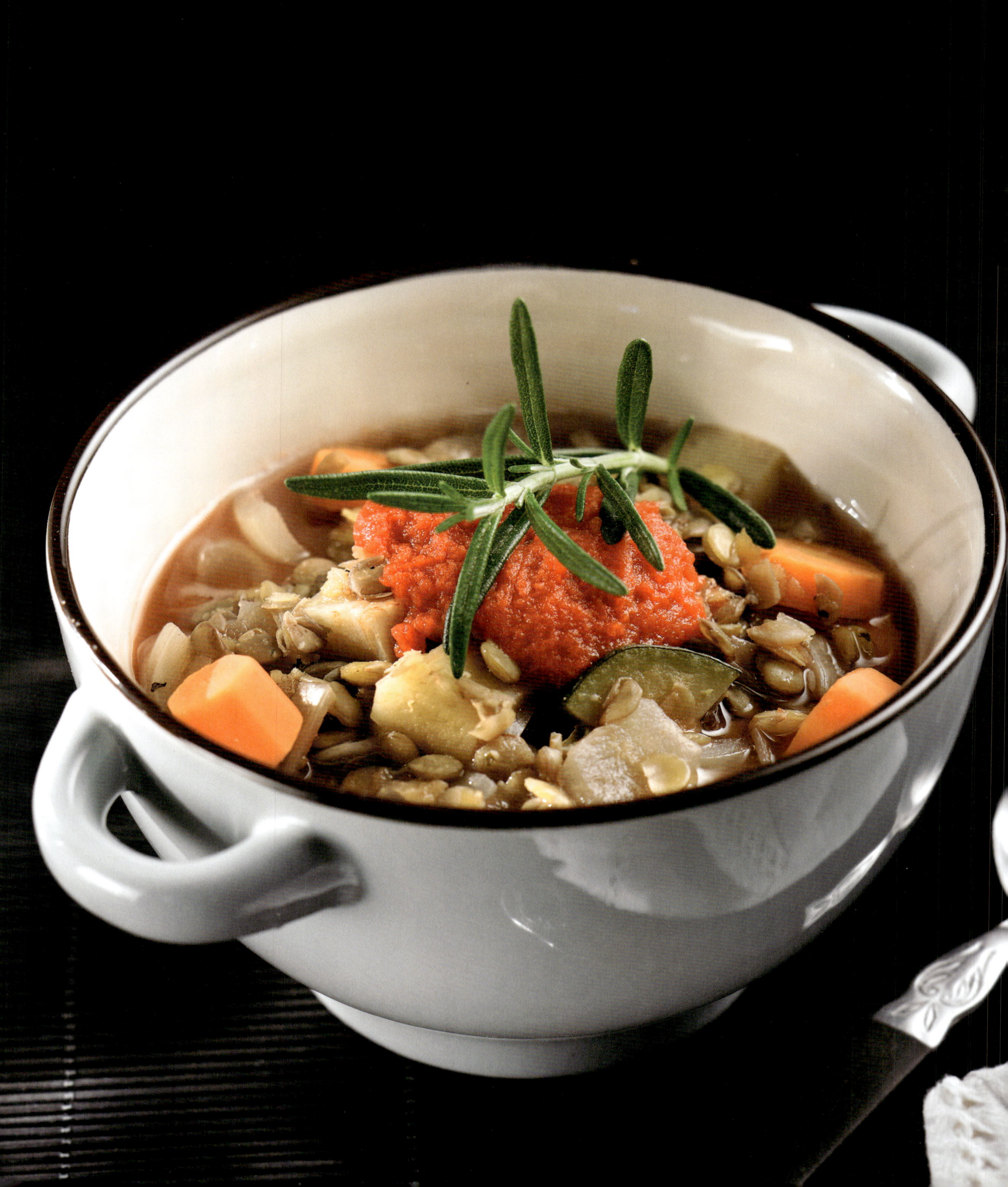

Linseneintopf mit Tomatensauce

Das gemeinsame Kochen verschiedener Zutaten in einem Topf gehört sicher zu den ältesten und bekanntesten Kochtechniken und erfreut sich nach wie vor grosser Beliebtheit. Auch unserem vegan gesunden Linseneintopf sagen wir eine grosse Zukunft voraus. Gehaltvoll, geschmackvoll, gesund. Lecker.

Linsen nach Anleitung kochen.

Kartoffeln schälen und in 2 cm grosse Würfel schneiden. Zwiebel schälen und in Würfel schneiden. Kartoffeln, Zwiebel, Lorbeerblatt und Nelken im Gemüsefond etwa 5 Minuten köcheln.

Karotten und Knollensellerie säubern, in 2 cm grosse Würfel schneiden, in den Eintopf geben und weitere 5 Minuten köcheln lassen.

Paprikaschote und Zucchini säubern, waschen und in 2 cm grosse Würfel schneiden. Beides dem Eintopf zugeben und wiederum etwa 5 Minuten mitkochen.

Linsen und Tomatensauce beigeben und aufkochen. Mit Kurkuma, Salz & Pfeffer abschmecken.

Zutaten (für 4 Personen)

250 g	Linsen
2	Kartoffeln
1	Zwiebel
1	Lorbeerblatt
2	Nelken
750 ml	Gemüsefond
2	Karotten
½	Knollensellerie
1	Paprikaschote
1	Zucchini
250 ml	Tomatensauce (siehe z. B. Rezept Seite 251)
	Kurkuma
	Salz & Pfeffer

* *Wer mag, kann auch Sojagranulat oder vegane Würstchen mitkochen.*
Für eine schöne Schärfe würzen Sie einfach mit Paprikapulver und Cayennepfeffer oder geben Sie eine fein geschnittene Chilischote dazu. Ideal eignen sich auch starke Kräuter wie Petersilie, Rosmarin oder Thymian zum Mitkochen oder fein gehackt als Garnitur.

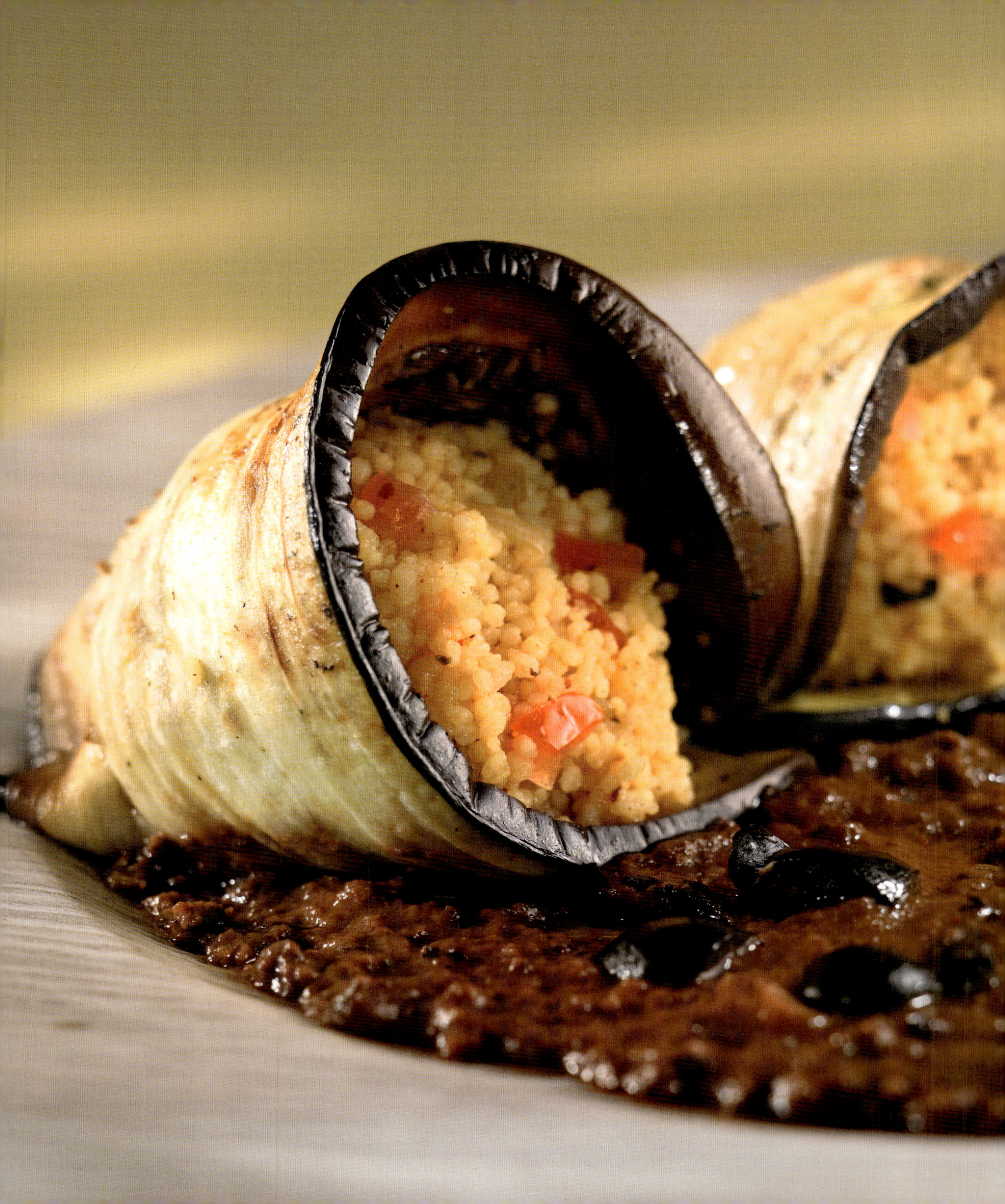

Auberginen „Roll Up" auf Olivenspiegel

Es gibt weisse, rosafarbene, grüne, gelbe und schwarze Auberginen: in einfarbigen und gestreiften Varianten. Aber eines haben sie gemeinsam: Sie sind vielseitig einsetzbar und weil sie ausserdem sehr gehaltvoll sind, spielen sie eine der Hauptrollen in der veganen Küche.

Auberginen Rollen

Auberginen waschen und längs in etwa 1 cm dicke Scheiben schneiden. Die Scheiben einsalzen und etwa 2 Stunden liegen lassen bis das Salz das Wasser gezogen hat. Auberginen nach dem Salzen unter fliessendem Wasser abspülen und trocken-tupfen.

Couscous in Orangensaft mit Kurkuma und Curry so lange ziehen lassen, bis der gesamte Saft aufgesogen ist. Falls es schneller gehen soll: Orangensaft mit Kurkuma und Curry aufkochen und den Couscous darin ziehen lassen.

Zwiebel schälen, Paprikaschote säubern, entkernen und beides in kleine Würfel schneiden. Auberginen in einer be-schichteten Pfanne beidseitig gut anbraten. Auberginen aus der Pfanne nehmen und beiseitestellen. Zwiebel und Paprika-schote in die Pfanne geben und anbraten. Den Couscous bei-geben und alles bei kleiner Hitze wärmen. Mit Salz & Pfeffer abschmecken. Couscous in die Auberginen einrollen.

Olivenspiegel

Tomatensauce und Oliven mit dem Stabmixer grob mixen und den Saft der Limette beigeben. Mit Pfeffer abschmecken.

Verwenden Sie bitte aus gesundheitlichen Gründen so wenig Salz und Öl wie nötig. Benutzen Sie Jodsalz – falls möglich. Versuchen Sie immer weniger Salz und Öl einzusetzen, so-dass das Verlangen nach beidem mit der Zeit geringer wird.

Zutaten (für 4 Personen)

Auberginen Rollen

4	Auberginen
260 g	Couscous
500 ml	Orangensaft
1	Zwiebel
1	Rote Paprikaschote
	Kurkuma
	Curry
	Salz & Pfeffer

Olivenspiegel

800 ml	Tomatensauce (siehe z. B. Rezept Seite 251)
400 g	Schwarze Oliven (ohne Stein)
1	Limette
	Pfeffer

** Sowohl die Rollen als auch die Toma-tensauce können warm oder kalt ge-gessen werden. Bei Bedarf im Backofen erhitzen. Dazu darf gerne ein Blattsalat serviert werden z. B. Rucola mit Pinien-kernen. Wem der Olivenspiegel zu kräftig ist, der kann ihn mit Natursojajoghurt mischen, womit er eine leichtere und frischere Note bekommt.*

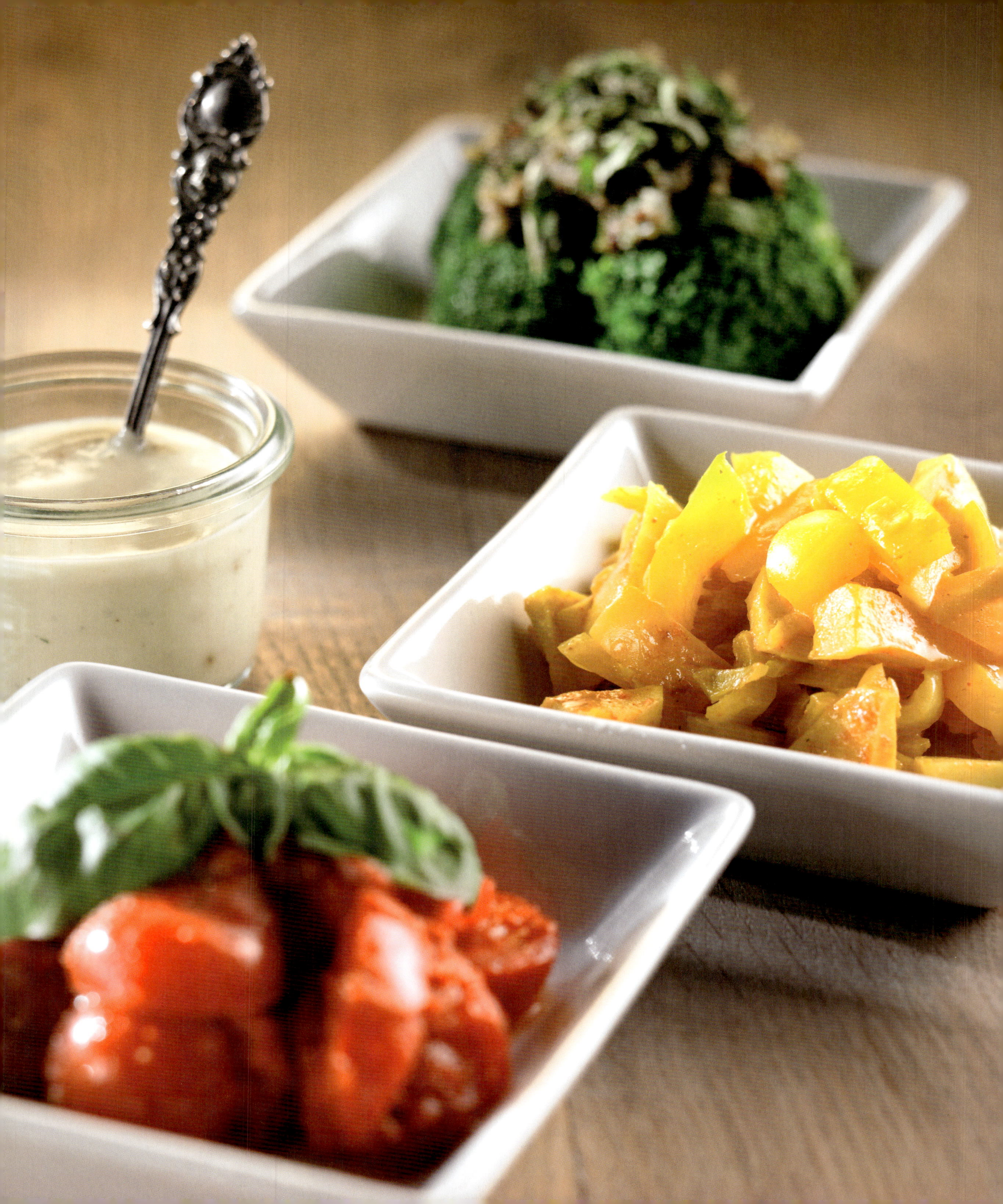

Gemüseampel

Rot

Paprikaschoten säubern, entkernen und in 2 cm grosse
Würfel schneiden. Kirschtomaten waschen und halbieren.
Paprikaschoten und Tomaten in einer beschichteten Pfanne
gut anschwitzen. Mit Tomatensaft ablöschen und kurz ein-
kochen lassen. Mit Paprikapulver bestäuben und mit Salz &
Pfeffer abschmecken

Das Ganze kann wunderbar mit einer roten Zwiebel, Chilischote, frischem Basilikum oder Oregano verfeinert werden.

Gelb

Paprikaschoten säubern und entkernen. Karotten schälen und
beides in 2 cm grosse Würfel schneiden. Paprikaschoten und
Karotten in einer beschichteten Pfanne kurz anbraten. Mit
Orangensaft ablöschen und die Flüssigkeit kurz einkochen
lassen. Mit Kurkuma, Salz & Pfeffer abschmecken.

Für eine etwas raffiniertere Variante kann das Kurkuma
auch durch Safran ersetzt werden. Bitte dosieren Sie Safran
vorsichtig, da zu viel Safran einen leicht bitteren Geschmack
entwickeln kann. Das Gemüse kann nach Bedarf auch mit
Agavendicksaft oder unserem Dattelmousse (siehe Rezept
Seite 59) leicht gesüsst werden.

Grün

Brokkoli waschen, in Röschen schneiden und im kochenden
Gemüsefond kurz blanchieren.

Brokkoli aus dem Fond nehmen und anrichten. Kräuter
waschen und hacken. Kräuter und Haselnüsse in 100 ml des
Fonds geben. Unter starker Hitze einkochen lassen. Kräuter-
Haselnuss-Mischung über den Brokkoli geben.

Zutaten (für 4 Personen)

Rot

3	Rote Paprikaschoten
400 g	Kirschtomaten
600 ml	Tomatensaft
	Paprikapulver
	Salz & Pfeffer

Gelb

3	Gelbe Paprikaschoten
6	Pfälzer Karotten
400 ml	Orangensaft
	Kurkuma
	Salz & Pfeffer

Grün

3	Brokkoli
1 l	Gemüsefond
4 EL	Haselnüsse (gemahlen)
2	Petersilienstängel oder Thymianzweige

*Verwenden Sie bitte aus gesundheitlichen
Gründen so wenig Salz und Öl wie nötig.
Benutzen Sie Jodsalz — falls möglich.
Versuchen Sie immer weniger Salz und Öl
einzusetzen, sodass das Verlangen nach
beidem mit der Zeit geringer wird.*

***** *Die Pfälzer Karotte ist eine gelbe Karotte,
die gelegentlich beim Gemüsehändler zu
finden ist. Die Alternative: Pastinaken oder
Knollensellerie.*

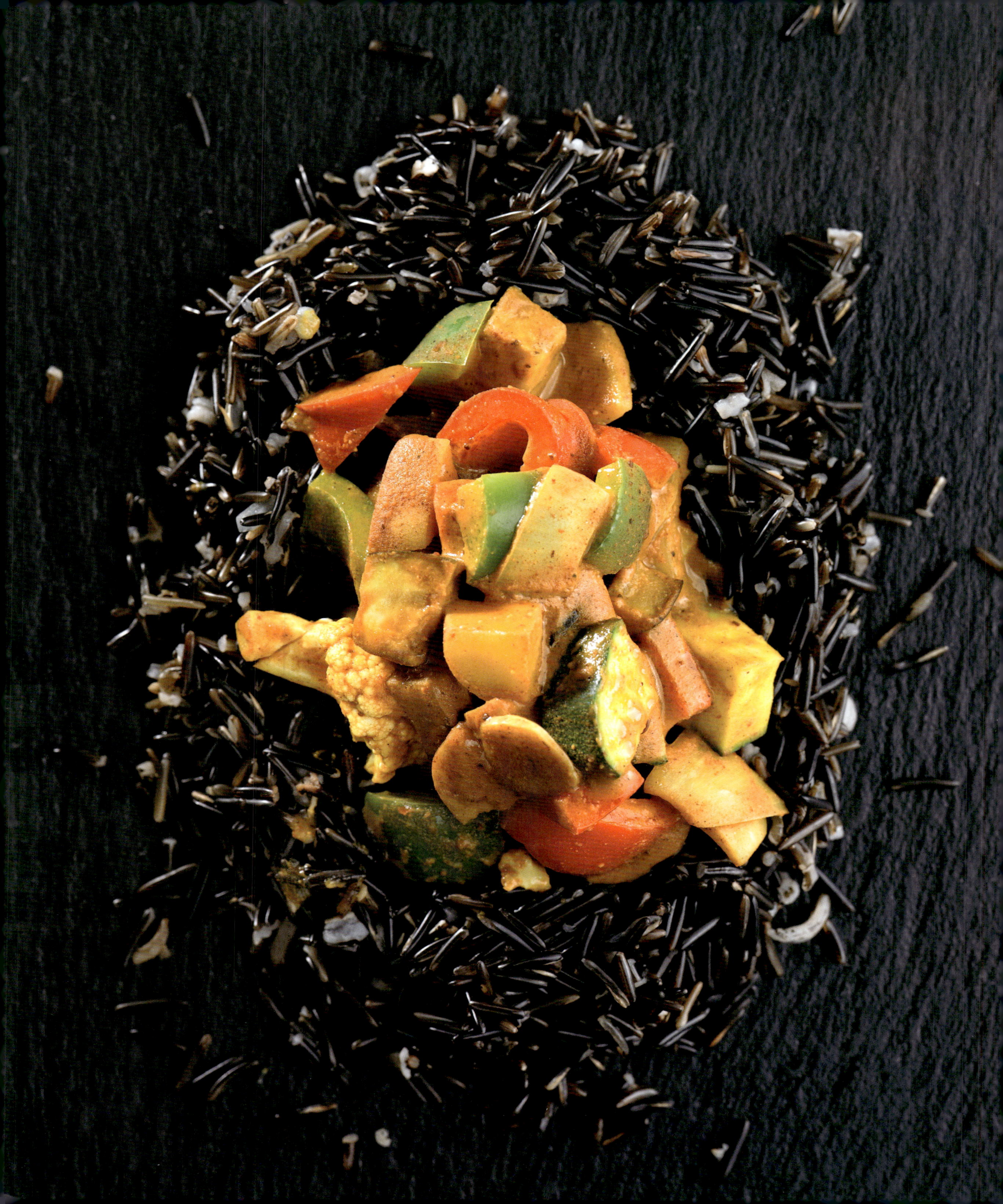

Curry Gemüse

Kurkuma, Koriander, Kreuzkümmel, Pfeffer, Ingwer, Knoblauch, Fenchel, Nelken, Kardamom, Senfkörner, Paprika etc. – Currypulver besteht aus unterschiedlichen Gewürzmischungen und ist wesentlicher Bestandteil eines Currygerichts. Unser Curry Gemüse schmeckt so gut wie es aussieht.

Zwiebel schälen und in feine Würfel schneiden. Gemüse säubern und in 2 cm grosse Würfel schneiden. Die Zwiebel in einer beschichteten Pfanne anschwitzen. Aubergine zugeben und mitdünsten. Restliches Gemüse beigeben und mitdünsten. Äpfel säubern, entkernen und in gleich grosse Würfel schneiden. Äpfel zum Gemüse geben und in der Pfanne kurz mitschwenken.

Das Gemüse mit Curry bestäuben. Mit Orangensaft und Gemüsefond ablöschen und etwa 5 Minuten einkochen lassen. Mit Salz & Pfeffer abschmecken.

Die Schärfe kann nach Belieben durch die Wahl des Currys beeinflusst werden. Für eine eher mildere Variante kann der Orangensaft auch durch Ananassaft ersetzt werden. Die Süsse der Ananas nimmt die Schärfe des Currys auf.

Als Beilage eignet sich jede Art von Reis. Wir empfehlen schwarzen Naturreis.

Zutaten (für 4 Personen)

1	Zwiebel
1	Aubergine
2	Zucchini
2	Paprikaschoten
2	Äpfel
300 ml	Orangensaft
300 ml	Gemüsefond
	Curry
	Salz & Pfeffer

* *Achtung: Da Curry immer eine Mischung aus verschieden Gewürzen ist, ist nicht jedes Curry vegan. Einige Currymischungen beinhalten Zusätze wie Eiweiss oder Molkenpulver.*

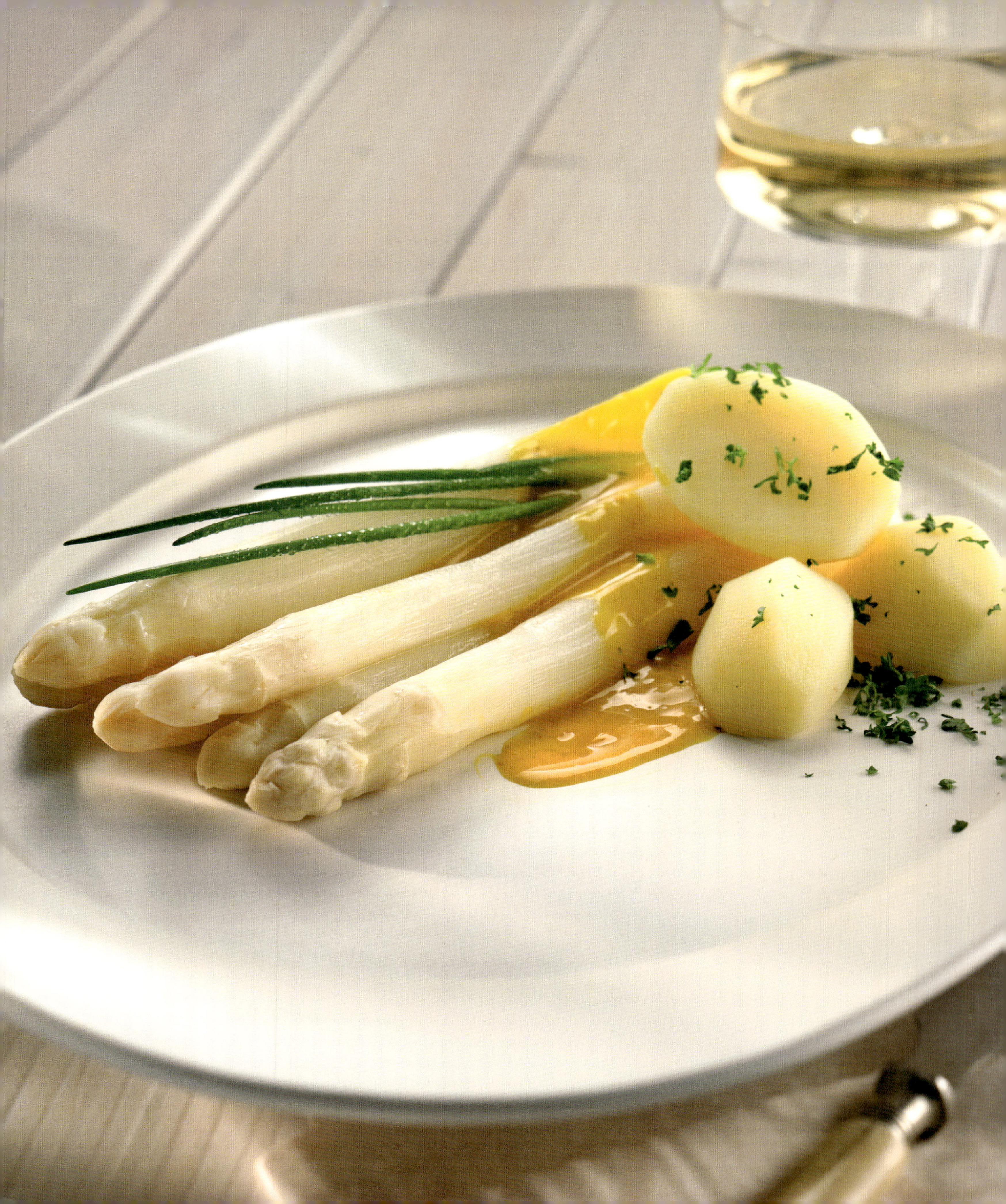

Weisser Spargel an Safransauce

Spargel besteht zu ca. 90 Prozent aus Wasser und ist damit äusserst kalorienarm. Darüber hinaus enthält er Vitamin C, Vitamin E und die für das Nervensystem wichtigen B-Vitamine – und Asparaginsäure. Sie regt die Nierenfunktion an und wirkt damit entwässernd. Beste Note für Gesundheit und Geschmack.

Spargel

Spargel schälen, säubern und die Spargelschalen in Wasser 10 Minuten auskochen. Die Kartoffeln schälen, säubern, beliebig zuschneiden und in einem separaten Topf in Salzwasser gar kochen. Kartoffeln dürfen ruhig noch ein bisschen Biss haben.

Spargelschalen mit einer Schaumkelle aus dem Spargelwasser nehmen und den Spargel je nach Dicke etwa 15 Minuten bei kleiner Hitze darin ziehen lassen. Um ein gleichmässiges Garen der an der Wasseroberfläche aufschwimmenden Spargel zu garantieren, empfehlen wir, während des Kochens ein Küchentuch auf die Wasseroberfläche zu legen. Anschliessend den Spargel aus dem Wasser heben und warm stellen. Das Spargelwasser beiseitestellen, es wird noch für die Sauce gebraucht.

Safransauce

Für die Sauce 400 ml des Spargelwassers unter starker Hitze etwa 5 Minuten reduzieren lassen. Safran und Saft der Limette dazugeben. Zwiebel schälen, in feine Würfel schneiden und in einem Topf mit Olivenöl anschwitzen. Mit Vollkornmehl bestäuben und zu einer Schwitze verrühren. Das reduzierte Spargelwasser zu der Schwitze geben und unter ständigem Rühren mit dem Schneebesen etwa 2 bis 3 Minuten einkochen lassen. Mit Salz & Pfeffer gut abschmecken. Vor dem Servieren mit einem Stabmixer gut aufmixen.

Garnitur

Schnittlauch oder Petersilie waschen, zupfen, hacken und den Spargel damit garnieren

Zutaten (für 4 Personen)

Spargel

2 kg	Weisser Spargel
8	Kartoffeln (festkochend)

Safransauce

1	Kleine Zwiebel
4 EL	Olivenöl
2 EL	Vollkornmehl
1 g	Safran
1	Limette
	Salz & Pfeffer

Garnitur

1 Bd	Schnittlauch oder Petersilie

Verwenden Sie bitte aus gesundheitlichen Gründen so wenig Salz und Öl wie nötig. Benutzen Sie Jodsalz – falls möglich. Versuchen Sie immer weniger Salz und Öl einzusetzen, sodass das Verlangen nach beidem mit der Zeit geringer wird.

* *Wer's gerne scharf mag: Eine Prise Cayennepfeffer passt hervorragend zu diesem Gericht.*

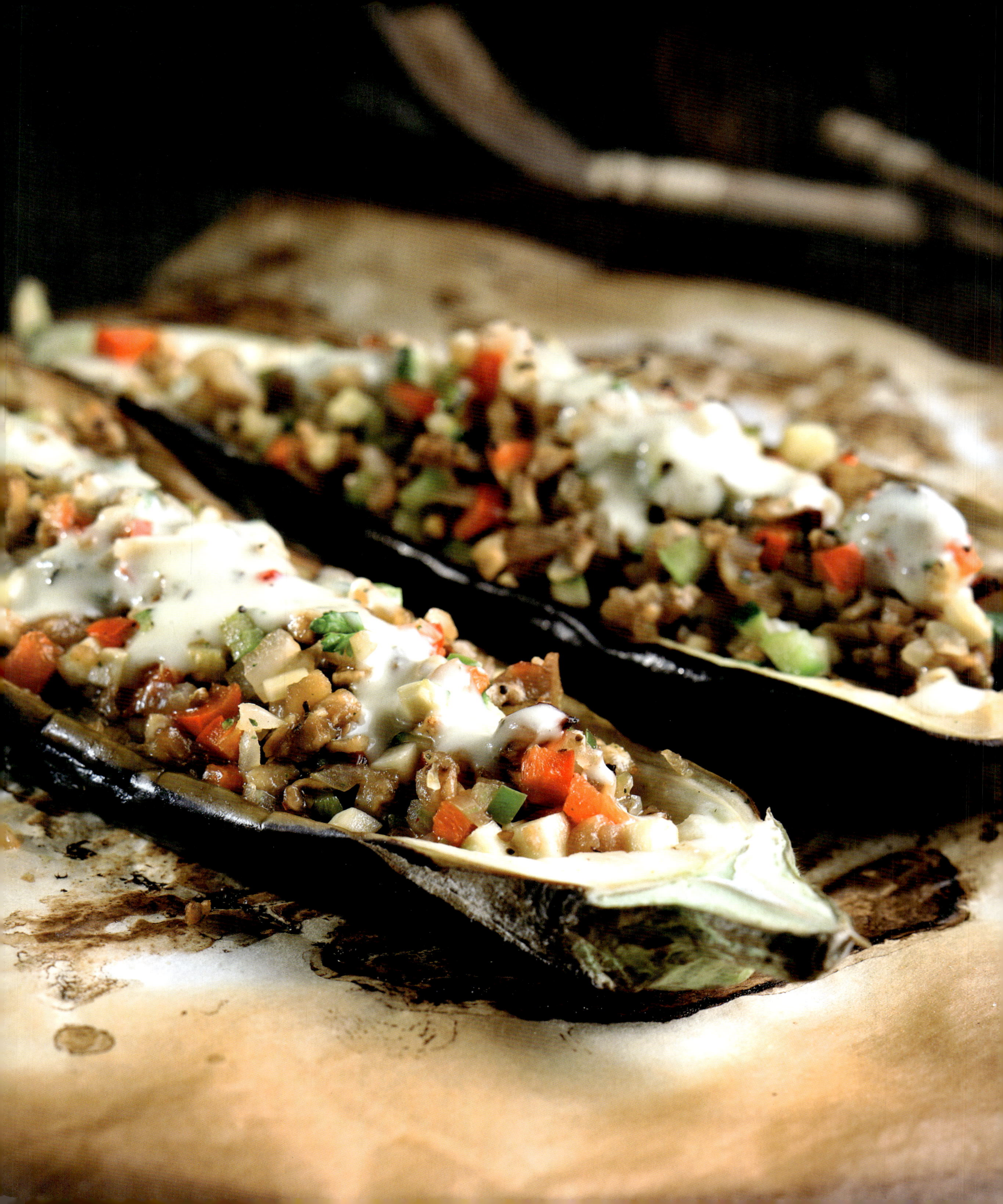

Gratin von der gefüllten Aubergine

Ein köstliches Gericht, das jeden begeistert. Die bunte Gemüsemischung ist leicht bekömmlich und kann natürlich mit verschiedenen Gemüsesorten variiert werden. Lassen Sie Ihrer Fantasie freien Lauf – auch dazu möchten wir Sie schliesslich anregen …

Gratin von der gefüllten Aubergine

Auberginen säubern und der Länge nach halbieren. So viel Gemüsefleisch wie möglich aus den Hälften herausschneiden. Die ausgehöhlten Auberginenhälften einsalzen und mindestens 30 Minuten stehen lassen. Das Salz entzieht dem Gemüse Wasser und Säure. Lassen Sie die Auberginenhälften so lange im Salz liegen, bis das entzogene Wasser auf dem Auberginenboden gut zu sehen ist, anschliessend unter fliessendem Wasser gut abspülen.

Zucchini und Paprikaschote säubern und in möglichst kleine Würfel schneiden. Zwiebel schälen und ebenfalls in möglichst kleine Würfel schneiden. Das Gemüsefleisch von der Aubergine in kleine Würfel schneiden. Zwiebel in einer beschichteten Pfanne andünsten. Das restliche Gemüse beigeben und etwa 5 Minuten mitdünsten. Mit Salz & Pfeffer abschmecken.

Sauce

Vollkornmehl, Sojamilch und Gemüsefond in einem Topf mischen und unter ständigem Rühren langsam aufkochen lassen. Falls sich nach dem Aufkochen Klumpen gebildet haben, geben Sie einfach ein wenig Sojamilch hinzu und mixen die Sauce mit einem Stabmixer durch. Mit Muskatnuss, Salz & Pfeffer abschmecken. Die Sauce kann sehr gut mit gehackter Petersilie ergänzt werden.

Gemüsefüllung in die Hälften füllen. Mit der Sauce übergiessen und im Backofen bei 170 Grad etwa 30 Minuten backen.

Als Beilage empfehlen wir Pilzrisotto (siehe Rezept Seite 175).

Zutaten (für 4 Personen)

Gratin von der gefüllten Aubergine

2	Auberginen
1	Zucchini
1	Paprikaschote
1	Zwiebel
	Salz & Pfeffer

Sauce

2 EL	Vollkornmehl
100 ml	Sojamilch
100 ml	Gemüsefond
	Muskatnuss
	Salz & Pfeffer

Verwenden Sie bitte aus gesundheitlichen Gründen so wenig Salz und Öl wie nötig. Benutzen Sie Jodsalz – falls möglich. Versuchen Sie immer weniger Salz und Öl einzusetzen, sodass das Verlangen nach beidem mit der Zeit geringer wird.

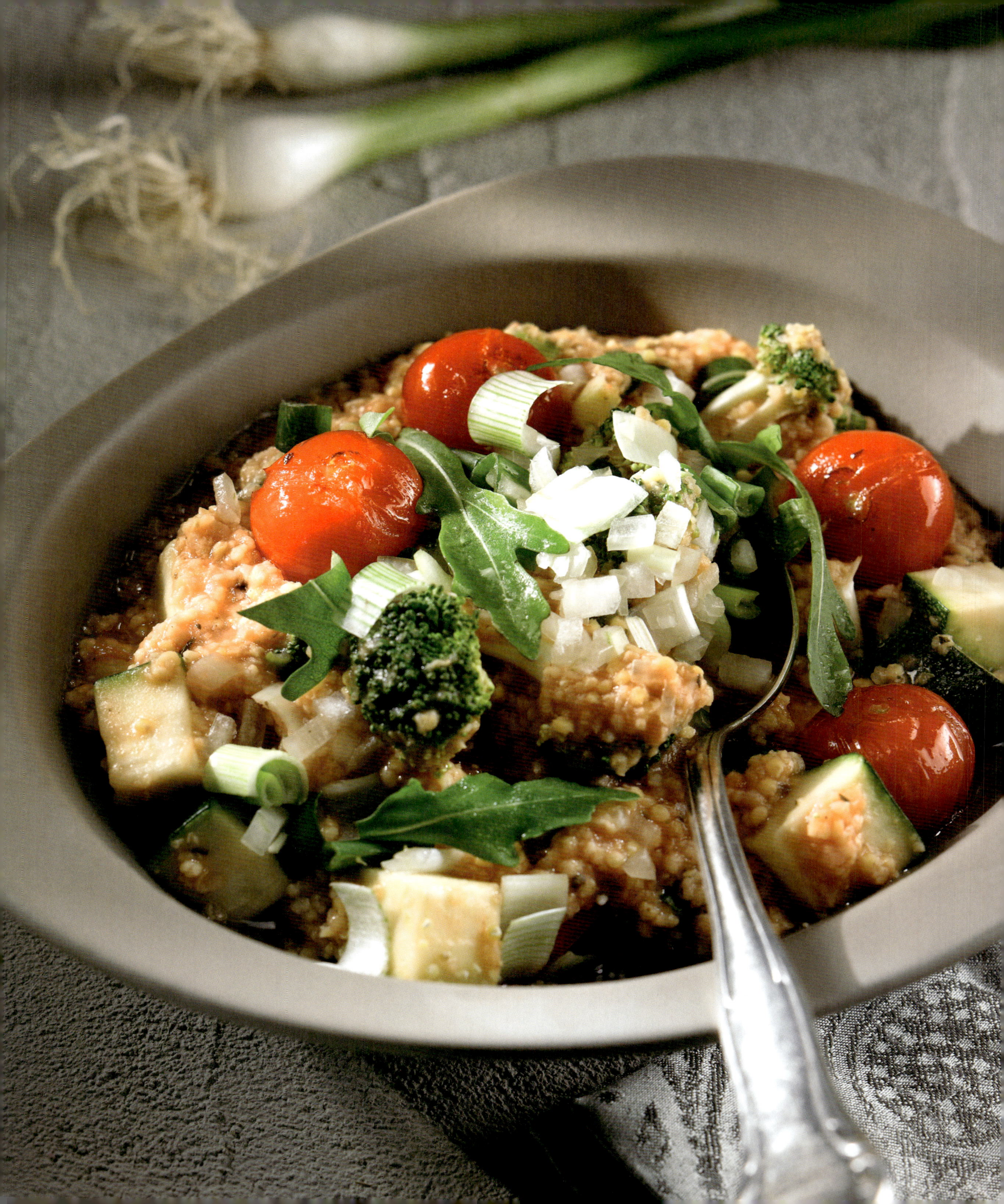

Gemüse Hirse Topf

Hirse ist ein perfekter Lieferant für Mineralstoffe und Spurenelemente. Sie enthält alle wichtigen Mineralstoffe, vor allem Magnesium und Eisen in reichlicher Menge. Ausserdem glänzt sie mit Fluor und Kieselsäure.
Angeblich soll sogar der griechische Philosoph Pythagoras Hirse zur Stärkung empfohlen haben.

Gemüse Hirse Topf

Hirse mit kochendem Wasser abspülen. Zwiebel schälen
und in kleine Würfel schneiden. Zwiebel kurz in einer beschichteten Pfanne anschwitzen und dann mit Gemüsefond
und Weisswein auffüllen. Hirse zugeben, etwa 10 Minuten
kochen und anschliessend 15 Minuten ziehen lassen.

Aubergine, Zucchini und Brokkoli säubern und in etwa 2 cm
grosse Würfel bzw. Röschen schneiden. Gemüse in Salzwasser kurz blanchieren.

Kirschtomaten säubern und halbieren. Tomatensaft, Kirschtomaten und Gemüse zur Hirse geben. Alles zusammen 2 bis
3 Minuten unter Rühren weiterköcheln lassen. Mit Salz &
Pfeffer abschmecken.

Garnitur

Frühlingszwiebeln und Rucola säubern. Frühlingszwiebeln
möglichst fein und Rucola grob schneiden und als Garnitur
verwenden.

Zutaten (für 4 Personen)

Gemüse Hirse Topf

600 g	Hirse
1	Zwiebel
1,2 l	Gemüsefond
100 ml	Weisswein (vegan)
1	Aubergine
2	Zucchini
1	Brokkoli
250 g	Kirschtomaten
200 ml	Tomatensaft
	Salz & Pfeffer

Garnitur

2	Frühlingszwiebeln
1 Bd	Rucola

*Verwenden Sie bitte aus gesundheitlichen Gründen so wenig
Salz und Öl wie nötig. Benutzen Sie Jodsalz – falls möglich.
Versuchen Sie immer weniger Salz und Öl einzusetzen, so-
dass das Verlangen nach beidem mit der Zeit geringer wird.*

** Zu diesem Gericht passen hervorragend
Oliven. Einfach unter das fertige Gericht
mischen.*

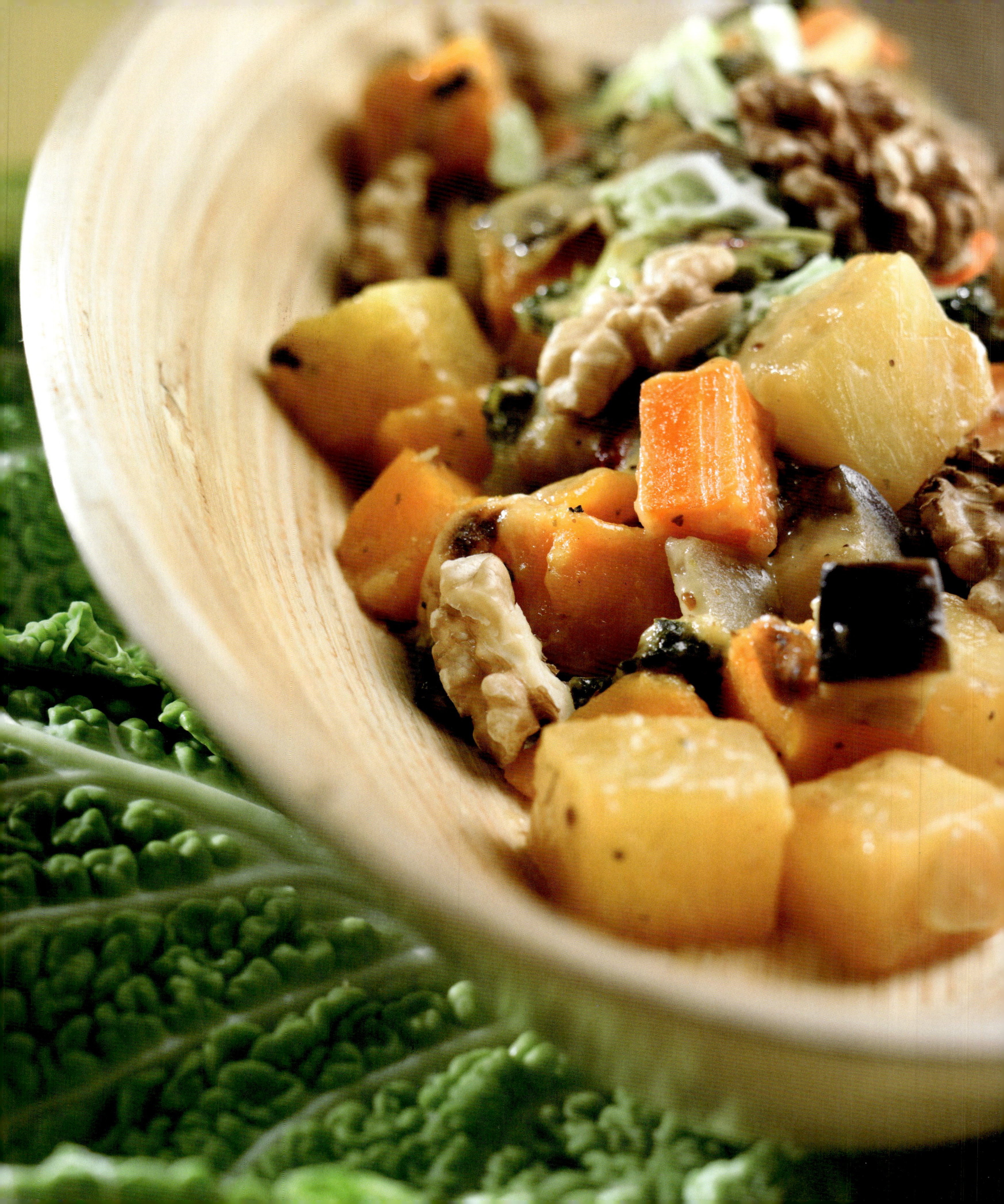

Kürbis Gemüseragout mit Ananas

Ein vollfruchtiges Hauptgericht, das zu begeistern weiss. Die Mischung macht's. Zwischen Bodenständigkeit und einem Hauch Exotik bietet unser Gemüseragout die ganze Bandbreite der vegan gesunden Küche.

Gemüseragout

Kürbis schälen, entkernen und in etwa 2 cm grosse Würfel schneiden. Zwiebel, Karotten, Aubergine und Wirsing säubern und in etwa 2 cm grosse Würfel schneiden. Ananas schälen, Strunk entfernen und in 2 cm grosse Würfel schneiden.

Zwiebel in einer beschichteten Pfanne anschwitzen. Kürbis dazugeben und etwa 1 Minute mit anschwitzen. Restliches Gemüse und Ananas beigeben und gut anbraten.

Mit Vollkornmehl und Curry bestäuben und mit Weisswein ablöschen. Das Ganze mit Kokosmilch und Grapefruitsaft auffüllen und etwa 15 Minuten kochen lassen. Mit Salz & Pfeffer abschmecken.

Garnitur

Mit ganzen Walnüssen servieren.

Wir empfehlen als Beilage Quinoa.

Zutaten (für 4 Personen)

Gemüseragout

400 g	Kürbis
1	Kleine Zwiebel
3	Karotten
1	Aubergine
¼	Wirsing
½	Ananas
3 EL	Vollkornmehl
100 ml	Weisswein (vegan)
700 ml	Kokosmilch
200 ml	Grapefruitsaft
	Curry
	Salz & Pfeffer

Garnitur

100 g	Walnüsse

Verwenden Sie bitte aus gesundheitlichen Gründen so wenig Salz und Öl wie nötig. Benutzen Sie Jodsalz – falls möglich. Versuchen Sie immer weniger Salz und Öl einzusetzen, sodass das Verlangen nach beidem mit der Zeit geringer wird.

***** *Anstelle von Kürbis können auch Süsskartoffeln, festkochende Kartoffeln oder Kohlrabi verwendet werden. Besonders gut schmeckt dieses Gericht mit Koriander und einem Joghurtdip. Das Ragout kann nach Belieben auch mit Vollkornreis serviert werden.*

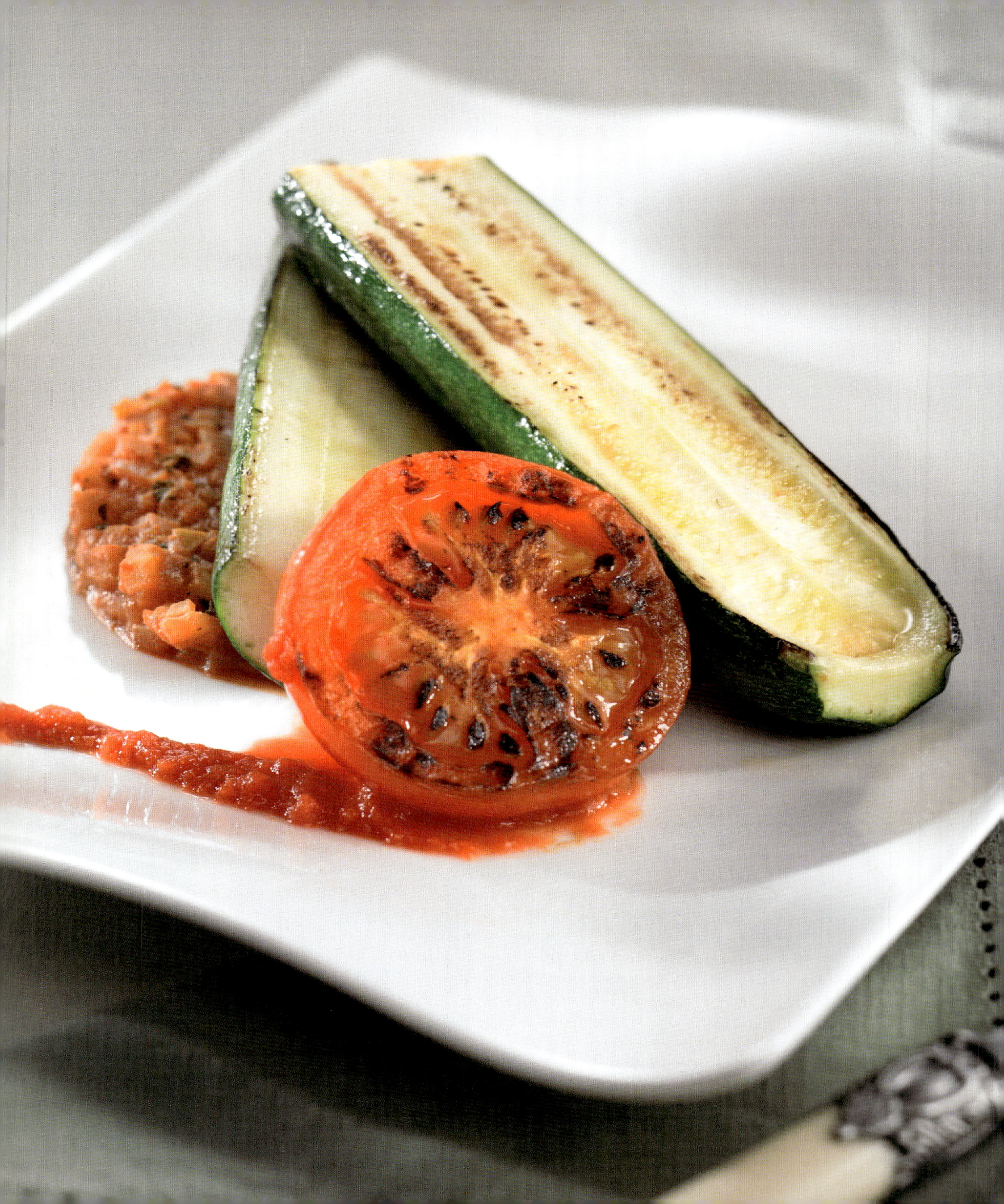

Zucchini mit gegrillter Tomate

Wussten Sie, dass Zucchiniblüten ebenfalls essbar sind? Sie schmecken leicht süsslich, sehen gut aus und lassen sich wunderbar frittieren oder füllen. Mit ein wenig Glück kann Ihnen Ihr Biohändler auf der Suche nach den bekömmlichen Blüten weiterhelfen …

Zucchini mit gegrillter Tomate

Zucchini und Tomaten säubern und der Länge nach halbieren. Auf der Schnittseite 2 bis 3 Minuten in einer beschichteten Pfanne anbraten bis sowohl die Zucchini als auch die Tomaten eine schöne Farbe erhalten haben. Zucchini und Tomaten aus der Pfanne nehmen und beiseitestellen.

Sauce

Zwiebel schälen und in feine Würfel schneiden. Äpfel säubern, entkernen und mit der Schale in kleine Würfel schneiden. Zwiebel und Äpfel in der Pfanne kurz anschwitzen. Mit Reismilch und Tomatensaft ablöschen. 2 bis 3 Minuten einkochen lassen. Mit Salz & Pfeffer abschmecken.

Zucchini und Tomaten in der Sauce aufwärmen.

Als Beilage empfehlen wir unser Kartoffelgratin (siehe Rezept Seite 199).

Zutaten (für 4 Personen)

Zucchini mit gegrillter Tomate

4	Zucchini
4	Tomaten

Sauce

1	Zwiebel
4	Äpfel
400 ml	Reismilch
200 ml	Tomatensaft
	Salz & Pfeffer

Verwenden Sie bitte aus gesundheitlichen Gründen so wenig Salz und Öl wie nötig. Benutzen Sie Jodsalz – falls möglich. Versuchen Sie immer weniger Salz und Öl einzusetzen, sodass das Verlangen nach beidem mit der Zeit geringer wird.

* *Nüsse oder frische Kräuter verleihen dem Gemüse einen besonderen Kick.*

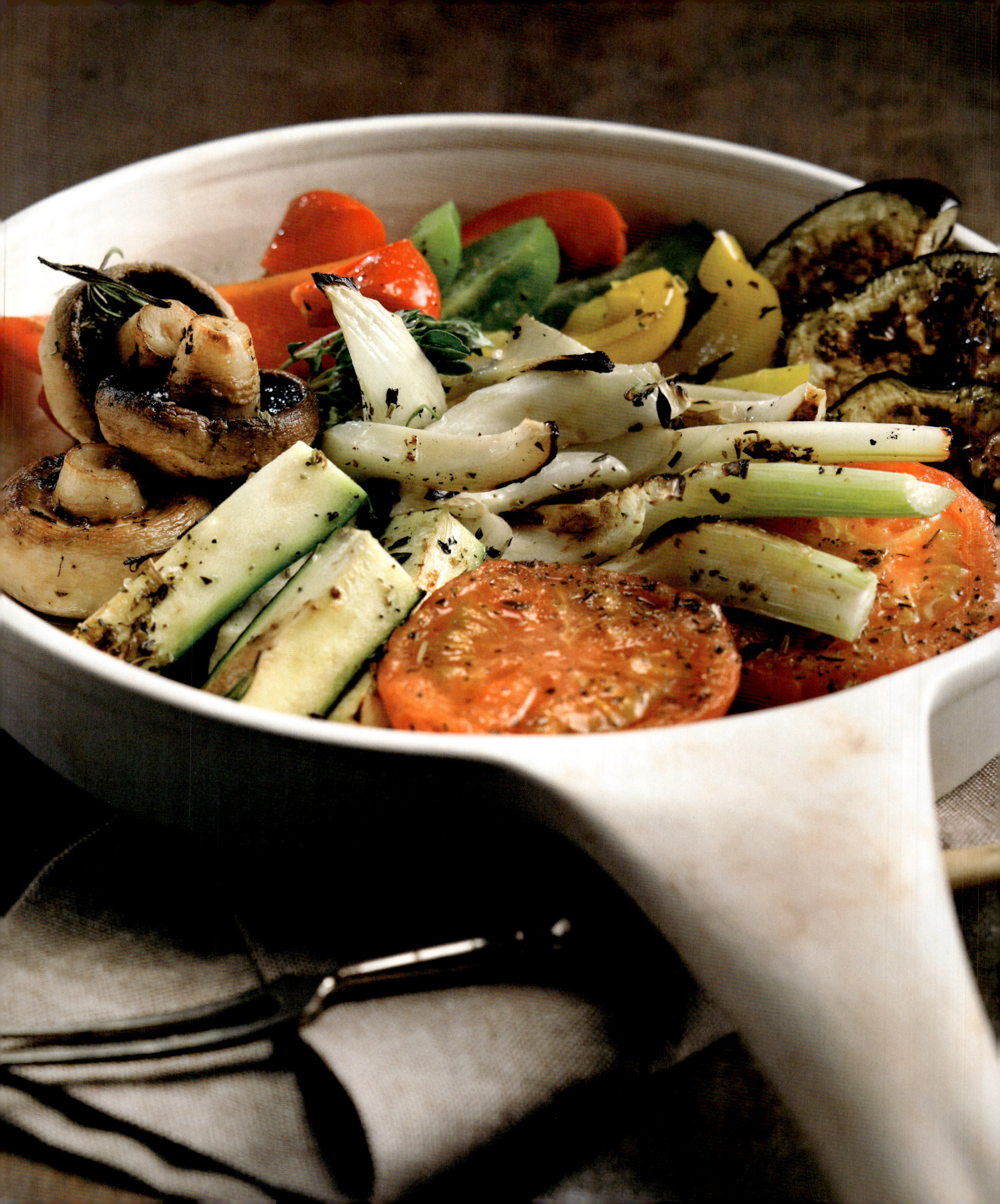

Backofengemüse
Baked Lunch

Eigentlich wollten wir das Gericht nur „Backofengemüse" nennen. Aber das Wortspiel im Hinblick auf den weltberühmten Roman „Naked Lunch" von William S. Burroughs lag zu nahe. Der Dichter hätte sehr viel Freude an unserem Hauptgericht gehabt – obwohl wir kein einziges Tabu verletzen :-)

Tomaten säubern und halbieren. Zwiebel schälen und in feine Würfel schneiden. Gemüse säubern, in etwa gleich grosse Stücke schneiden und in eine ofenfeste Form geben, dabei die Zwiebel über dem Gemüse verteilen.

Kräuter zupfen und über dem Gemüse verteilen. Mit Olivenöl beträufeln und mit Salz & Pfeffer abschmecken.

Alles bei 220 Grad 10 bis 15 Minuten im Backofen backen.

Zutaten (für 4 Personen)

4	Tomaten
1	Zwiebel
400 g	Champignons
1	Rote Paprikaschote
1	Gelbe Paprikaschote
1	Grüne Paprikaschote
2	Zucchini
1	Aubergine
2	Fenchel
4 EL	Olivenöl
2	Rosmarinzweige
2	Thymianzweige
	Salz & Pfeffer (grob)

Verwenden Sie bitte aus gesundheitlichen Gründen so wenig Salz und Öl wie nötig. Benutzen Sie Jodsalz – falls möglich. Versuchen Sie immer weniger Salz und Öl einzusetzen, sodass das Verlangen nach beidem mit der Zeit geringer wird.

* *Das Gemüse kann auch auf dem Grill zubereitet werden. Um zu vermeiden, dass das Gemüse bei der starken Hitze zu viel Farbe bekommt, kann die Gratinform mit einer Alufolie abgedeckt werden. Weitere Gemüsesorten, die sich so zubereiten lassen, sind z. B. Spargel, Kohlrabi, Pak Choi, Schalotten, Frühlingszwiebel, Karotte usw.*

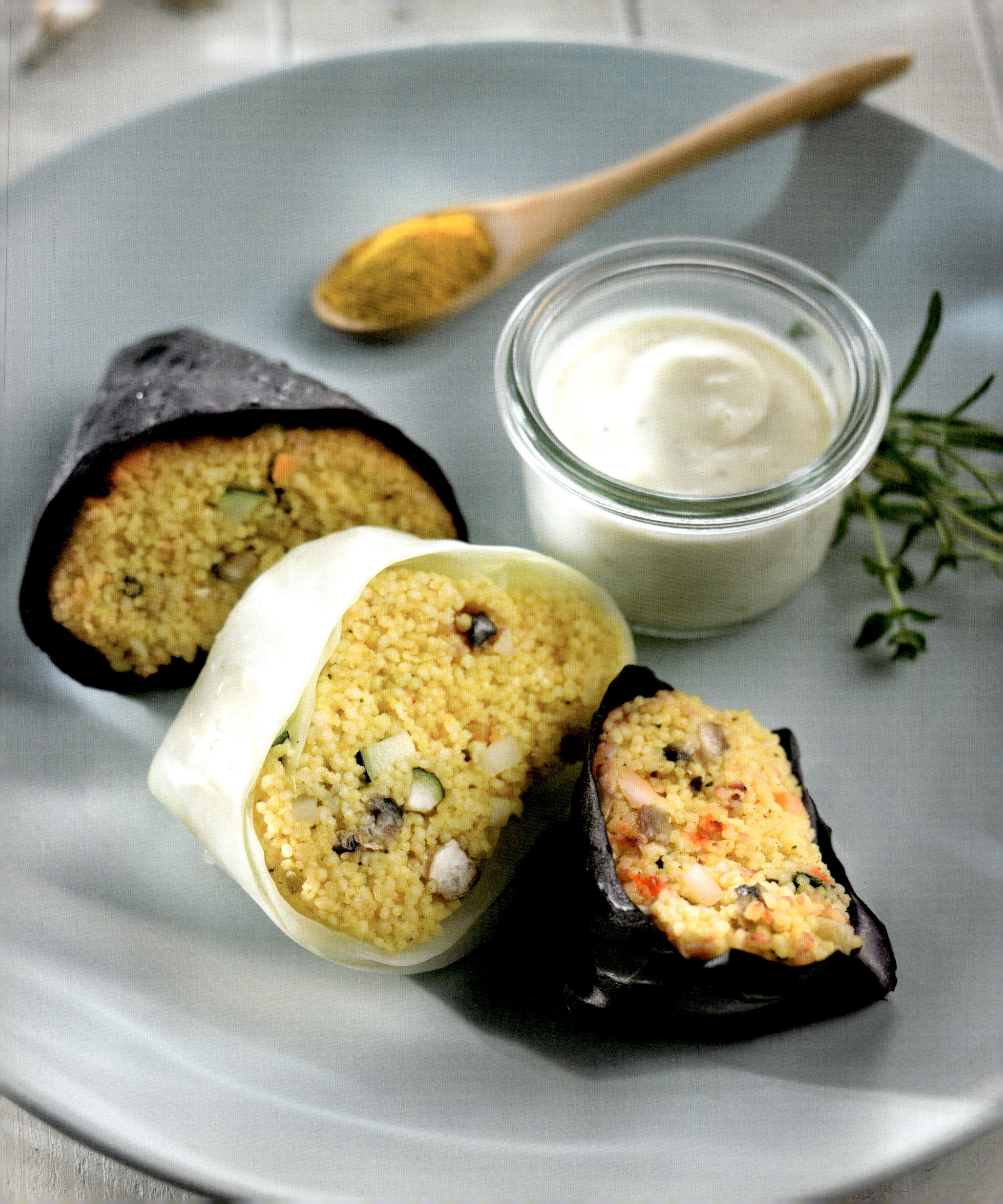

Couscouskohl Rot Weiss

Sowohl Rotkohl als auch Weisskohl sind sehr reich an Vitamin C. Um die Vitamine zu erhalten, sollte Kohl aber nicht zulange gekocht werden. Ausserdem: Die Vitamine A, B, E und K sind in unserem Gericht ebenso reichlich vorhanden wie die Mineralstoffe Calcium, Eisen und Magnesium. Kohl hilft. Immer.

Zwiebeln und Knoblauch schälen und in kleine Würfel schneiden. Zucchini und Champignons säubern und in kleine Würfel schneiden. Kohlblätter in kochendem Salzwasser einige Minuten blanchieren.

Zwiebeln und Knoblauch in einer beschichteten Pfanne anschwitzen. Zucchini und Champignons dazugeben und kurz mitdünsten. Mit Curry bestäuben. Mit Gemüsefond und Orangensaft ablöschen. Couscous beigeben, aufkochen und etwa 15 Minuten ziehen lassen. In die Kohlblätter einwickeln und mit einem Sojajoghurtdip (siehe z. B. Rezept Seite 155) servieren.

Zutaten (für 4 Personen)

2	Zwiebeln
2	Knoblauchzehen
2	Zucchini
6	Champignons
16	Rotkohlblätter
16	Weisskohlblätter
400 ml	Gemüsefond
400 ml	Orangensaft
400 g	Couscous
	Curry

Verwenden Sie bitte aus gesundheitlichen Gründen so wenig Salz und Öl wie nötig. Benutzen Sie Jodsalz – falls möglich. Versuchen Sie immer weniger Salz und Öl einzusetzen, sodass das Verlangen nach beidem mit der Zeit geringer wird.

* *Natürlich ist es auch möglich, den Kohl kleingeschnitten mit dem Gemüse zusammen zu dünsten. Alternativ zum Kohl können (je nach Saison) Mangold oder Wirsing zum Einsatz kommen. Und auch das Couscous darf gerne variiert werden: Einfach zu Kugeln formen und auf dem Gemüseblatt anrichten.*

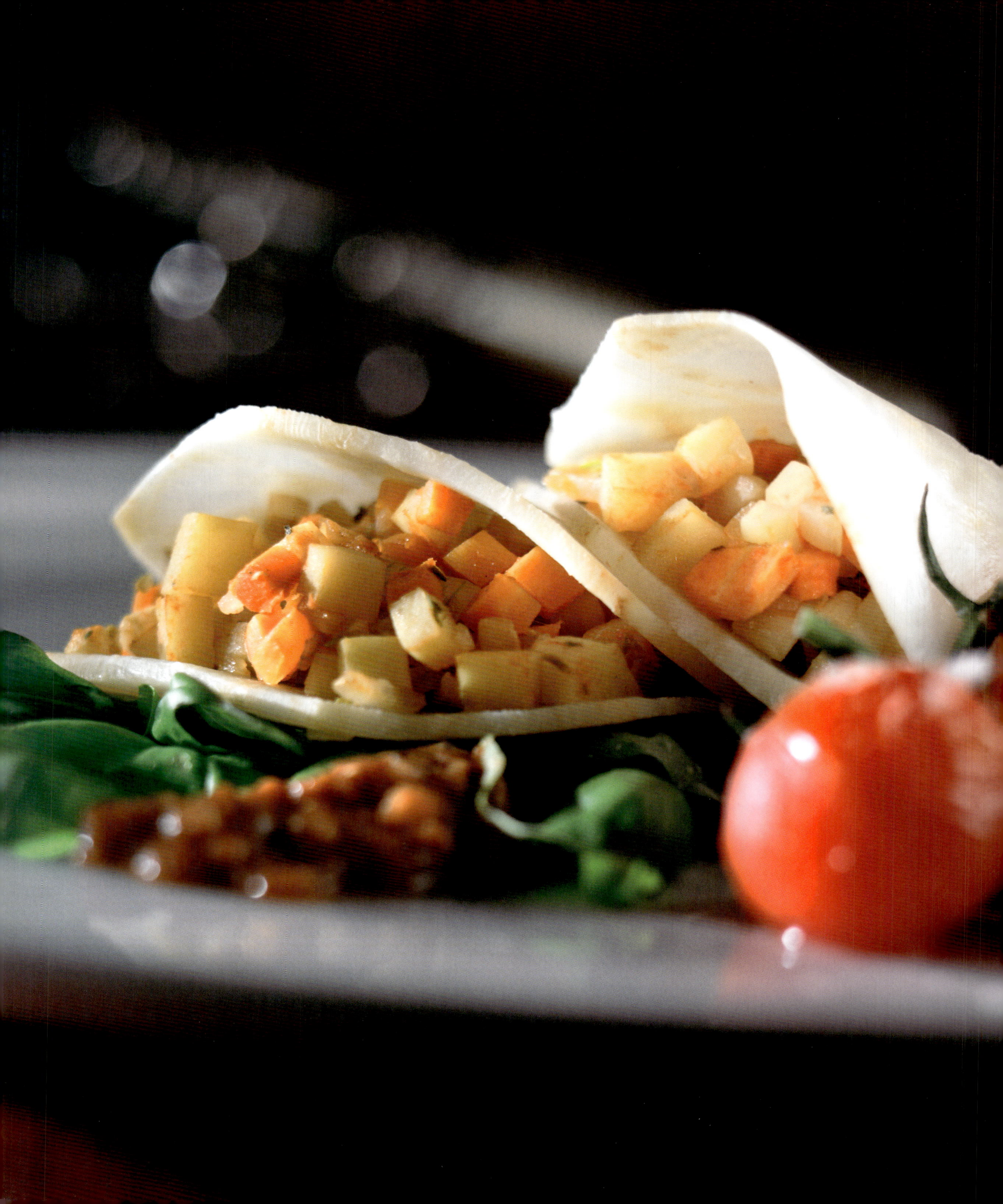

Sellerieravioli mit Gemüsesalsa

Sellerie ist nicht nur eine geschmackliche Bereicherung der vegan gesunden Küche, sondern bietet unter anderem die natürliche Möglichkeit, den Blutdruck zu senken – ohne das Risiko von Nebenwirkungen, die bei Arzneimitteln üblich sind. Wenn es Wunder geben würde – Sellerie wäre eins.

Ravioli

Knollensellerie schälen. 24 möglichst dünne Scheiben schneiden und kurz in Salzwasser blanchieren. Scheiben nur aus der Mitte der Knolle schneiden. Der Randteil wird zur Hälfte für die Füllung und zur Hälfte für die Salsa gebraucht.

Salsa

Kartoffel schälen und in kleine Würfel schneiden. Karotte schälen und mit der Hälfte des Knollensellerie-Randteils ebenfalls in kleine Würfel schneiden. Alles zusammen mit dem Gemüsefond und dem Tomatensaft etwa 30 Minuten einkochen. Mit dem Stabmixer pürieren. Mit Salz & Cayennepfeffer abschmecken. Mit dem Cayennepfeffer bitte nicht sparen – eine Salsa darf richtig scharf sein!

Füllung

Zwiebel schälen und in kleine Würfel schneiden. Lauch säubern und in möglichst feine Ringe schneiden. Karotte schälen und ebenso wie die Hälfte des Sellerie-Randteils in kleine Würfel schneiden. Zwiebel und Lauch in einer beschichteten Pfanne anschwitzen. Karotte und Knollensellerie etwa 2 bis 3 Minuten mitdünsten. Mit dem Gemüsefond ablöschen und kochen lassen, bis keine Flüssigkeit mehr vorhanden ist. Mit Curry, Salz & Zitronenpfeffer abschmecken. Die Füllung auskühlen lassen.

Die Füllung auf 12 Selleriescheiben verteilen, diese mit den verbliebenen 12 Scheiben abdecken und leicht andrücken. Im Backofen bei 160 Grad etwa 10 Minuten wärmen. Die Salsa dazu kalt servieren.

Zutaten (für 4 Personen)

Ravioli (12 Stück)

3	Mittelgrosse Knollensellerie

Salsa*

1	Kartoffel (mehligkochend)
1	Karotte
300 ml	Gemüsefond
200 ml	Tomatensaft
	Salz & Cayennepfeffer

Füllung*

1	Zwiebel
1	Lauchstange
1	Karotte
100 ml	Gemüsefond
	Curry
	Salz & Zitronenpfeffer

*Für Salsa und Füllung wird jeweils die Hälfte des Sellerie-Randteils mitverarbeitet.

***** *Richten Sie die Ravioli auf einem Blattsalat oder auf Spinat an. Die Füllung kann sehr gut mit Pilzen ergänzt werden.*

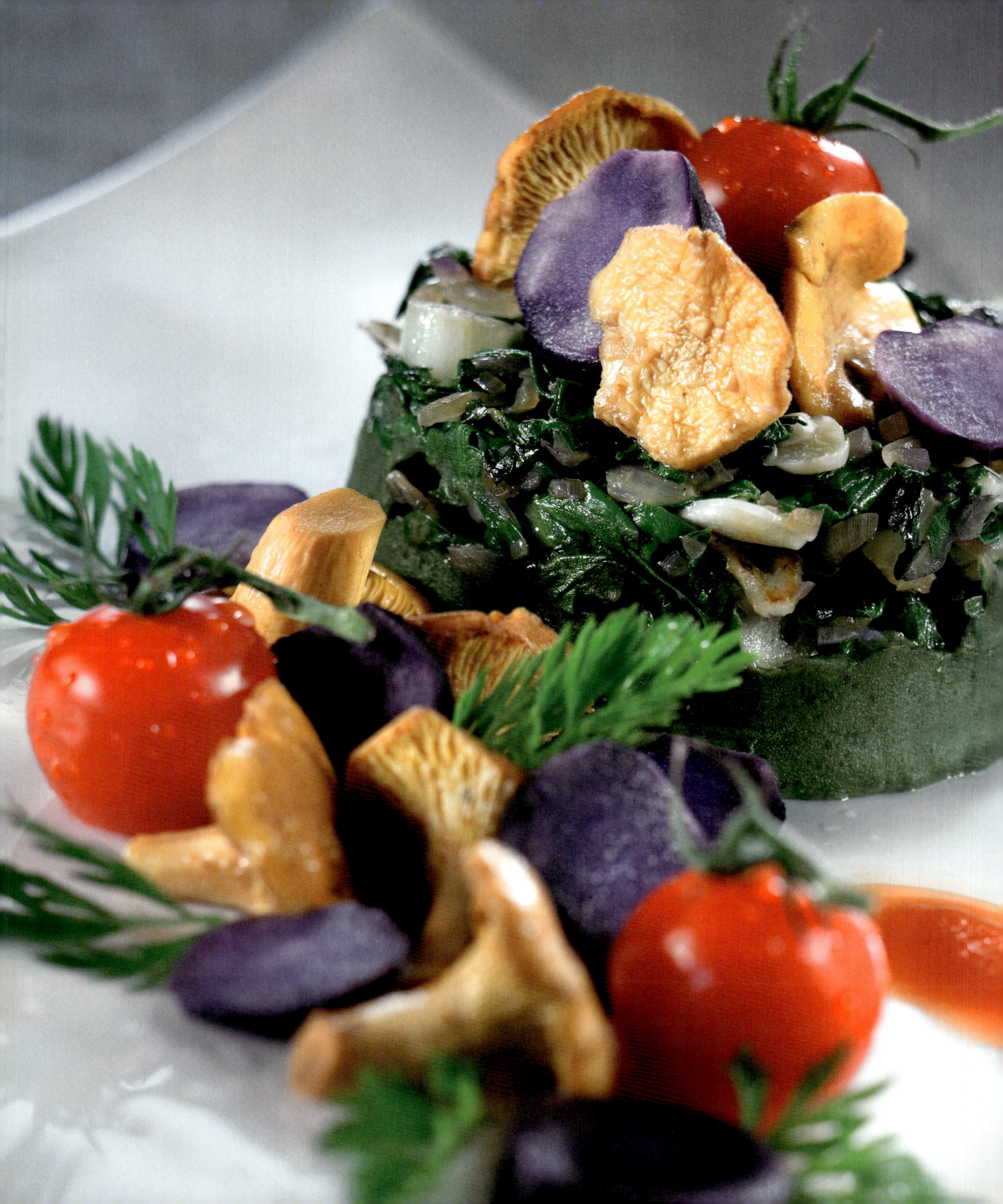

Spinat Kartoffelgemüse mit Pfifferlingen

Das Spinatkartoffelgemüse kann auch sehr gut als Beilage zu einem anderen Gericht verwendet werden. Spinat hat fast das ganze Jahr Saison und sollte frisch zubereitet werden. Die Alternative – falls es einmal keinen frischen Spinat geben sollte: Mangold.

Den gesamten Spinat säubern und grob hacken. Die mehligkochenden Kartoffeln sowie die violetten Kartoffeln säubern und in Salzwasser weich kochen. Die violetten Kartoffeln für die Garnitur beiseitelegen.

Kartoffelgemüse

Zwiebel schälen und in feine Würfel schneiden. 400 g Spinat mit der Zwiebel in der Sojamilch aufkochen. Gemüsefond beigeben. Die mehligkochenden Kartoffeln in Würfel schneiden und beigeben. Mit einem Stabmixer fein pürieren. Mit Muskatnuss, Salz & Pfeffer abschmecken.

Spinat

Zwiebel und Knoblauch schälen, in feine Würfel schneiden und mit 600 g Spinat in einer beschichteten Pfanne anbraten. Mit Salz & Pfeffer abschmecken.

Pfifferlinge

Pfifferlinge säubern und je nach Grösse halbieren. Zwiebel schälen und in feine Würfel schneiden. In einer beschichteten Pfanne Pfifferlinge und Zwiebel anschwitzen. Mit Weisswein ablöschen und mit Salz & Pfeffer abschmecken.

Nun zuerst das Kartoffelgemüse, dann den Spinat und anschliessend die Pfifferlinge auf den Tellern anrichten.

Garnitur

Violette Kartoffeln in Scheiben schneiden und auf das Gemüse geben.

Zutaten (für 4 Personen)

Kartoffelgemüse

400 g	Frischer Spinat
4	Kartoffeln (mehligkochend)
1	Zwiebel
100 ml	Sojamilch
100 ml	Gemüsefond
	Muskatnuss, Salz & Pfeffer

Spinat

600 g	Frischer Spinat
1	Zwiebel
1	Knoblauchzehe
	Salz & Pfeffer

Pfifferlinge

500 g	Frische Pfifferlinge
1	Zwiebel
100 ml	Weisswein (vegan)
	Salz & Pfeffer

Garnitur

200 g	Violette Kartoffeln

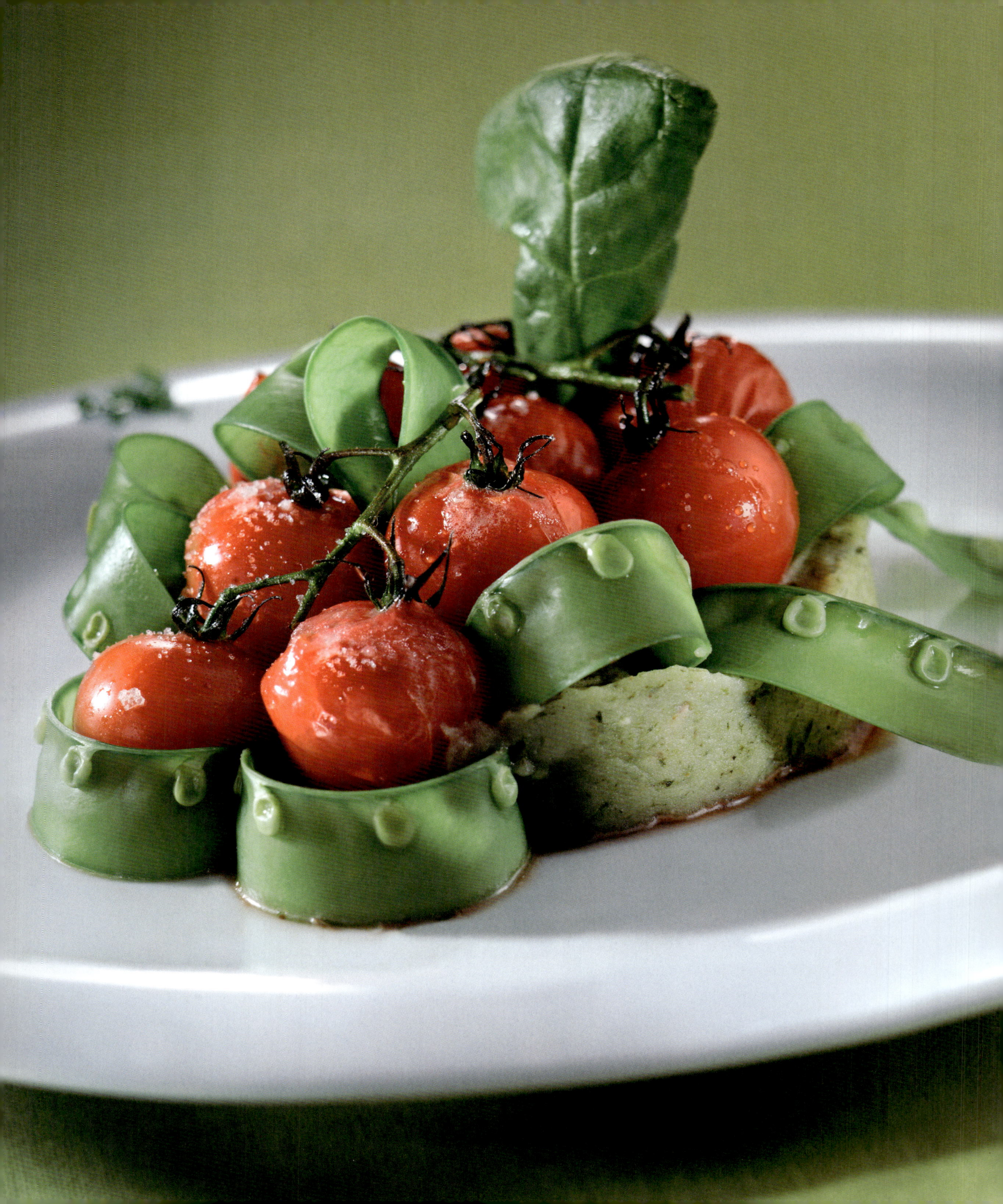

Zuckerschoten mit Basilikum Kartoffelpüree

Zuckerschoten (auch Zuckererbsen genannt) können – im Gegensatz zu vielen anderen Hülsenfrüchten – roh gegessen werden. Als Beilage sind sie viel zu schade. Geniessen Sie unsere kulinarische Sinfonie.

Kartoffelpüree

Kartoffeln waschen, schälen und in Würfel schneiden. In Salzwasser gar kochen, das Wasser abgiessen und ein bisschen ausdampfen lassen. Kartoffeln mit einem Kartoffelstampfer zu einem Brei stampfen. Sojamilch mit Muskatnuss, Salz & Pfeffer aufkochen. Die Flüssigkeit in die Kartoffelmasse einrühren. Kurz vor dem Servieren das Basilikum zupfen, hacken und unterheben.

Zuckerschoten

Den Backofen auf 180 Grad vorheizen. Zwiebel schälen, in feine Würfel schneiden und in einer beschichteten Pfanne andünsten, Zuckerschoten säubern, beigeben und mitdünsten. Tomaten säubern, hinzugeben und mit Gemüsefond ablöschen. Das Ganze im Backofen bei 180 Grad garen, bis die Tomaten aufplatzen. Mit Salz & Pfeffer abschmecken.

Rotweinfond

Gemüsefond mit dem Rotwein zum Kochen bringen. Maisstärke mit Balsamico anrühren, den Agavendicksaft hinzufügen und mit dem Schneebesen in den heissen Rotweinfond einrühren.

Die Zuckerschoten auf dem Kartoffelpüree anrichten und mit dem Rotweinfond beträufeln.

Verwenden Sie bitte aus gesundheitlichen Gründen so wenig Salz und Öl wie nötig. Benutzen Sie Jodsalz – falls möglich. Versuchen Sie immer weniger Salz und Öl einzusetzen, sodass das Verlangen nach beidem mit der Zeit geringer wird.

Zutaten (für 4 Personen)

Kartoffelpüree

1 kg	Kartoffeln (mehligkochend)
200 ml	Sojamilch
	Muskatnuss
	Salz & Pfeffer
1 Bd	Basilikum

Zuckerschoten

1	Zwiebel
300 g	Zuckerschoten
2	Rispentomatenzweige
100 ml	Gemüsefond
	Salz & Pfeffer

Rotweinfond

100 ml	Gemüsefond
100 ml	Rotwein (vegan)
1 TL	Maisstärke
100 ml	Balsamico
1 EL	Agavendicksaft

** Mischen Sie Basilikum erst kurz vor dem Servieren unter die Kartoffeln, da er sonst grau wird. Andere Kräuter wie Petersilie, Bärlauch oder Rucola können zur Abwechslung anstelle des Basilikums verwendet werden.*

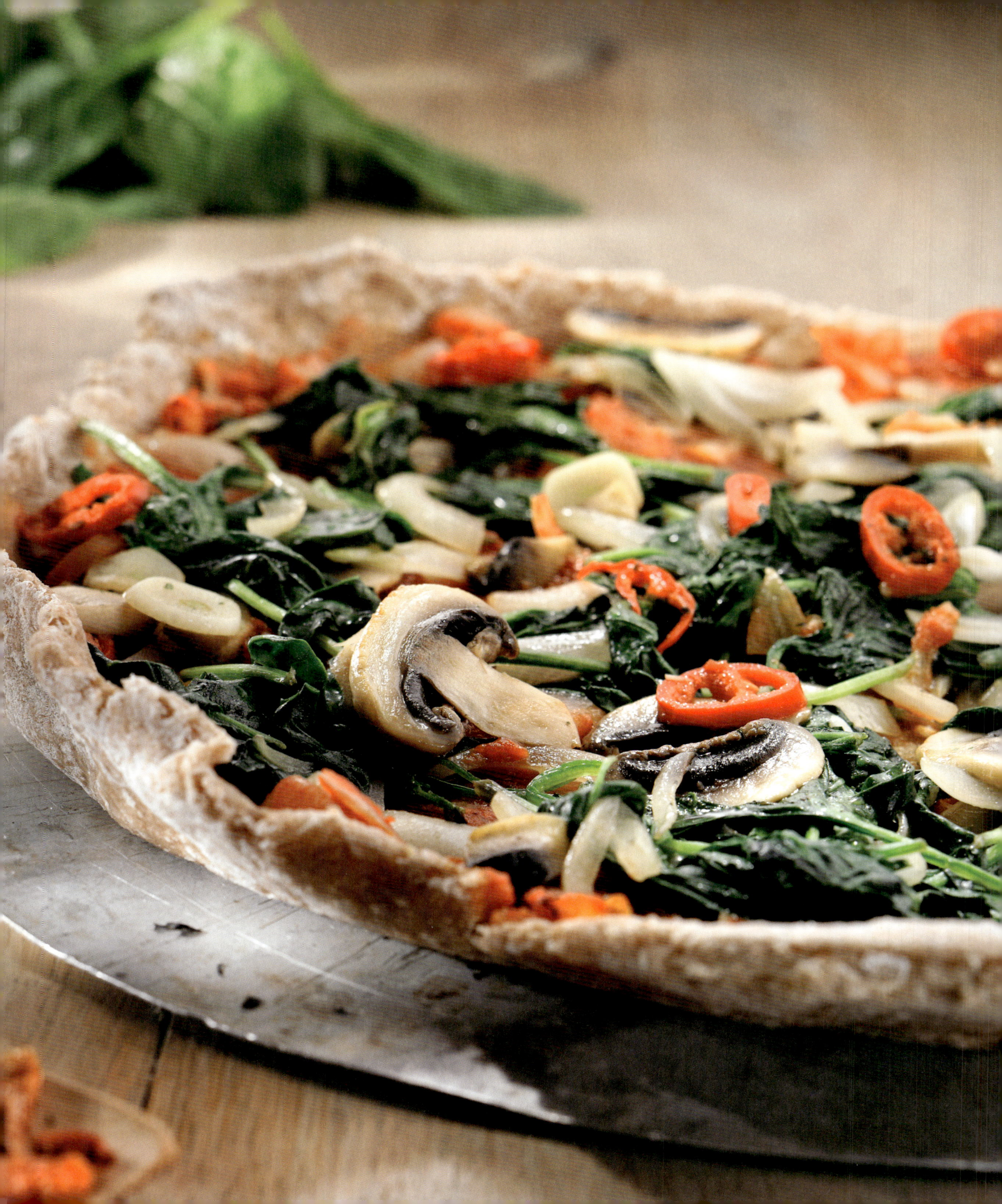

Die allerbeste Lieblingspizza

Woher die Pizza ursprünglich kommt? Jeder will es gerne gewesen sein. Wahrscheinlich waren es aber die Etrusker bzw. die Griechen, die als erste einen Fladen aus Mehl, Wasser und Salz mit Zutaten belegt und über offenem Feuer auf Steinen gebacken haben. Damit darf ihnen ein Platz im Paradies sicher sein.

Teig

Hefe in lauwarmem Wasser auflösen. Alle Zutaten zu einem Teig kneten. Teig in 4 Portionen teilen, ganz dünn ausrollen und auf ein mit Backpapier ausgelegtes Backblech geben.

Sauce

Zwiebeln und Knoblauch schälen, in feine Würfel schneiden und in einer beschichteten Pfanne anschwitzen. Chilischoten in feine Würfel schneiden. Tomatensauce mit Gewürzen leicht kochen lassen. Fertige Sauce auf dem Pizzateig verteilen und ca. 10 Minuten auf mittlerer Schiene bei 230 Grad im vorgeheizten Backofen backen.

Belag

Spinat säubern. Zwiebeln und Knoblauch schälen, in dünne Scheiben schneiden und anschwitzen. Spinat dazugeben und kurz schwenken. Mit Muskatnuss, Salz & Pfeffer abschmecken. Auf die frisch gebackene Pizza geben.

Die Pilze säubern und vierteln, in etwas Wasser andünsten, mit Muskatnuss, Salz & Pfeffer würzen und die Pizza ebenso damit belegen.

Der Belag kann mit eigenen Zutaten variiert werden.

Verwenden Sie bitte aus gesundheitlichen Gründen so wenig Salz und Öl wie nötig. Benutzen Sie Jodsalz — falls möglich. Versuchen Sie immer weniger Salz und Öl einzusetzen, sodass das Verlangen nach beidem mit der Zeit geringer wird.

Zutaten

Teig (für 4 Portionen)

500 g	Weizen- oder Dinkelvollkornmehl
½	Hefewürfel
250 ml	Wasser (lauwarm)
1 TL	Olivenöl
½ TL	Salz

Sauce

2	Zwiebeln
8	Knoblauchzehen
2	Chilischoten
1 l	Tomatensauce (siehe z. B. Rezept Seite 251)
4 TL	Italienische Kräutermischung
	Salz & Pfeffer

Belag

2 kg	Frischer Spinat
2	Zwiebeln
mind. 8	Knoblauchzehen
800 g	Frische Pilze (Steinpilze, Champignons, Kräuterseitlinge, Austernpilze etc.)
	Muskatnuss, Salz & Pfeffer

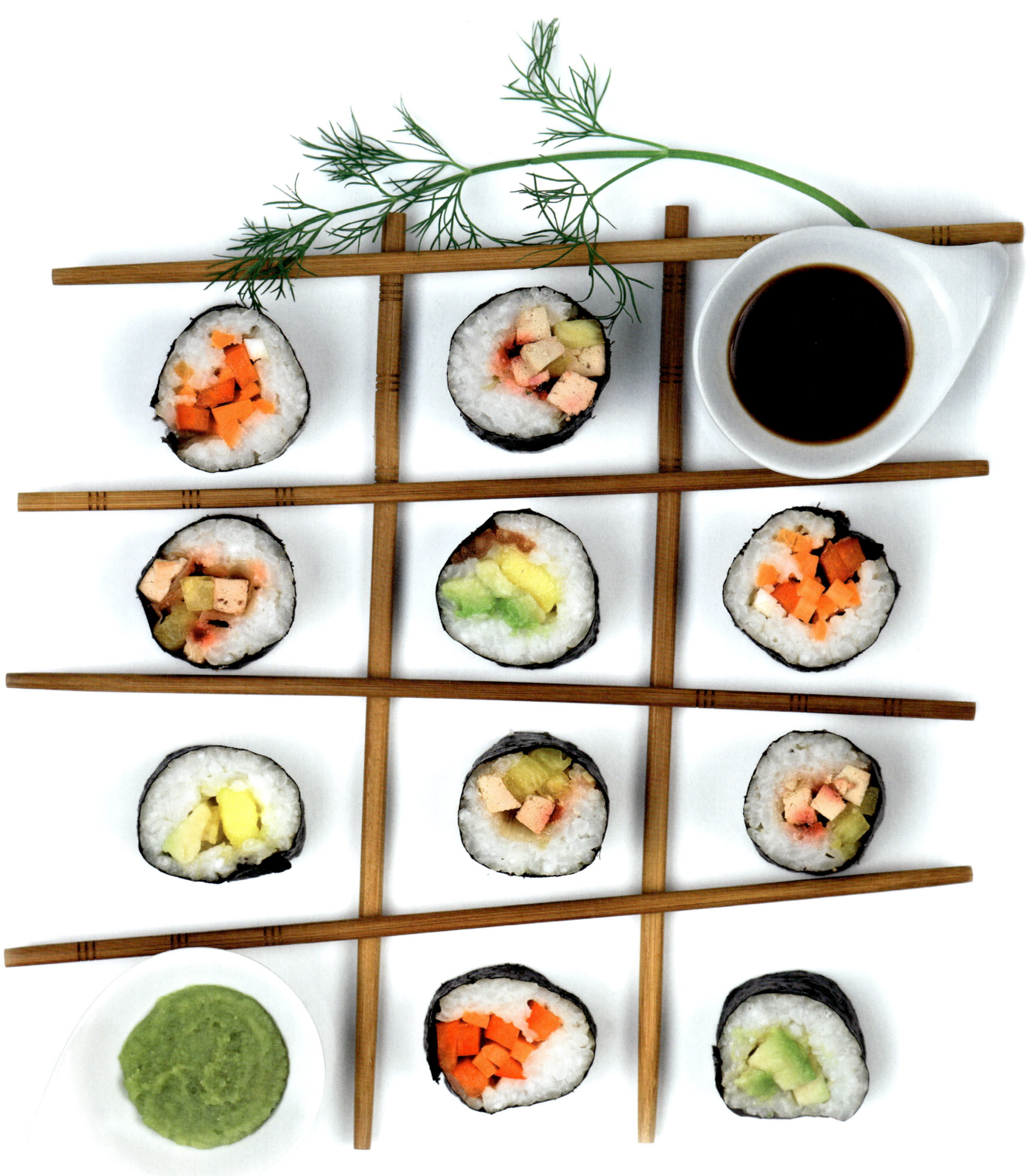

Sushi

Sushi ist kalorienarm und sättigend. Die Nori-Algenblätter, die das kleine Reispaket zart umhüllen, sind nahezu fettfrei, bestehen aber zu ca. 40 Prozent aus Proteinen. Sojasauce sollte bei unseren Sushivariationen generell eher sparsam verwendet werden – um den Geschmack der Füllungen zur Geltung zu bringen.

Reis

Reis nach Anleitung gar kochen. Auskühlen lassen und mit etwas Reisessig abschmecken.

Füllung Mango Avocado

Mango schälen. Das Fruchtfleisch von Mango und Avocado vom Stein trennen und in feine Scheiben schneiden. Dill waschen, fein hacken und zugeben. Mit Saft von der Limette und einem Schuss Balsamico marinieren. Mit Salz & Pfeffer abschmecken.

Füllung Tofu Ananas

Geräucherten Tofu in Scheiben und anschliessend in Streifen schneiden. Ananas schälen, den Strunk entfernen und in gleich grosse Streifen schneiden. Sesam dazugeben. Mit einem Schuss Sesamöl, Sojasauce und mit Salz & Pfeffer abschmecken.

Zutaten (für 4 Personen)

Reis

360 g	Risottoreis
	Reisessig

Füllung Mango Avocado

½	Mango
1	Avocado
1	Dillzweig
½	Limette
	Balsamico
	Salz & Pfeffer

Füllung Tofu Ananas

100 g	Geräucherter Tofu
100 g	Ananas
1 EL	Gerösteter Sesam
	Sesamöl
	Sojasauce
	Salz & Pfeffer

Fortsetzung »

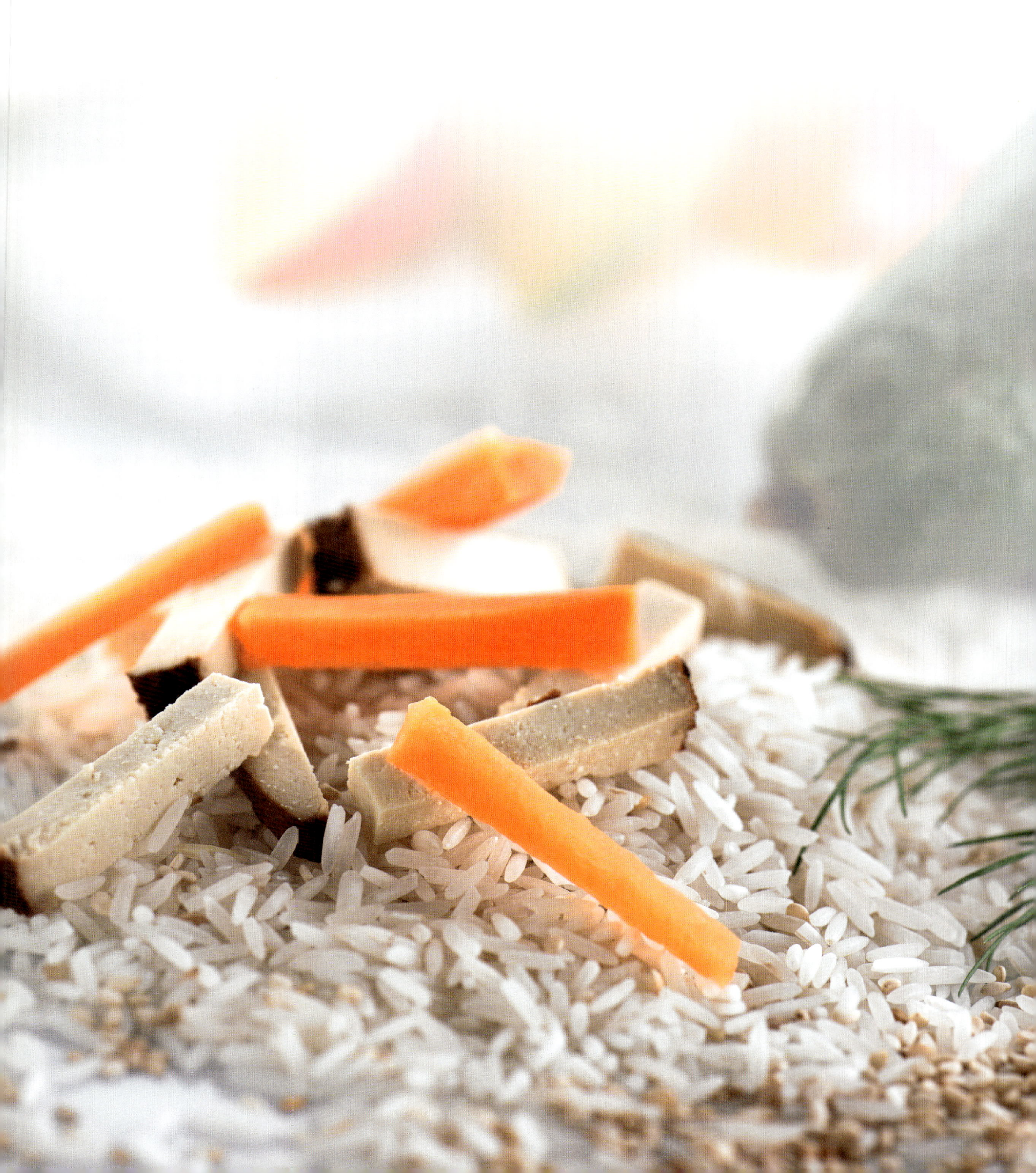

Gemüse Füllung

Gemüse säubern und in feine Streifen schneiden. Gemüse in einer beschichteten Pfanne anschwitzen. Petersilie waschen, zupfen und fein hacken. Petersilie zum Gemüse geben.

Mit Gemüsefond und etwas Sojasauce ablöschen. Köcheln lassen bis alle Flüssigkeit verkocht ist. Mit Curry, Salz & Pfeffer abschmecken.

Sushi

Algenblätter um etwa ⅕ kürzen, da die Standardblätter immer etwas zu lang sind. Ein Blatt auf eine Bambusmatte legen. Das untere erste Drittel des Blattes mit einer dünnen Schicht Reis belegen. Den oberen Rand mit Reisessig anfeuchten. Etwas Füllung gleichmässig auf dem Reis verteilen. Anschliessend fest einrollen. Mit einem scharfen Messer in dünne Scheiben schneiden.

Mit eingelegtem Ingwer, Wasabipaste und Sojasauce servieren.

Gemüse Füllung

		Karotte
	1	Karotte
	1	Paprikaschote
40 g		Knollensellerie
	1	Petersilienstängel
100 ml		Gemüsefond
		Sojasauce
		Curry
		Salz & Pfeffer

Sushi

	9	Algenblätter
		Reisessig
		Eingelegter Ingwer
		Wasabipaste
		Sojasauce

Verwenden Sie bitte aus gesundheitlichen Gründen so wenig Salz und Öl wie nötig. Benutzen Sie Jodsalz – falls möglich. Versuchen Sie immer weniger Salz und Öl einzusetzen, so-dass das Verlangen nach beidem mit der Zeit geringer wird.

***** *Sushi wird nahezu ausschliesslich mit weissem Reis erstellt und entspricht damit nicht den Grundregeln der vegan gesunden Ernährung. Aber was wären Regeln ohne Ausnahme? Die Alternative zu weissem Reis: gehobelter weisser Rettich.*

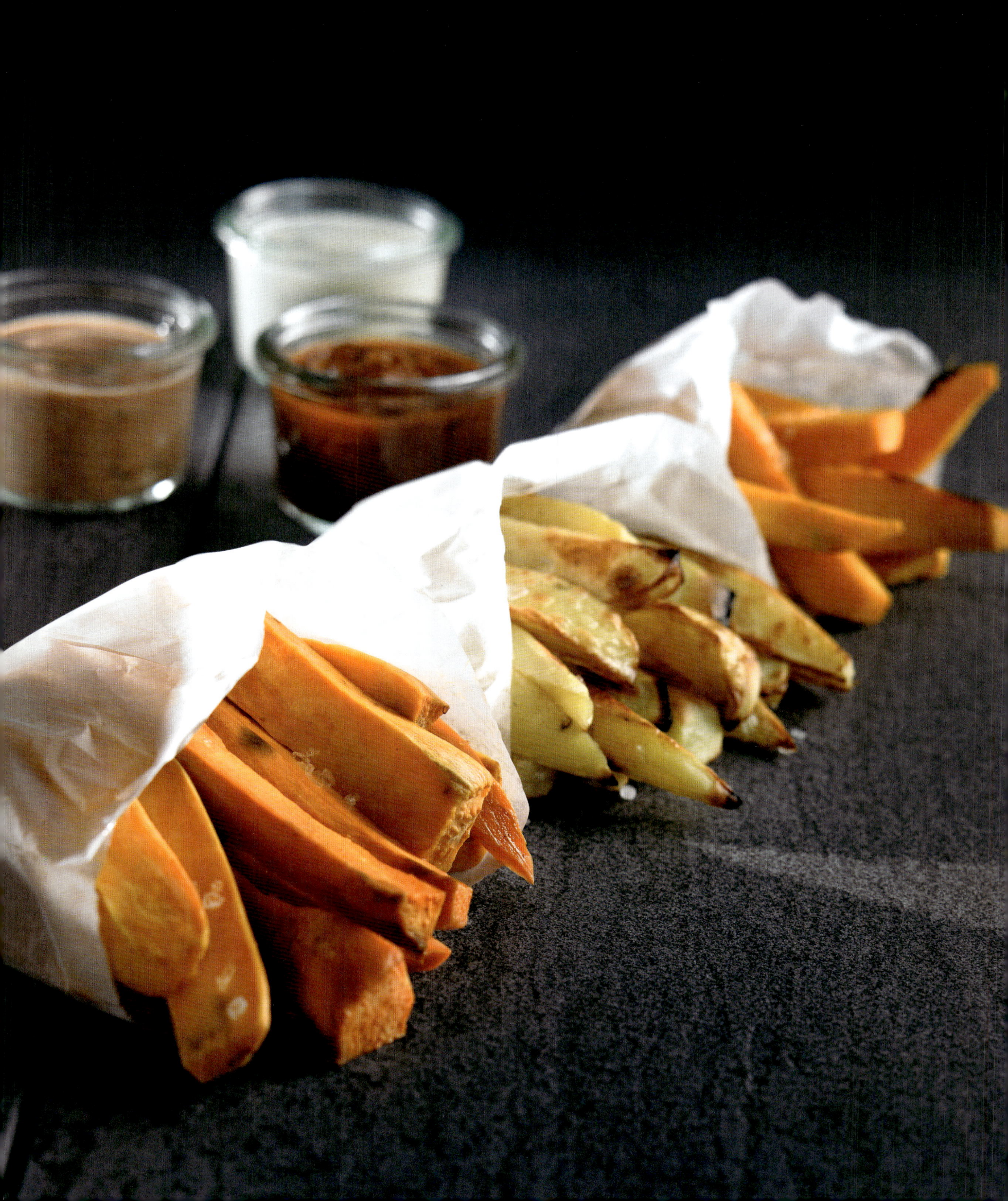

Pommes

DER Klassiker der schnellen Küche. Aber wir lassen uns Zeit und bereiten unsere drei Varianten mit sehr wenig Öl, dafür aber frisch im Backofen zu. Drei raffinierte Dips dazu und fertig sind die gesund pikanten Pommes. Kein „Junk-" sondern ein herzhaftes „Vegan food" und zugleich eine vollwertige, würzige Hauptmahlzeit.

Pommes

Kürbis waschen, schälen, entkernen und in pommesähnliche Stangen schneiden. Kartoffeln und Süsskartoffeln schälen und ebenfalls in pommesähnliche Stangen schneiden.

Die Pommes auf einem mit Backpapier ausgelegtem Backblech verteilen.

Rosmarin zupfen und zusammen mit wenig Öl über die Pommes verteilen. Mit Salz & Pfeffer würzen.

Am besten ein grobes Salz verwenden – auch Paprikapulver oder ein Streugewürz können zusätzlich zum Würzen verwendet werden.

Bei 250 Grad für etwa 15 bis 20 Minuten im Backofen backen.

Zutaten (für 4 Personen)

Pommes

500 g	Kürbis
500 g	Kartoffeln (festkochend)
500 g	Süsskartoffeln
2	Rosmarinzweige
	Olivenöl
	Salz & Pfeffer

Fortsetzung »

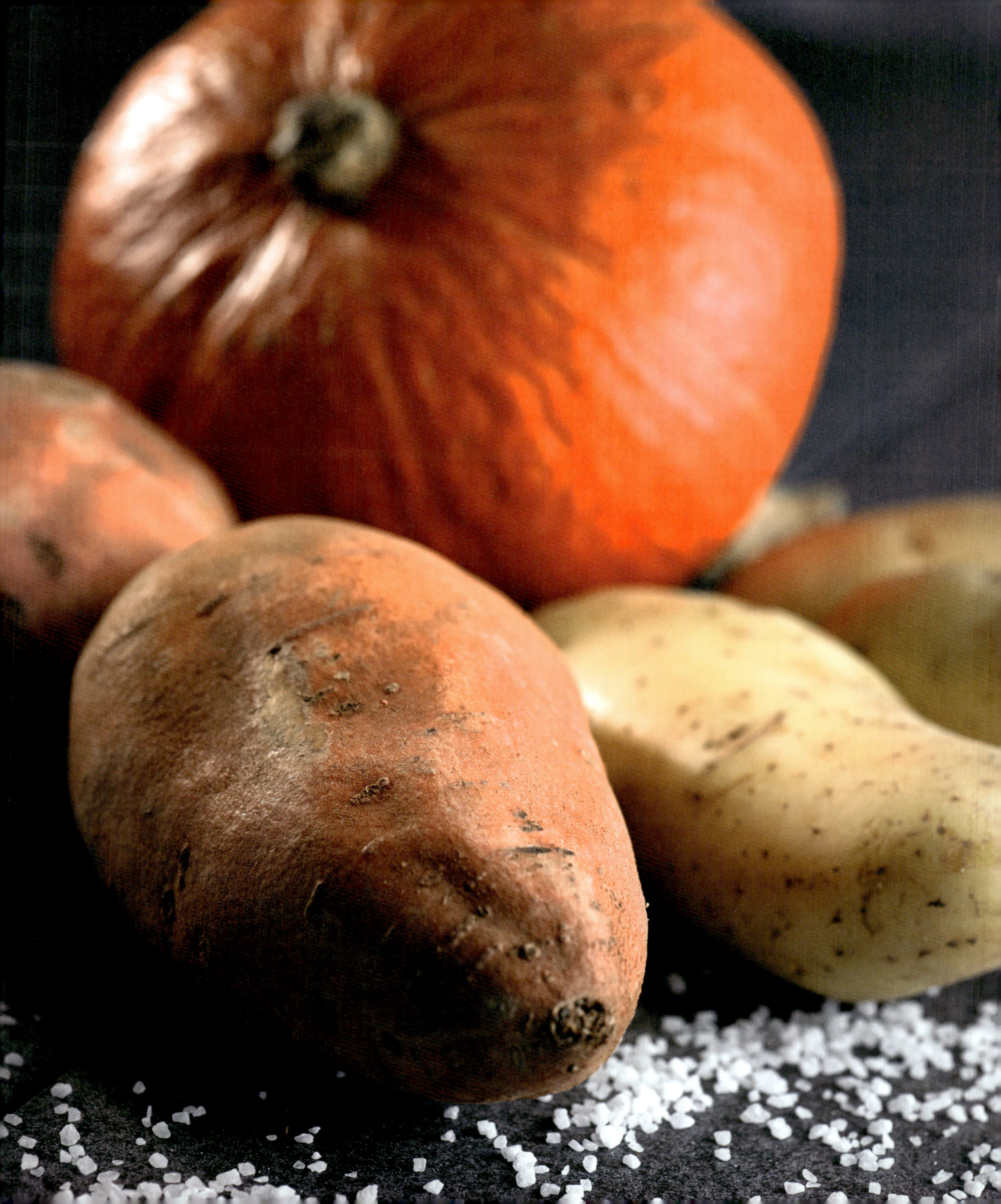

Joghurtdip

Natursojajoghurt mit dem Saft der Limette mischen. Koriander oder Dill zupfen und fein hacken. Mit Salz & Pfeffer abschmecken.

Tomatendip

Zwiebel und Knoblauch schälen, in feine Würfel schneiden und in einer beschichteten Pfanne anschwitzen. Kirschtomaten säubern, halbieren und zugeben. Eingelegte Tomaten abtropfen lassen, in kleine Würfel schneiden und mit dem Tomatenmark dazufügen. Basilikum zupfen, fein hacken und beigeben. Mit Balsamico ablöschen und etwa 10 Minuten köcheln lassen. Anschliessend mit einen Stabmixer kurz pürieren. Mit Agavendicksaft, Salz & Pfeffer abschmecken.

Senfdip

Petersilie waschen und fein hacken. Alle Zutaten mischen und mit Salz & Pfeffer abschmecken.

Joghurtdip

200 g	Natursojajoghurt
½	Limette
2	Korianderstängel oder Dillzweige
	Salz & Pfeffer

Tomatendip

1	Zwiebel
1	Knoblauchzehe
300 g	Kirschtomaten
50 g	Eingelegte Tomaten
1 EL	Tomatenmark
2	Basilikumzweige
1 TL	Balsamico
	Agavendicksaft
	Salz & Pfeffer

Senfdip

150 g	Grober Senf
100 g	Natursojajoghurt
100 g	Seidentofu
2 EL	Agavendicksaft
2 Bd	Petersilie
	Salz & Pfeffer

Verwenden Sie bitte aus gesundheitlichen Gründen so wenig Salz und Öl wie nötig. Benutzen Sie Jodsalz – falls möglich. Versuchen Sie immer weniger Salz und Öl einzusetzen, sodass das Verlangen nach beidem mit der Zeit geringer wird.

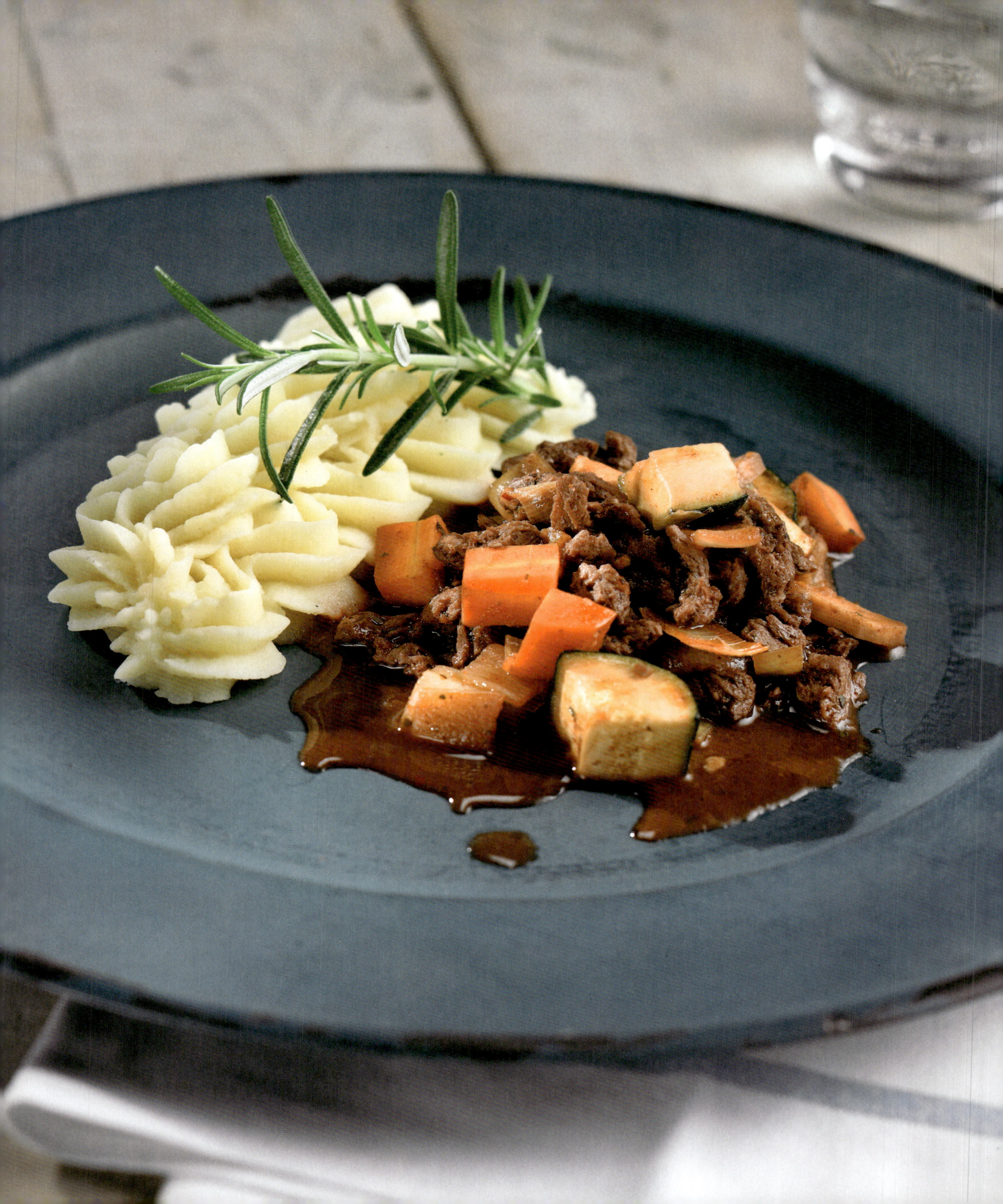

Gulasch

Für alle, die es vegan gesund und rustikal lieben. Die ursprünglich einfache Suppe aus geröstetem Fleisch und Zwiebeln gibt es in vielen Varianten. Unser Gulasch ist geschmackvoll und gesund – immer haben Tiere leiden müssen, um einen Geschmack zu rechtfertigen – der auch ohne Tod und Elend zu bekommen ist.

Zucchini und Karotte säubern, Zwiebel schälen und alles in feine Würfel schneiden. Seitan in kleine Würfel schneiden.

Zwiebel und Seitan in einer beschichteten Pfanne heiss anbraten. Mit Paprikapulver und Curry bestäuben. Gemüse zugeben und 2 bis 3 Minuten mitrösten. Tomatenmark zugeben und mitrösten. Mit Rotwein ablöschen und Gemüsefond auffüllen. Kräuter waschen, hacken und dazugeben.

Etwa 10 Minuten kochen lassen bis die Sauce die gewünschte Konsistenz hat. Falls nötig mit Stärke abbinden. Mit Salz & Pfeffer abschmecken.

Als Beilage empfehlen wir frisches Kartoffelpüree oder Vollkornreis.

Zutaten (für 4 Personen)

2 Zucchini *(handschriftlich: Sellerie)*	
1	Karotte
1	Zwiebel
400 g	Seitan am Stück
1 EL	Paprikapulver *(handschriftlich: Salz)*
1 TL	Curry *(handschriftlich: Pfeffer)*
3 EL	Tomatenmark
200 ml	Rotwein (vegan)
500 ml	Gemüsefond
	Frische Kräuter nach Wahl
	Salz & Pfeffer

Verwenden Sie bitte aus gesundheitlichen Gründen so wenig Salz und Öl wie nötig. Benutzen Sie Jodsalz – falls möglich. Versuchen Sie immer weniger Salz und Öl einzusetzen, sodass das Verlangen nach beidem mit der Zeit geringer wird.

* *Alternativ zu Seitan kann auch Sojagranulat verwendet werden. Das Granulat einfach in Rotwein, Gemüsefond und ein wenig Sojasauce einweichen lassen und anschliessend wie den Seitan verwenden.*

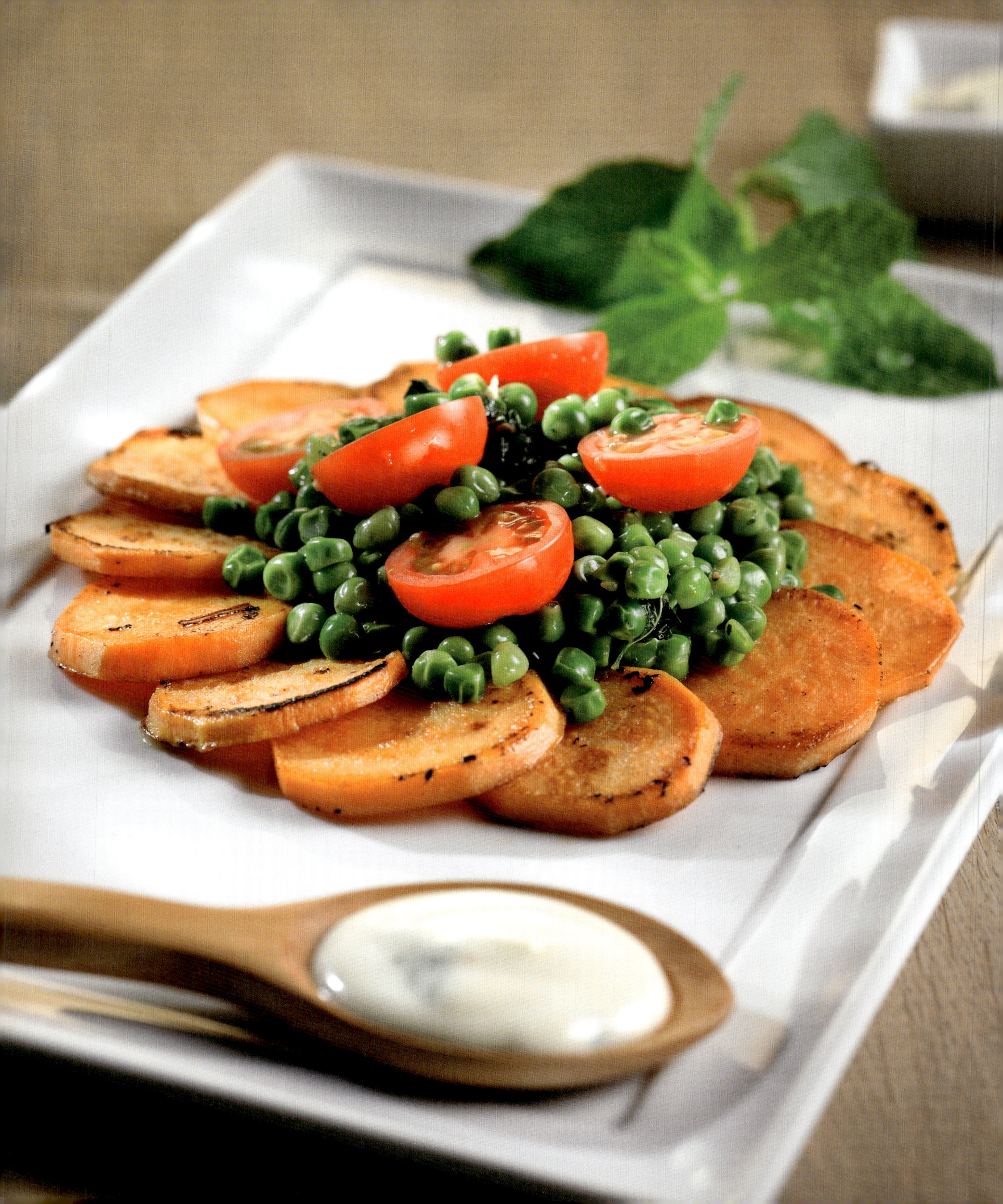

Süsskartoffeln mit Erbsen und Minze

Ein ausgesprochen hoher Gehalt an sekundären Pflanzenstoffen, wenig Fett und viel natürliche Folsäure – die Süsskartoffel ist ein absolutes Muss für die vegan gesunde Küche. Die Vitamine B2 und B6 gibt's zur Süsskartoffel gratis dazu ...

Süsskartoffeln

Süsskartoffeln schälen und in Scheiben schneiden. Scheiben auf ein mit Backpapier ausgelegtes Backblech geben und mit Salz bestreuen. Im Backofen bei 190 Grad für etwa 15 Minuten backen.

Erbsen und Minze

Zwiebel schälen, in feine Würfel schneiden und in einer beschichteten Pfanne anschwitzen. Kirschtomaten säubern, halbieren und zugeben. Erbsen zugeben und 2 bis 3 Minuten mitdünsten. Mit Weisswein ablöschen und köcheln lassen bis keine Flüssigkeit mehr vorhanden ist. Minze waschen, zupfen und grob hacken. Minze und Reismilch zugeben. Mit Salz & Pfeffer abschmecken.

Zutaten (für 4 Personen)

Süsskartoffeln

4	Süsskartoffeln
1 TL	Salz

Erbsen und Minze

1	Zwiebel
400 g	Kirschtomaten
400 g	Erbsen (gefroren)
100 ml	Weisswein (vegan)
100 ml	Reismilch
2	Minzezweige
	Salz & Pfeffer

Verwenden Sie bitte aus gesundheitlichen Gründen so wenig Salz und Öl wie nötig. Benutzen Sie Jodsalz – falls möglich. Versuchen Sie immer weniger Salz und Öl einzusetzen, sodass das Verlangen nach beidem mit der Zeit geringer wird.

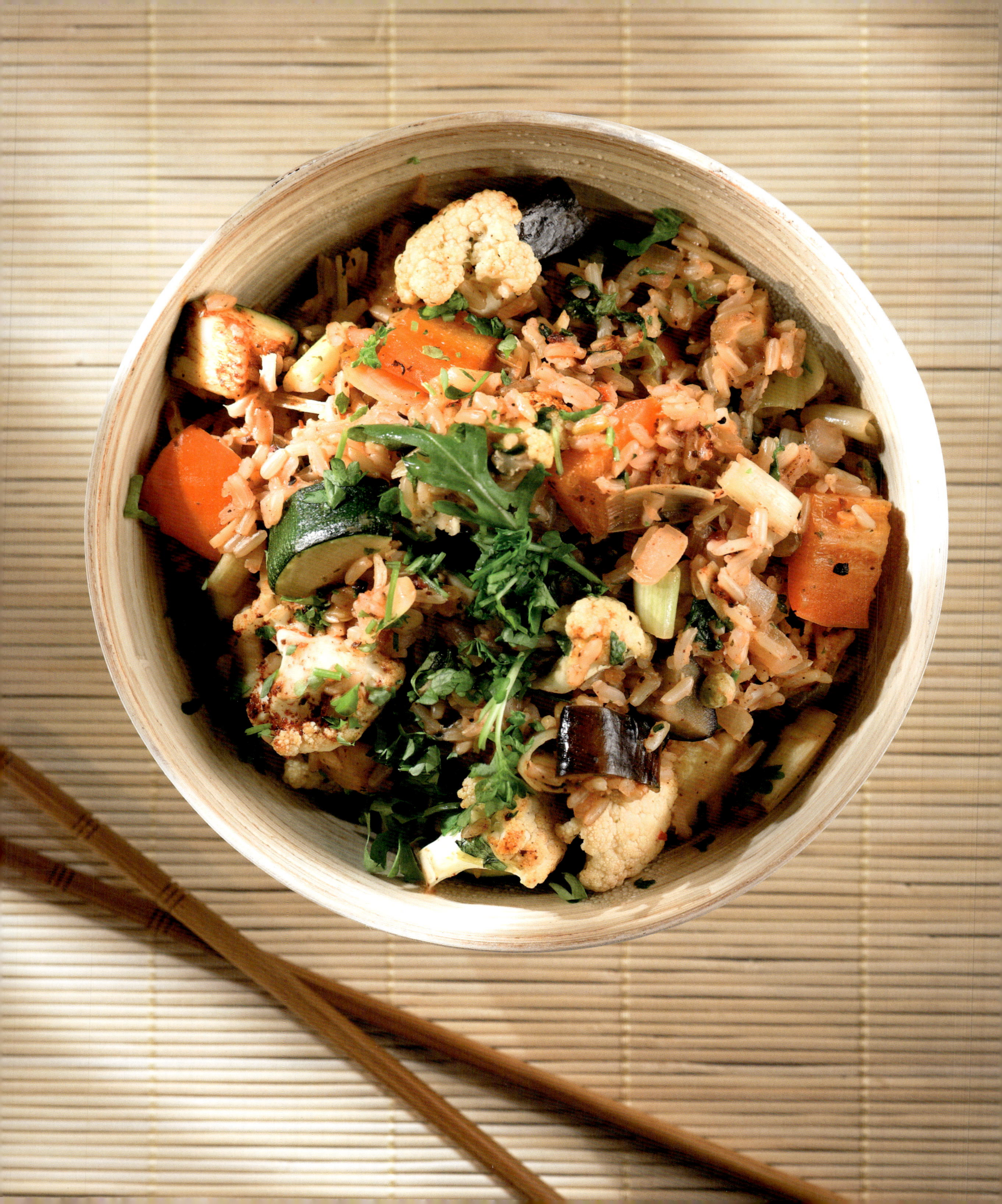

Reispfanne

Supereinfach. Supergesund. Superlecker. Dass unsere Reispfanne auch supervegan ist, versteht sich von selbst. Dazu ein Glas veganen Weisswein und der Genuss ist perfekt.

Reispfanne

Reis nach Anleitung kochen.

Zwiebel schälen und in möglichst kleine Würfel schneiden. Das restliche Gemüse waschen, säubern und in etwa 1 cm grosse Würfel beziehungsweise kleine Röschen schneiden.

Zwiebel in einer beschichteten Pfanne anschwitzen. Das Gemüse beigeben und 2 Minuten mitschwitzen lassen. Mit Weisswein ablöschen und Gemüsefond auffüllen. Alles zusammen etwa 5 Minuten köcheln lassen und mit Sojasauce, Salz & Pfeffer abschmecken.

Garnitur

Rucola säubern und über der Reispfanne verteilen.

Zutaten (für 4 Personen)

Reispfanne

400 g	Vollkornreis
1	Zwiebel
1	Zucchini
1	Karotte
1	Aubergine
1	Blumenkohl
100 ml	Weisswein (vegan)
400 ml	Gemüsefond
	Sojasauce
	Salz & Pfeffer

Garnitur

2 Bd	Rucola

Verwenden Sie bitte aus gesundheitlichen Gründen so wenig Salz und Öl wie nötig. Benutzen Sie Jodsalz – falls möglich. Versuchen Sie immer weniger Salz und Öl einzusetzen, sodass das Verlangen nach beidem mit der Zeit geringer wird.

* *Die Reispfanne kann sehr gut mit frischer Chilischote oder Chilipulver gewürzt werden.*

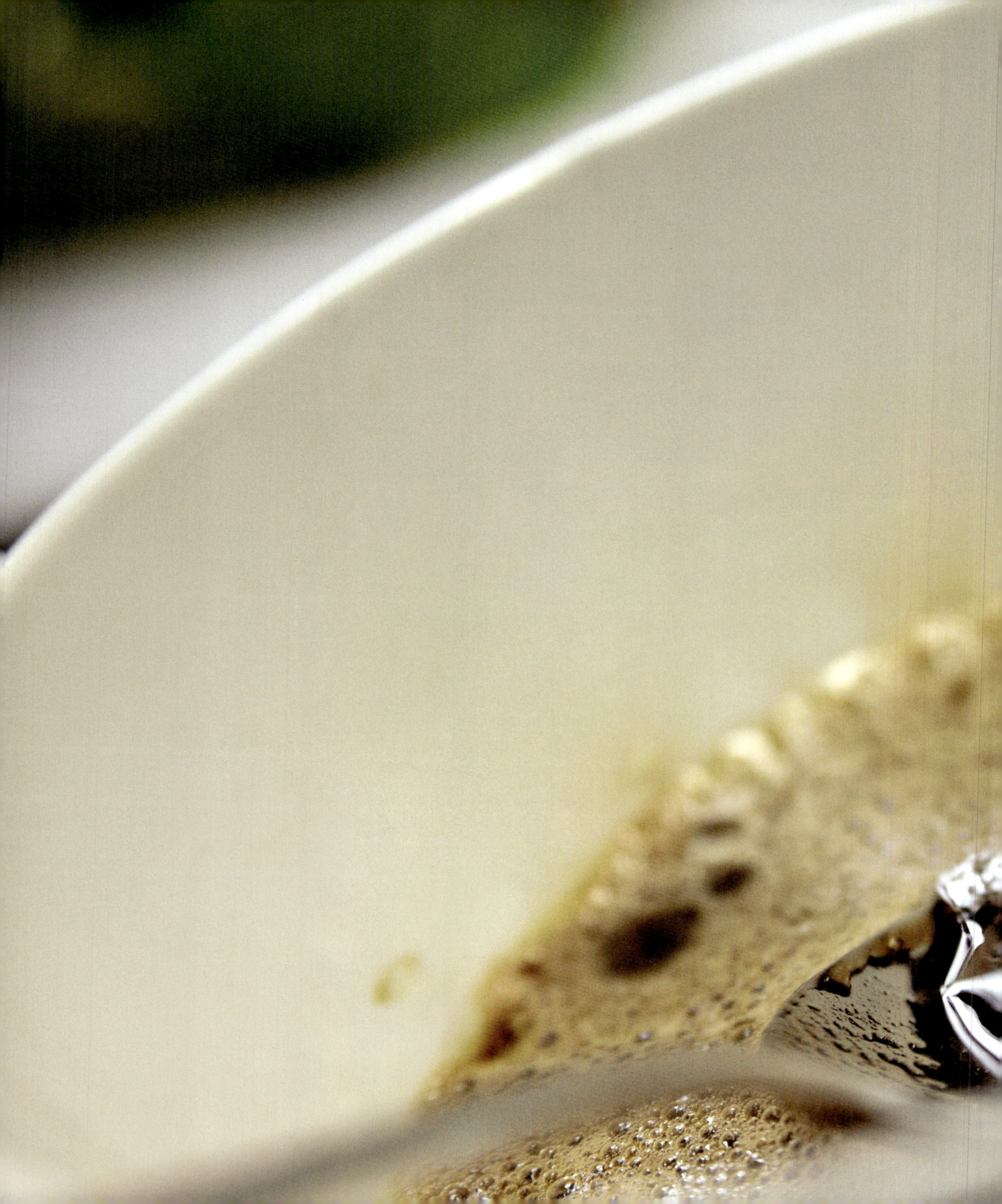

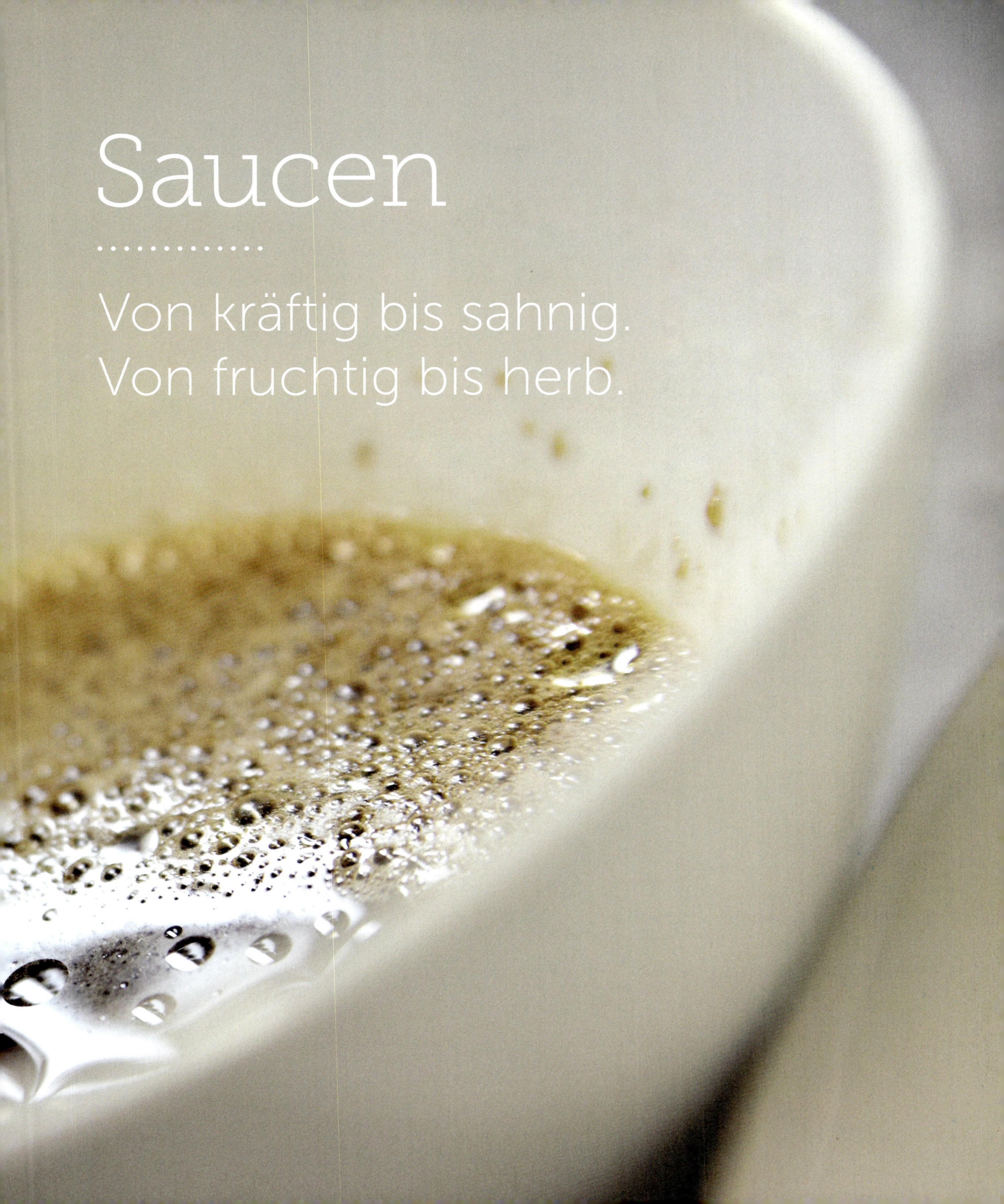

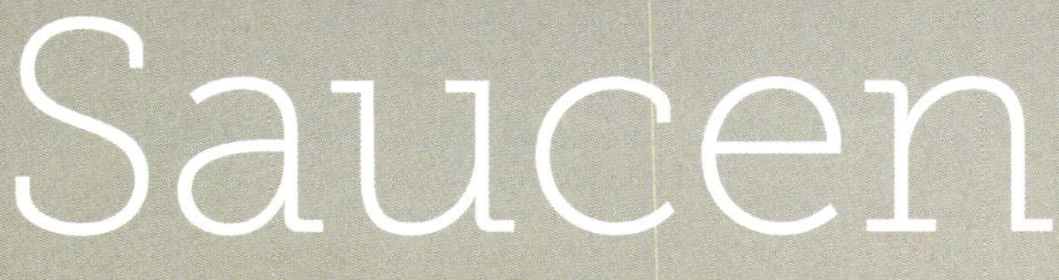

Saucen

Von kräftig bis sahnig.
Von fruchtig bis herb.

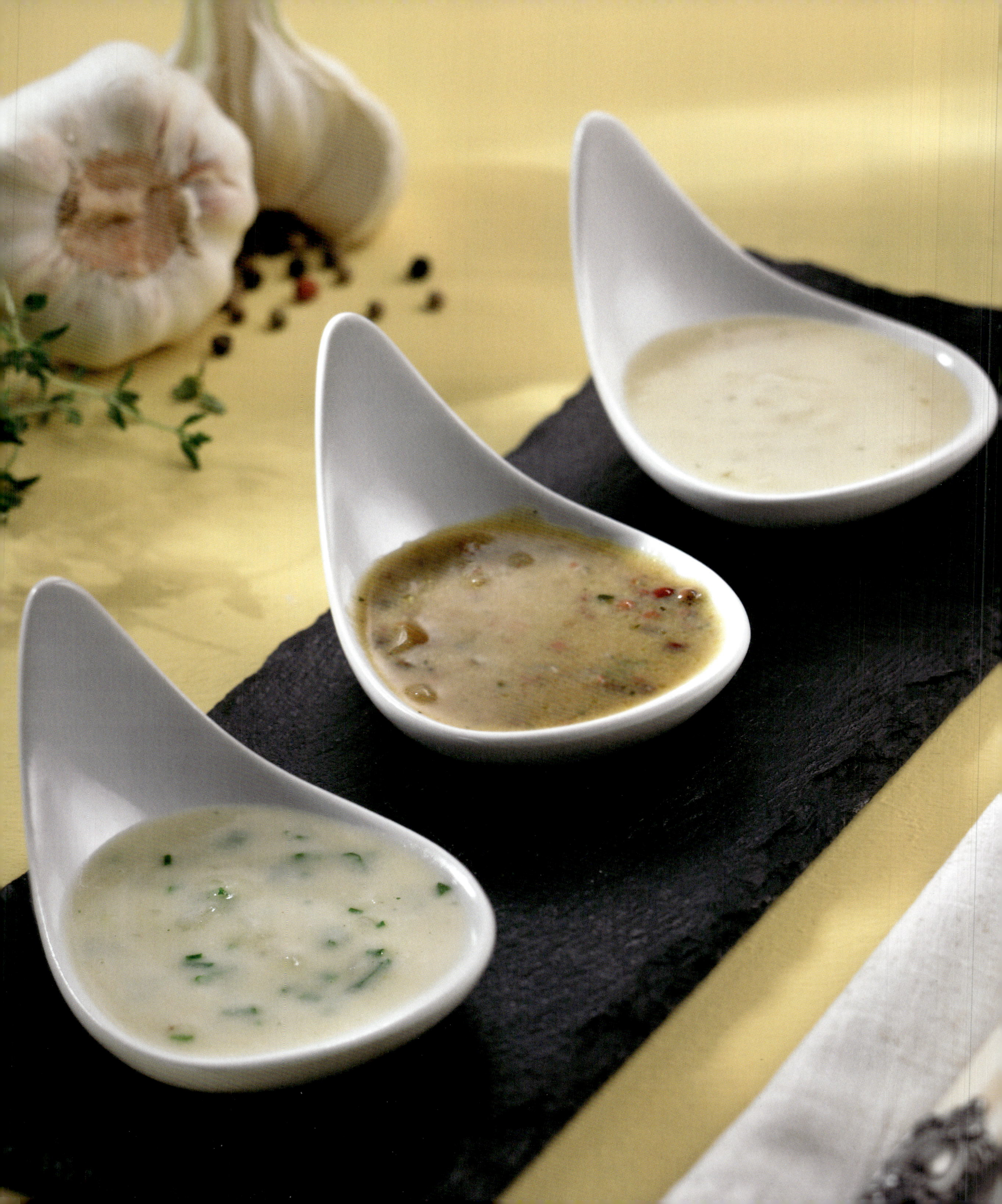

Helle Saucen

Da Saucen durch die Kombination der enthaltenen Zutaten sowohl Charakter als auch Geschmack einer Speise (mit)bestimmen können, wird in renommierten Küchen gerne der Koch mit der grössten Erfahrung zum Saucier ausgewählt. Wir sind uns unserer Verantwortung sehr bewusst …

Helle Sahnesauce

Dies ist eine Basissauce, aus der alle hellen Saucen abgeleitet werden können.

Zwiebel und Knoblauch schälen, in feine Würfel schneiden und anschwitzen, aber nicht braun werden lassen. Mit Vollkornmehl bestäuben und mit Weisswein ablöschen. Anschliessend mit Gemüsefond auffüllen und etwa 10 Minuten einkochen lassen. Mit Sojamilch auffüllen und ebenfalls kurz einkochen lassen. Mit Salz & Pfeffer abschmecken. Vor dem Servieren mit einem Stabmixer kräftig durchmixen.

Durch Zugabe von ein paar Esslöffeln grobem Senf erhält man eine wunderbare Senfsauce. Aber Achtung: Geben Sie Senf immer erst ganz am Schluss dazu und lassen Sie ihn nicht mitkochen.

Wenn Sie ein paar Gramm Kräuter zu der Hellen Sahnesauce zugeben, erhalten Sie eine wunderbare Kräutersahnesauce.

Helle Pfeffersauce

Zwiebel schälen und in kleine Würfel schneiden. Pfefferkörner abtropfen lassen. Zwiebel und Pfefferkörner in einer beschichteten Pfanne anschwitzen und mit Gemüsefond ablöschen. Einkochen lassen bis die Flüssigkeit fast wegreduziert ist. Mit der Hellen Sahnesauce auffüllen.

Zutaten (für ca. 1 Liter)

Helle Sahnesauce

1	Zwiebel
1	Knoblauchzehe
2–3 EL	Vollkornmehl
200 ml	Weisswein (vegan)
500 ml	Gemüsefond
500 ml	Sojamilch
	Salz & Pfeffer

Helle Pfeffersauce

1	Zwiebel
50 g	Eingelegte Pfefferkörner
200 ml	Gemüsefond
1 l	Helle Sahnesauce

* *Die Sojamilch in der Hellen Sahnesauce kann auch durch Hafer- oder Kokosmilch ersetzt werden. Als Einlage lassen sich gut Kapern oder Estragon verwenden.*

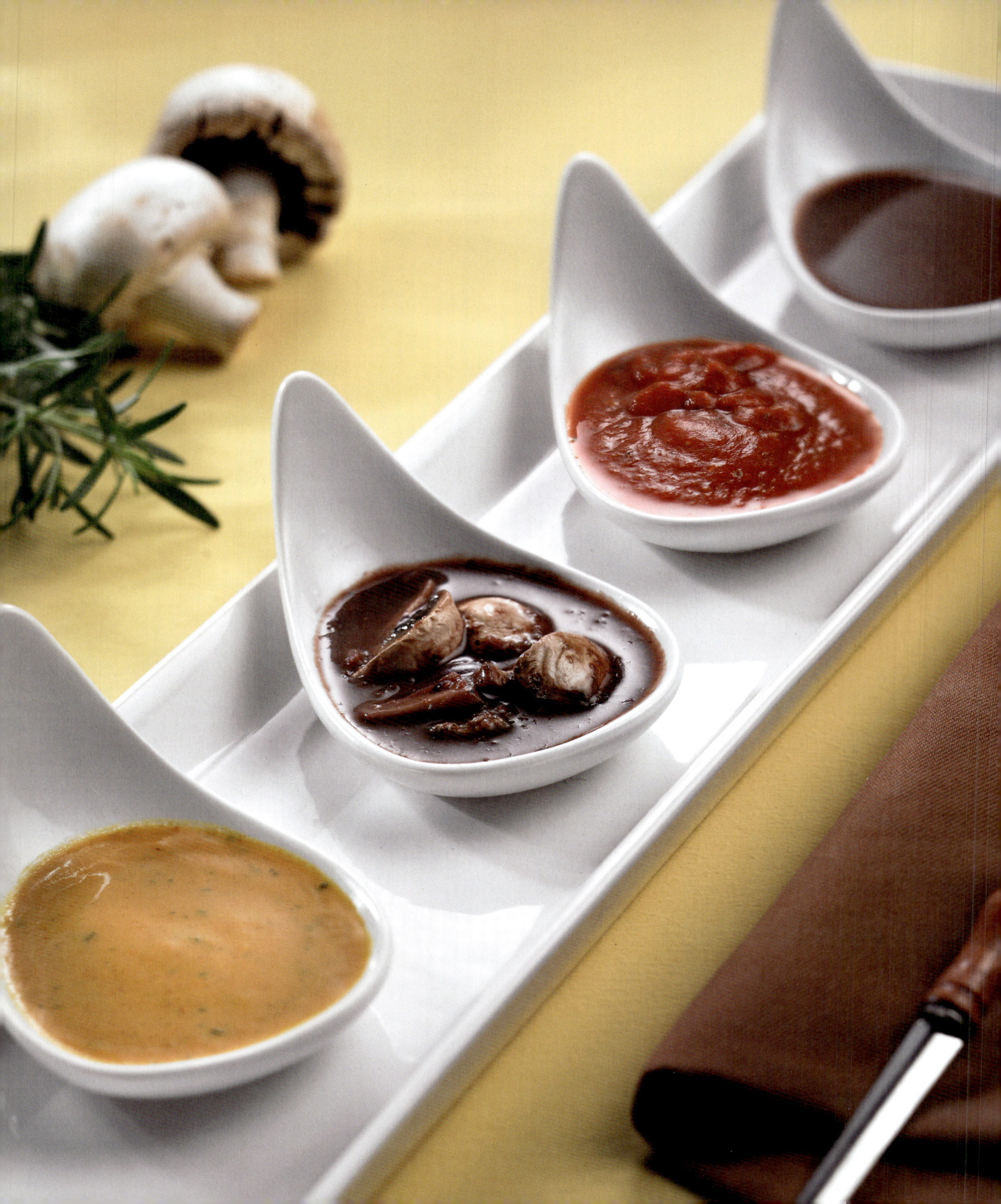

Dunkle Saucen

Tomatensauce

Zwiebel schälen und in feine Würfel schneiden. Apfel säubern, vierteln, entkernen und in kleine Würfel schneiden. Zwiebel in einer beschichteten Pfanne anschwitzen. Apfel zugeben und mitdünsten. Mit Paprikapulver bestäuben. Mit Gemüsefond ablöschen, passierte Tomaten, Orangensaft und Lorbeerblatt dazugeben und die Sauce etwa 1 Stunde bei kleiner Hitze einkochen lassen. Lorbeerblatt herausnehmen. Mit Salz & Cayennepfeffer abschmecken.

Nach Belieben kann die Sauce mit Agavendicksaft oder unserem Dattelmousse (siehe Rezept Seite 59) gesüsst werden. Natürlich darf die Sauce auch mit frischen Kräutern wie Basilikum, Rosmarin, Thymian oder Petersilie erweitert werden. Mit der Zugabe von Chilischote erhält man eine klassische Sauce Arabiata und mit einem Schuss Balsamico lässt sich die Sauce wunderbar veredeln. Für eine Tomatensahnesauce einfach zusätzlich 100 ml Sojamilch beigeben.

Braune Sauce

Zwiebeln schälen und in feine Würfel schneiden. Lauch und Knollensellerie säubern und in kleine Würfel schneiden. Zwiebeln in einer beschichteten Pfanne anrösten. Lauch und Knollensellerie mitrösten bis das Gemüse eine dunkle Farbe bekommen hat. Tomatenmark kurz mitrösten. Mit Vollkornmehl bestäuben. Mit der Hälfte des Rotweins ablöschen. Den Rotwein einkochen lassen bis keine Flüssigkeit mehr in der Pfanne ist und das Gemüse wieder anrösten. Mit dem Rest des Rotweins wiederum ablöschen und gleich wieder einreduzieren lassen. Mit dem Gemüsefond auffüllen. Lorbeerblatt beigeben.

Die Sauce etwa 30 Minuten einkochen lassen. Das Lorbeerblatt herausnehmen. Sauce durch ein grobes Sieb passieren oder mit einem Stabmixer gut pürieren. Mit Salz & Pfeffer abschmecken.

Zutaten (für ca. 1 Liter)

Tomatensauce

1	Zwiebel
1	Apfel
400 ml	Gemüsefond
800 g	Passierte Tomaten
200 ml	Orangensaft
1	Lorbeerblatt
	Paprikapulver
	Salz & Cayennepfeffer

Braune Sauce

2	Zwiebeln
1	Lauchstange
100 g	Knollensellerie
1 EL	Tomatenmark
3 EL	Vollkornmehl
400 ml	Rotwein (vegan)
800 ml	Starker Gemüsefond
1	Lorbeerblatt
	Salz & Pfeffer

** Die Braune Sauce ist eine Basissauce für alle dunklen Saucen. Sie kann mit verschiedenen Zutaten ergänzt und verändert werden. Kräftige Kräuter wie Rosmarin und Thymian eignen sich besonders gut als „Geschmacksverstärker". Auch ein guter Schluck Portwein kann eine delikate Variante sein.*

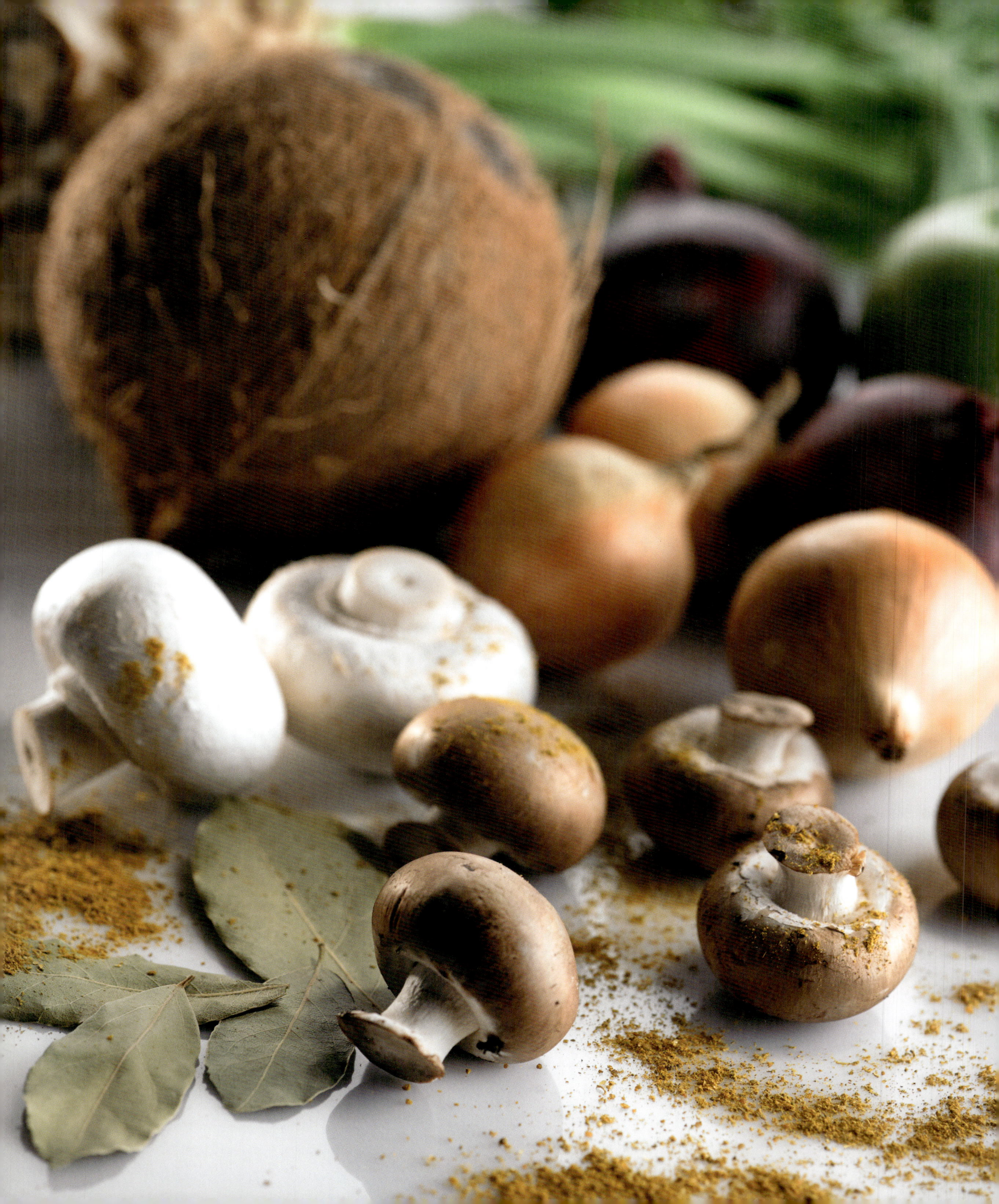

Mehr Saucen

Pilz Rotweinsauce

Zwiebel schälen und in feine Würfel schneiden. Champignons säubern und in Scheiben schneiden. Zwiebel in einer beschichteten Pfanne anschwitzen. Champignons beigeben und kurz mitdünsten. Mit Rotwein ablöschen. Mit der Braunen Sauce auffüllen und etwa 5 Minuten köcheln lassen.

Perfekt zu dieser Sauce passt gehackte Petersilie. Wie Champignons können natürlich auch andere Pilze wie beispielsweise Pfifferlinge, Morcheln, Steinpilze, Austernpilze usw. verwendet werden.

Currysauce

Zwiebel und Knoblauch schälen und in kleine Würfel schneiden. Äpfel säubern, vierteln, entkernen und in feine Würfel schneiden. Zwiebel und Knoblauch in einer beschichteten Pfanne andünsten. Äpfel beigeben und kurz mitdünsten. Mit Ananassaft und Gemüsefond ablöschen. Curry und Ingwerpulver beigeben und kurz umrühren. Mit Kokosmilch auffüllen und ca. 30 Minuten einkochen. Mango schälen, Fruchtfleisch vom Stein trennen, in kleine Würfel schneiden und in die Sauce geben. Die Sauce mit einem Stabmixer mixen. Mit Salz & Pfeffer abschmecken.

Wenn man anstelle von Currypulver Currypaste verwendet, sollte die Paste immer angebraten werden. Man kann sie einfach mit der Zwiebel und den Äpfeln mitrösten.

Zutaten (für ca. 1 Liter)

Pilz Rotweinsauce

1	Zwiebel
10	Champignons
200 ml	Rotwein (vegan)
800 ml	Braune Sauce (siehe Rezept Seite 251)

Currysauce

1	Zwiebel
2	Knoblauchzehen
2	Äpfel
100 ml	Ananassaft
200 ml	Gemüsefond
1 l	Kokosmilch
1	Mango
	Curry
	Ingwerpulver
	Salz & Pfeffer

Verwenden Sie bitte aus gesundheitlichen Gründen so wenig Salz und Öl wie nötig. Benutzen Sie Jodsalz – falls möglich. Versuchen Sie immer weniger Salz und Öl einzusetzen, sodass das Verlangen nach beidem mit der Zeit geringer wird.

***** *Da Curry eine Mischung aus verschiedenen Gewürzen ist, sollten Sie darauf achten, dass die Gewürze auch wirklich vegan sind. Einige Mischungen enthalten Zusatzstoffe von tierlichen Produkten.*

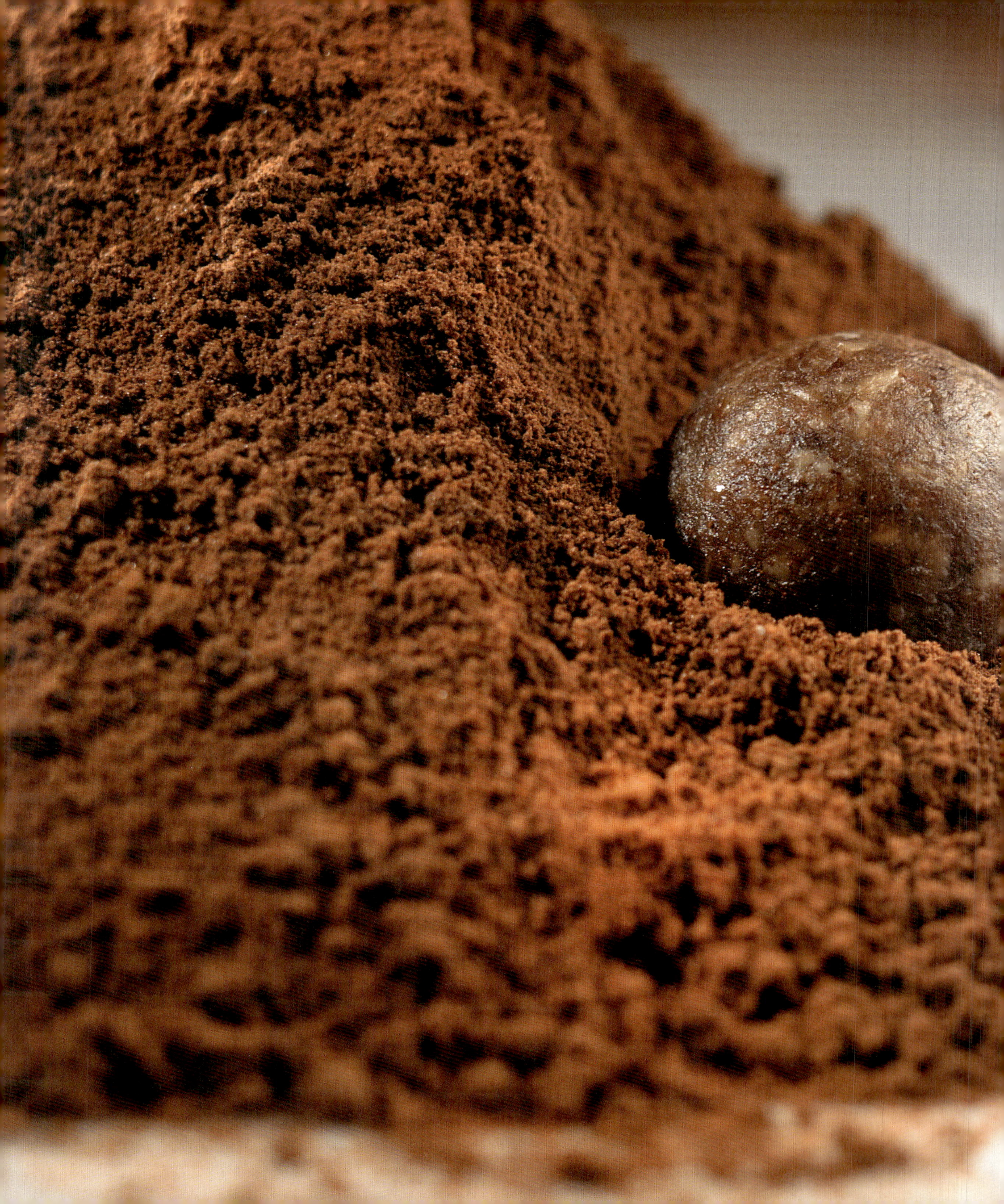

Desserts

Himmlisch gut.

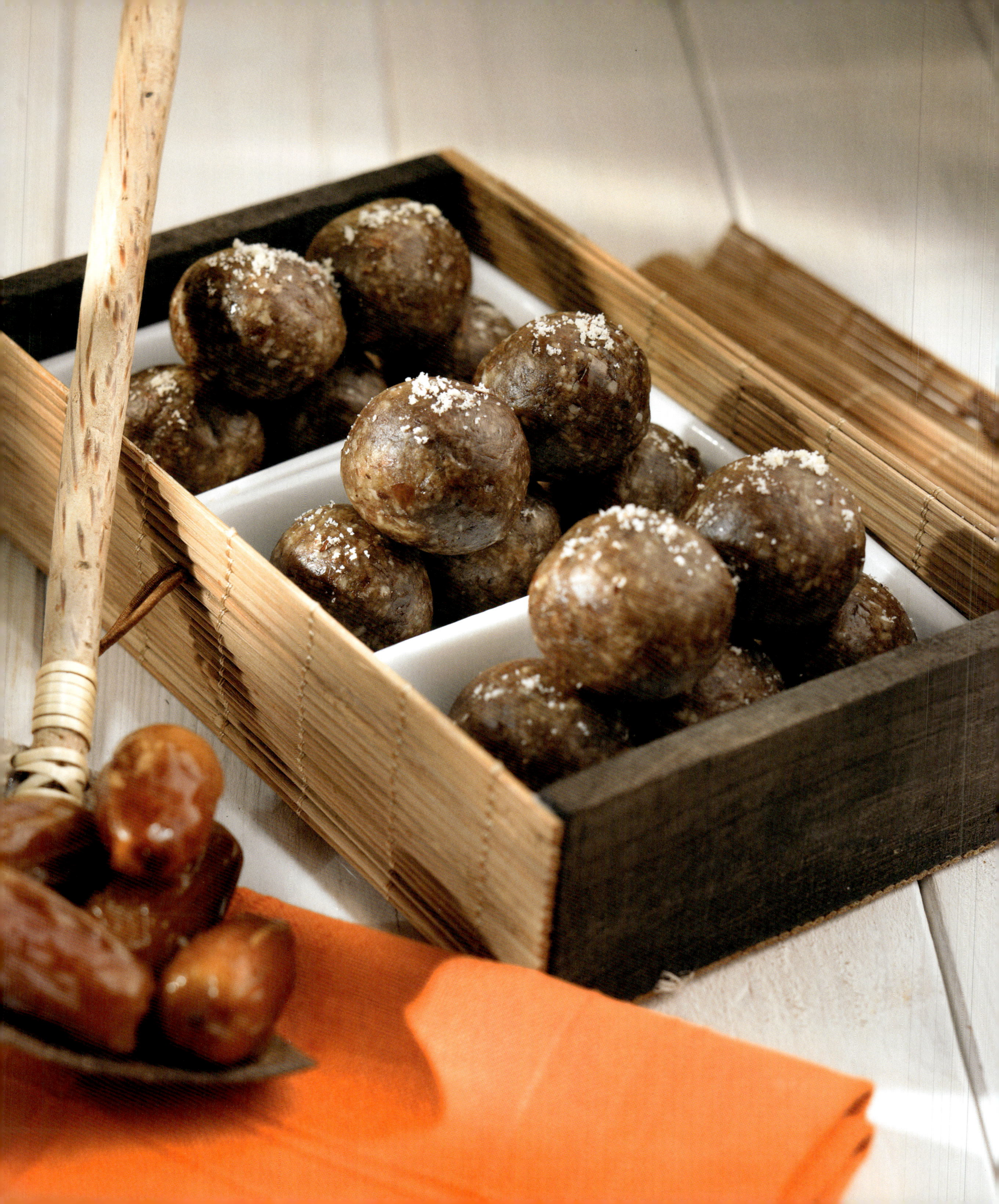

Traumpralinen

Kalorienbewusste Menschen müssen jetzt ganz tapfer sein. Spätestens wenn Sie die Pralinen sehen oder ihren Duft wahrnehmen, bricht jeder Widerstand wie ein Kartenhaus zusammen. Dann geht nichts mehr. Augen zu, zurücklehnen und geniessen!

Walnüsse und Kakaopulver in einem Mixer fein zermahlen. Datteln dazugeben und weitermixen bis eine leicht klebrige Masse entsteht.

Aus dieser Masse nussgrosse Kugeln formen und auf ein mit Backpapier ausgelegtes Blech oder Schneidebrett legen. 5 bis 10 Minuten ins Tiefkühlfach stellen.

Zutaten (für 35 Pralinen)

100 g	Walnüsse
6 EL	Kakaopulver
200 g	Datteln (ohne Stein)

** Optimal als Geschenk. Noch besser: selber essen. Dazu ein Glas Rotwein. Natürlich vegan. Köstlich.*

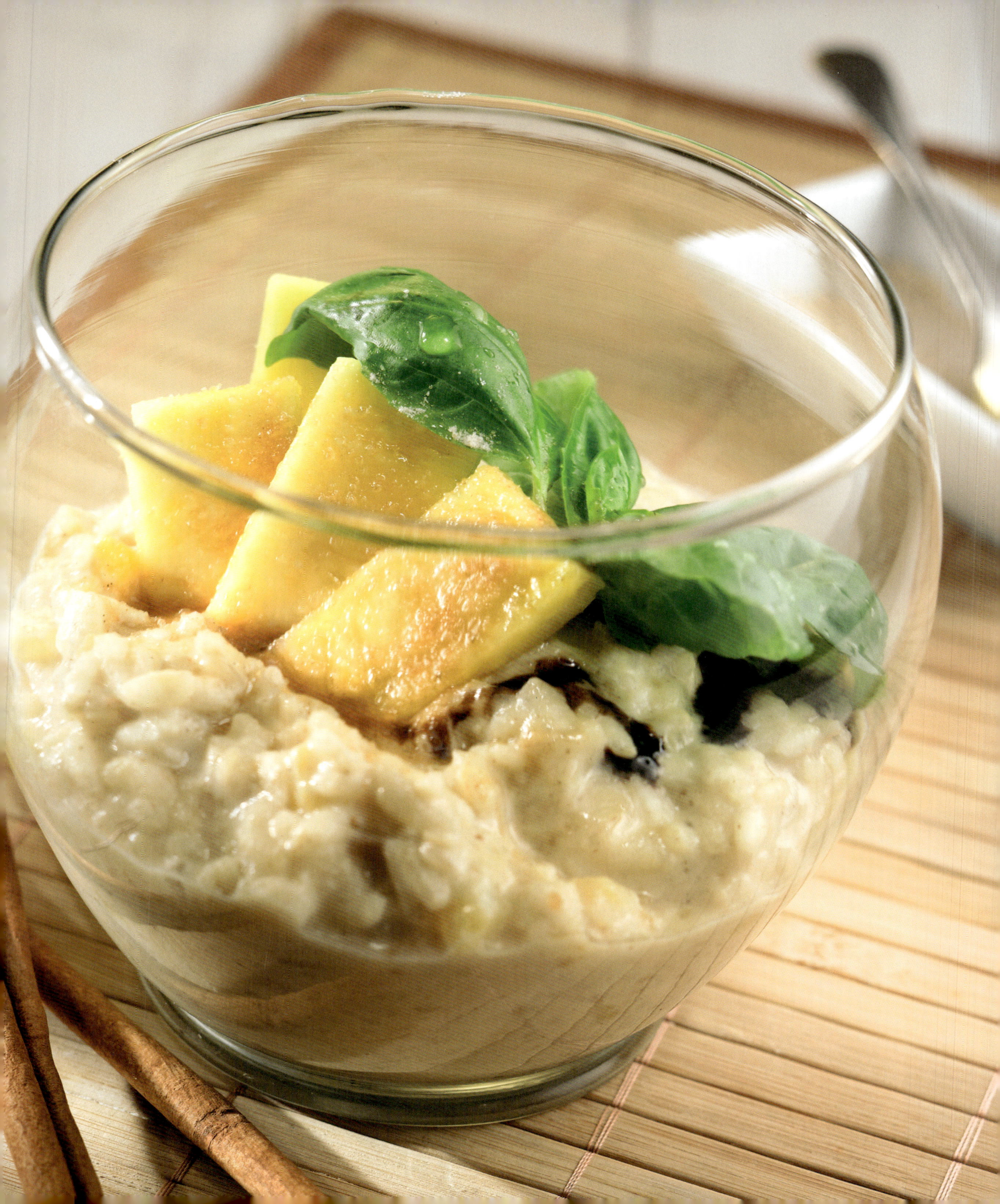

Milchreis mit Ananas und Basilikum

Süss und würzig. Ananas und Basilikum. Gegensätze ziehen sich an. Und wenn sie so fein abgestimmt sind wie bei unseren Zutaten, dann wird daraus ein köstliches und aussergewöhnliches Dessert. Guten Appetit!

Milchreis
Risottoreis in Reismilch gar kochen. Basilikum zupfen, fein hacken und zum Reis geben. Mit Zimt abschmecken.

Sauce
Balsamico und Agavendicksaft mischen und über das Dessert geben.

Garnitur
Ananas schälen, den Strunk entfernen, in kleine Würfel schneiden und auf den Reis geben.

Das Dessert lauwarm servieren.

Zutaten (für 4 Personen)

Milchreis

200 g	Risottoreis
600 ml	Reismilch
4	Basilikumzweige
1 Msp	Zimt

Sauce

2 EL	Balsamico
2 EL	Agavendicksaft

Garnitur

1	Ananas

Kräuter in Süssspeisen – das passt bestens. Die Aromen von Basilikum, Rosmarin, Thymian, Lavendel usw. korrespondieren fantastisch mit süssen Speisen und geben jedem Dessert eine aussergewöhnliche Note.

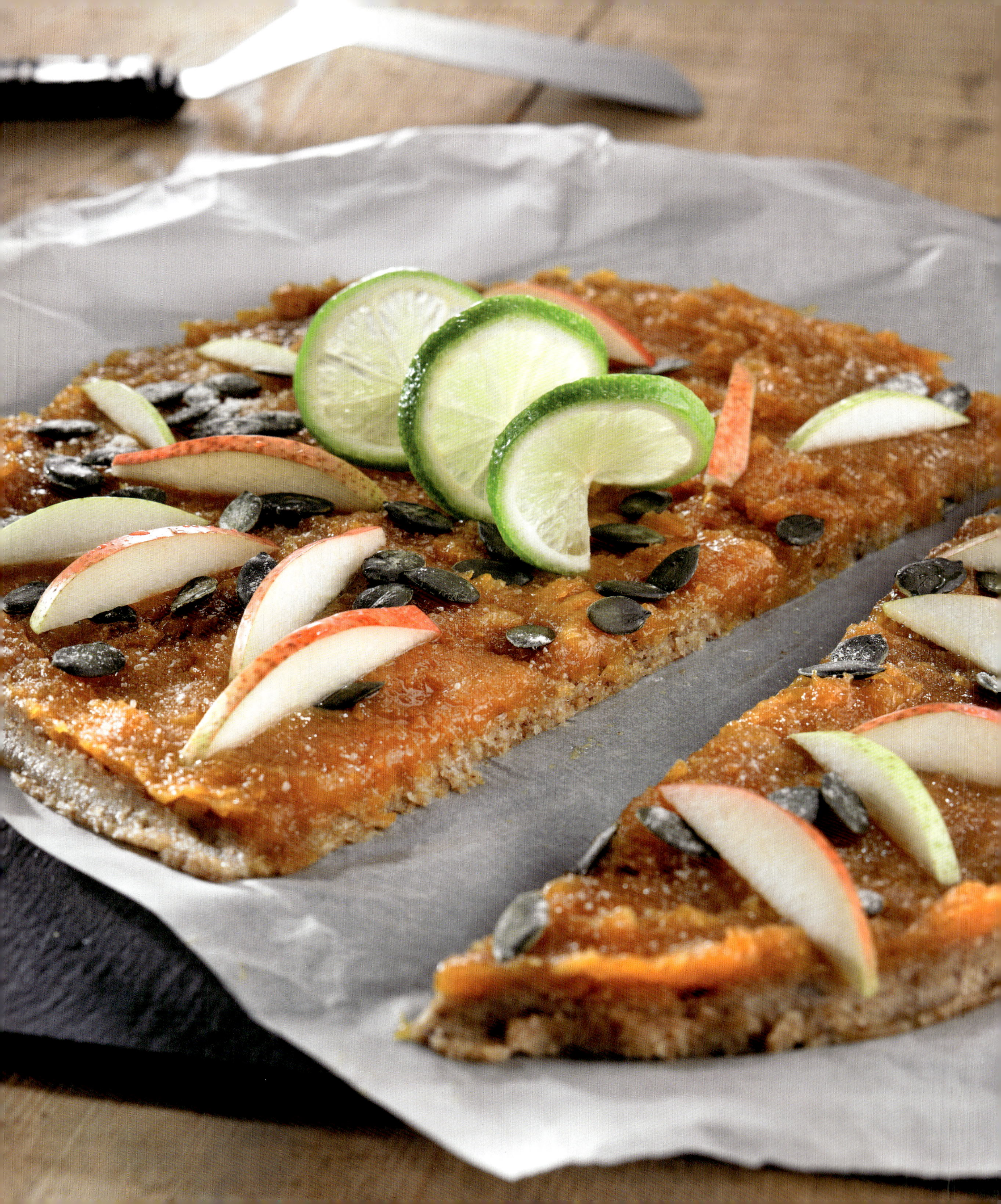

Aprikosenlimettenschnitte

Provitamin A (Carotin), Vitamin B1, B2 und C sowie Mineralstoffe wie Kalium, Calcium und Phosphor – wie mit einem fruchtig saftigen Dessert das Immunsystem gestärkt und gleichzeitig der Kreislauf angekurbelt wird – auch davon handelt unser Aprikosenlimettenschnittenrezept.

Boden

Margarine bei Zimmertemperatur weich werden lassen.
Alle Zutaten zu einem feinen Teig kneten. In eine mit Backpapier ausgelegte Springform drücken.

Füllung

Aprikosen im Apfelsaft etwa 30 Minuten leicht köcheln lassen. Orange waschen und Schale abreiben. Orangenabrieb und Zimt zu den Aprikosen geben.

Masse mit einem Stabmixer pürieren und auf den Kuchenteig streichen. Bei 190 Grad 20 bis 25 Minuten im Backofen backen.

Garnitur

Apfel säubern, entkernen und in Schnitze schneiden. Limette waschen und in Scheiben schneiden. Limettenscheiben und Kürbiskerne auf den Kuchen geben.

Zutaten

Boden

100 g	Margarine (vegan)
220 g	Vollkornmehl
50 g	Nüsse (gemahlen)
5 EL	Wasser

Füllung

220 g	Getrocknete Aprikosen
300 ml	Apfelsaft
1	Bio Orange
1 Msp	Zimt

Garnitur

1	Apfel
1	Bio Limette
	Kürbiskerne zum Garnieren

** Ganz soviel Vitamin C wie eine Zitrone hat die Limette zwar nicht, aber ihr Gehalt an ätherischen Ölen, Mineralstoffen und Spurenelementen (vor allem Eisen und Zink) sowie Folsäure, Vitamin A und E kann sich wirklich sehen lassen.*

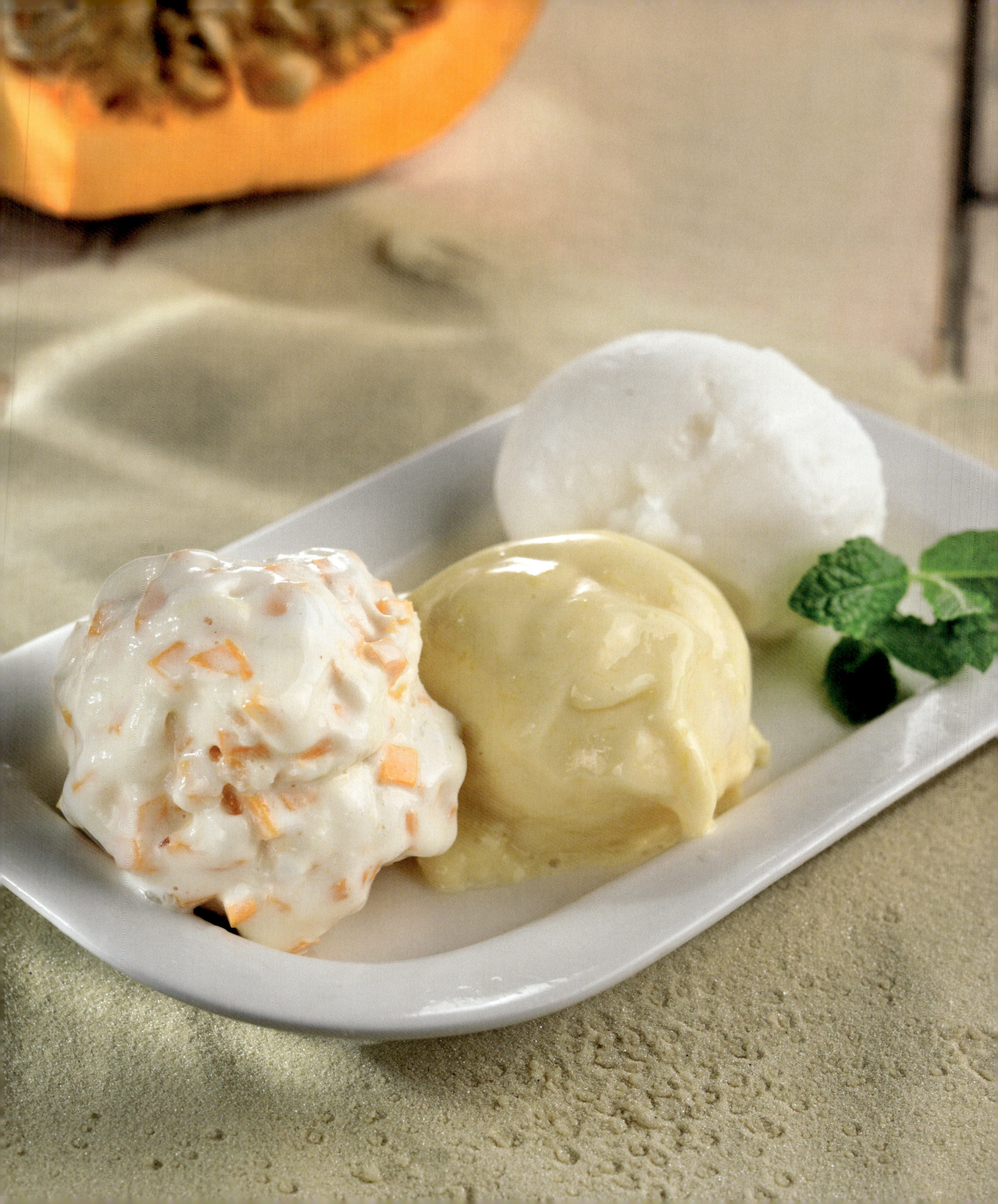

Eis

In China erfunden, von Alexander dem Grossen geschätzt und von uns allen heiss geliebt: Speiseeis in fruchtig gesunden Varianten. Erfrischend und unkompliziert!

Banane

Bananen in Scheiben schneiden und einfrieren. Bananen aus dem Tiefkühlfach nehmen. Alle Zutaten mit einem Mixer pürieren und für etwa 30 Minuten ins Tiefkühlfach stellen.

Limette

Alle Zutaten und den Saft von den Limetten in einem Mixer pürieren. Unter gelegentlichem Rühren 5 bis 6 Stunden im Tiefkühlfach einfrieren lassen.

Kürbis

Kürbis schälen, entkernen und in kleine Würfel schneiden. Rohrzucker in einer Pfanne karamellisieren und dem Kürbis beigeben. Mit Apfelsaft ablöschen und einkochen lassen. Kürbis auskühlen lassen. Alle Zutaten in einem Mixer pürieren und unter gelegentlichem Rühren 5 bis 6 Stunden im Tiefkühlfach einfrieren lassen.

Zutaten (für 4 Personen)

Banane

4	Bananen
100 ml	Cashewmus
100 g	Vanillesojajoghurt
1–2 EL	Agavendicksaft
1	Prise Salz

Limette

2	Bananen
500 ml	Vanillesojamilch
3 EL	Agavendicksaft
2	Limetten

Kürbis

200 g	Kürbis
6 EL	Rohrzucker
200 ml	Apfelsaft
600 ml	Vanillesojamilch
200 ml	Cashewmus
100 ml	Agavendicksaft
1	Prise Salz

Verwenden Sie bitte aus gesundheitlichen Gründen so wenig Salz und Öl wie nötig. Benutzen Sie Jodsalz – falls möglich. Versuchen Sie immer weniger Salz und Öl einzusetzen, sodass das Verlangen nach beidem mit der Zeit geringer wird.

***** *Unsere Eissorten können auch in einer Eismaschine zubereitet werden.*

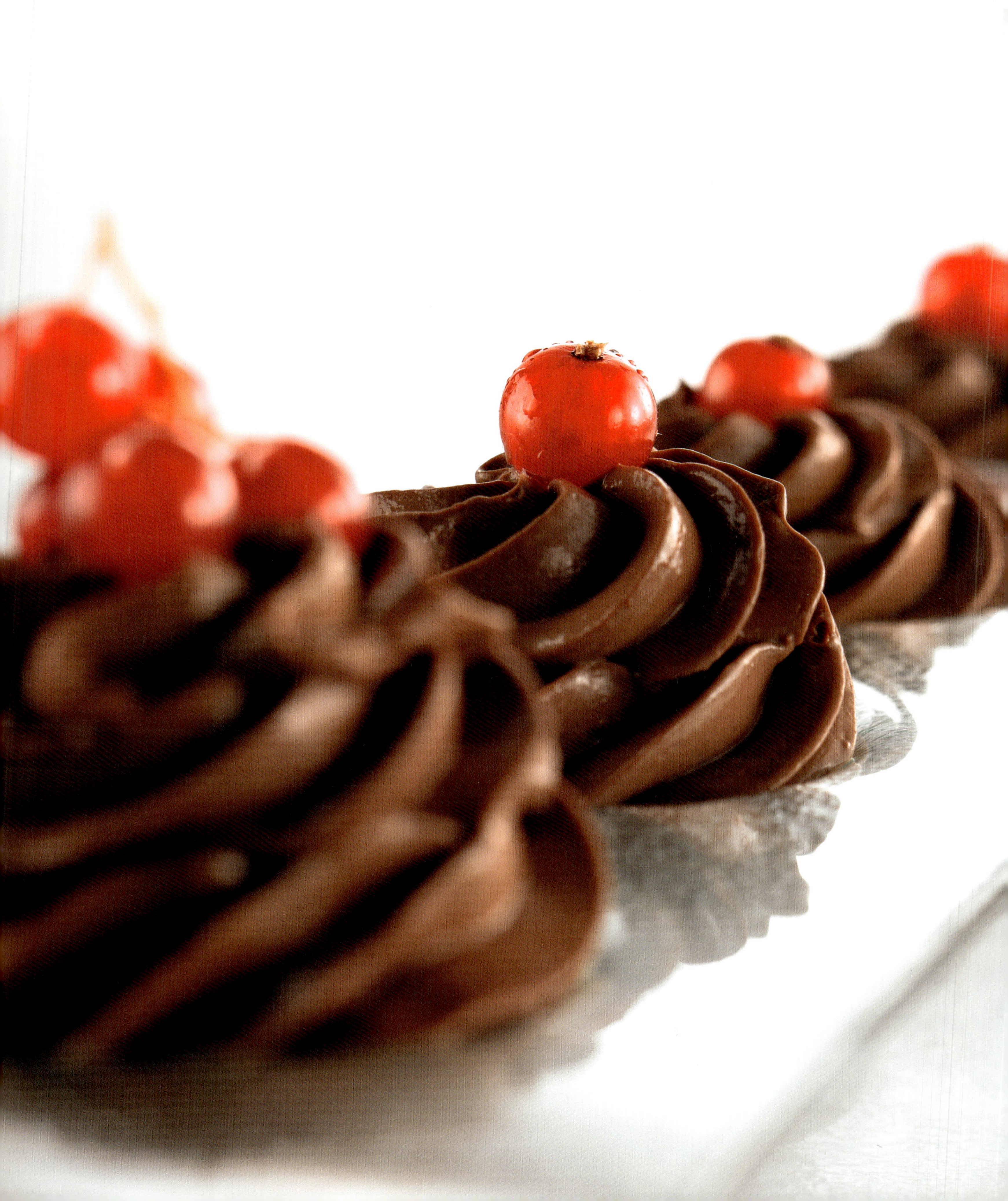

Schokoladenmousse

Warum eine der beliebtesten Nachspeisen immer noch mit relativ hohem Aufwand in einer äusserst ungesunden und moralisch höchst fragwürdigen Version weltweit zubereitet wird, bleibt ein Rätsel – zumal die vegan gesunden Versionen längst bekannt sein dürften. Hier ist unser Favorit:

Schokolade in einem Wasserbad flüssig werden lassen. Seidentofu mit einem Stabmixer kurz durchmixen. Schokolade während des Mixvorgangs langsam in den Seidentofu laufen lassen. Das Ganze wirklich gut und lange mixen. Anschliessend mindestens 6 Stunden kühl stellen.

Zutaten (für 4 Personen)

200 g	Schokolade (vegan)
400 g	Seidentofu

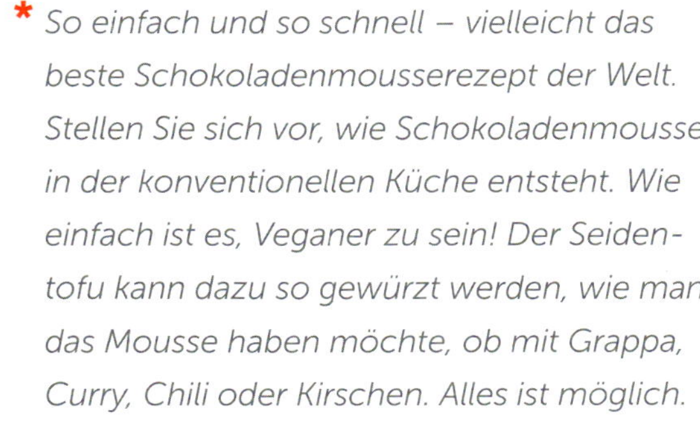

***** *So einfach und so schnell – vielleicht das beste Schokoladenmousserezept der Welt. Stellen Sie sich vor, wie Schokoladenmousse in der konventionellen Küche entsteht. Wie einfach ist es, Veganer zu sein! Der Seidentofu kann dazu so gewürzt werden, wie man das Mousse haben möchte, ob mit Grappa, Curry, Chili oder Kirschen. Alles ist möglich.*

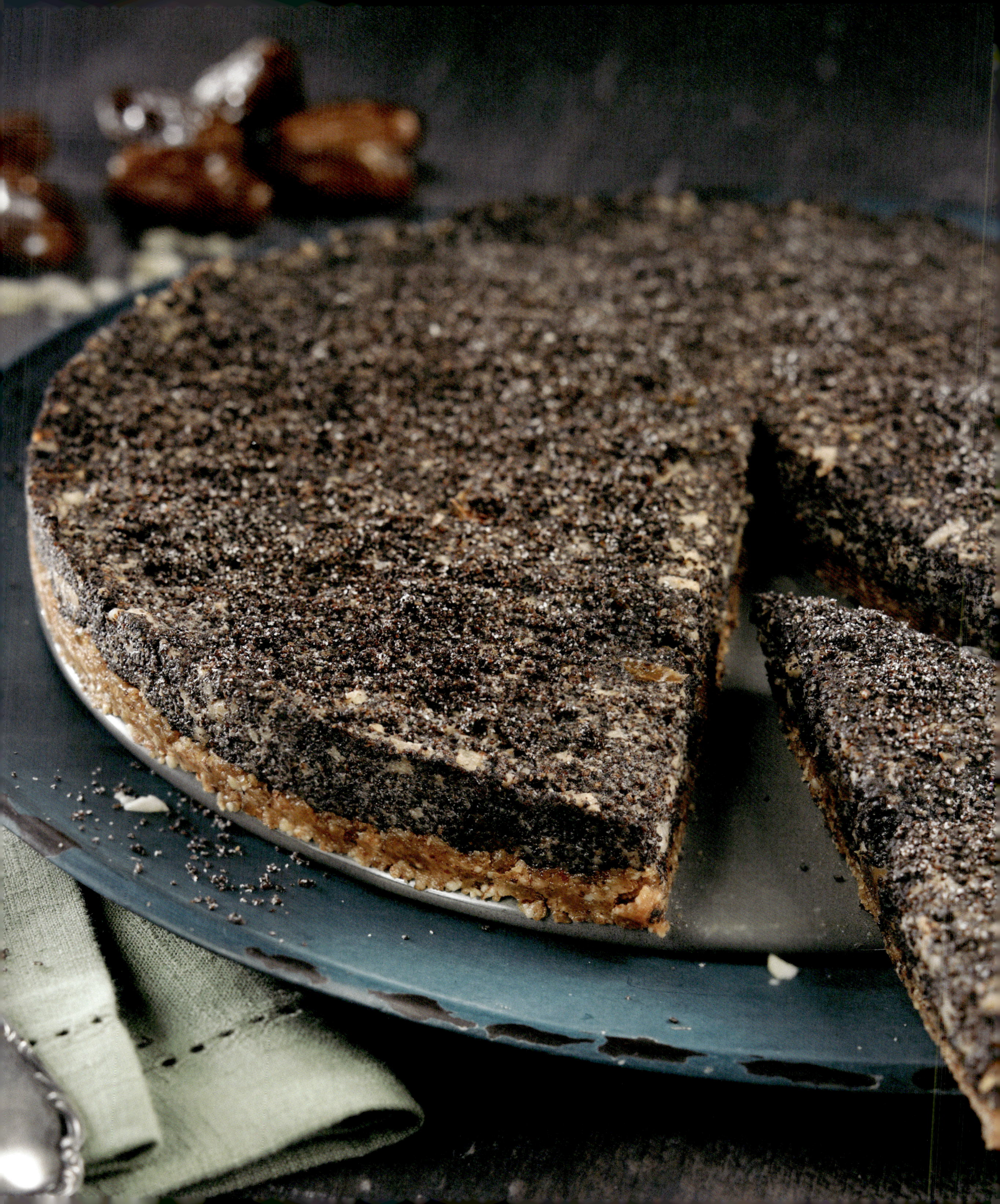

DER Mohnkuchen

Allerhöchster Genuss in Verbindung mit den 7 Regeln der vegan gesunden Ernährung: Einfach und unglaublich leicht zubereitet ist dieser Rohkost Mohnkuchen aus dem süssen Repertoire einer gesunden Ernährung nicht mehr wegzudenken. Köstlich! Das Rezept wurde von Thomas Weibelzahl entwickelt.

Boden

Mandeln und Datteln in einem Mixer zerkleinern und einen Teig daraus kneten. Anschliessend den Boden einer Springform damit bedecken.

Belag

Mohn mit Mandeln vermischen. Soviel Wasser dazugeben und durchmischen bis eine viskose Masse enstanden ist. Die Banane zerdrücken und zu der Masse dazugeben.

Datteln sehr fein zerkleinern und dazugeben. Apfel säubern, entkernen, fein raspeln und unterheben. Nach Belieben mit ein wenig Vanillearoma und Zimt abschmecken.

Belag auf den Boden geben und mindestens 3 Stunden im Kühlschrank kalt stellen.

Zutaten

Boden

200 g	Mandeln (gemahlen oder am Stück) (alternativ den Mandelanteil durch andere Nüsse ersetzen: 100 g Pecanüsse und/oder 100 g Cashewnüsse)
200 g	Datteln (ohne Stein)

Belag

200 g	Mohn (gemahlen)
50 g	Mandeln (gemahlen)
	Wasser
1	Banane
50 g	Datteln (ohne Stein)
1	Apfel
	Vanillearoma
	Zimt

** Wer einen dickeren Boden haben möchte, nimmt im gleichen Verhältnis mehr Mandeln und Datteln. Wer einen dünneren Belag bevorzugt, nimmt nur 150 g Mohn. Gemahlener Mohn wird auch Dampfmohn genannt.*

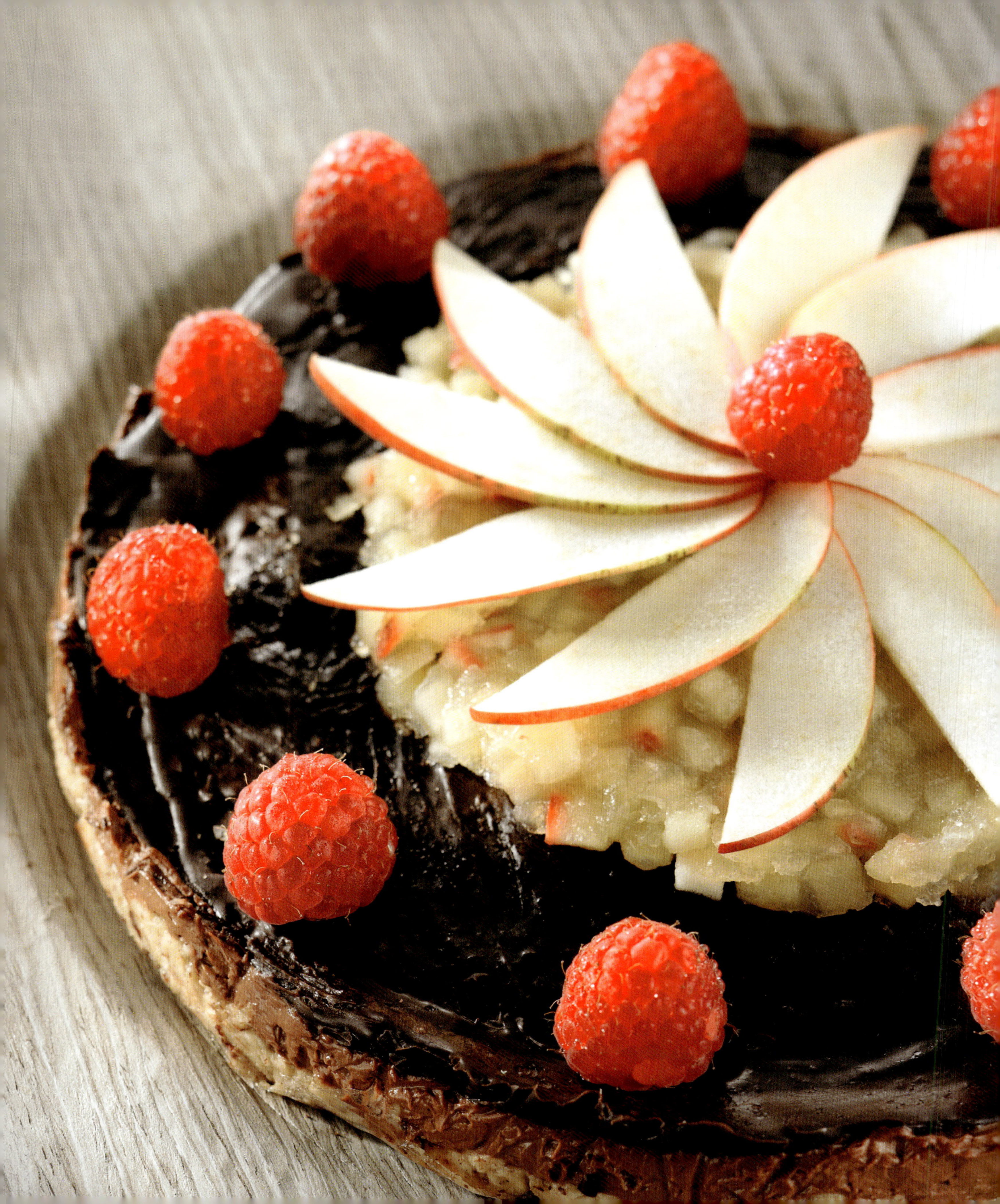

Apfelschokotorte

Fruchtiges und Süsses kombiniert: Das geht immer. Und wenn es sich dabei um Äpfel und Schokolade handelt, ist die Mischung als zentraler Bestandteil unserer Torte perfekt. Über die weiteren Zutaten muss dann nicht länger nachgedacht werden ...

Boden

Margarine bei Zimmertemperatur weich werden lassen.

Alle Zutaten zu einem feinen Teig kneten. In eine mit Backpapier ausgelegte Springform drücken. Bei 190 Grad 20 Minuten backen. Teig auskühlen lassen und mindestens 30 Minuten kalt stellen.

Füllung

Schokolade in einem Wasserbad flüssig werden lassen. Apfelbrand in den Seidentofu geben und einmal kurz mit dem Stabmixer durchmixen. Die flüssige Schokolade während des Mixens in den Seidentofu laufen lassen. Den Schokoladentofu für 10 Minuten kühl stellen. Anschliessend auf dem Kuchenboden verteilen. Das Ganze wenigstens 6 Stunden kalt stellen.

Garnitur

Äpfel säubern, entkernen und in kleine Würfel schneiden. Agar Agar mit Apfelsaft mischen und aufkochen lassen. Etwas auskühlen lassen und auf den Kuchen geben. Den Kuchen mindestens 1 Stunde kalt stellen.

Zutaten

Boden

100 g	Margarine (vegan)
200 g	Vollkornmehl
50 g	Nüsse (gemahlen)
5 EL	Wasser

Füllung

170 g	Schokolade (vegan)
300 g	Seidentofu
1 TL	Apfelbrand

Garnitur

2	Äpfel
100 ml	Apfelsaft
1 Msp	Agar Agar

** Nach Belieben mit Himbeeren und frischen Apfelscheiben garnieren.*

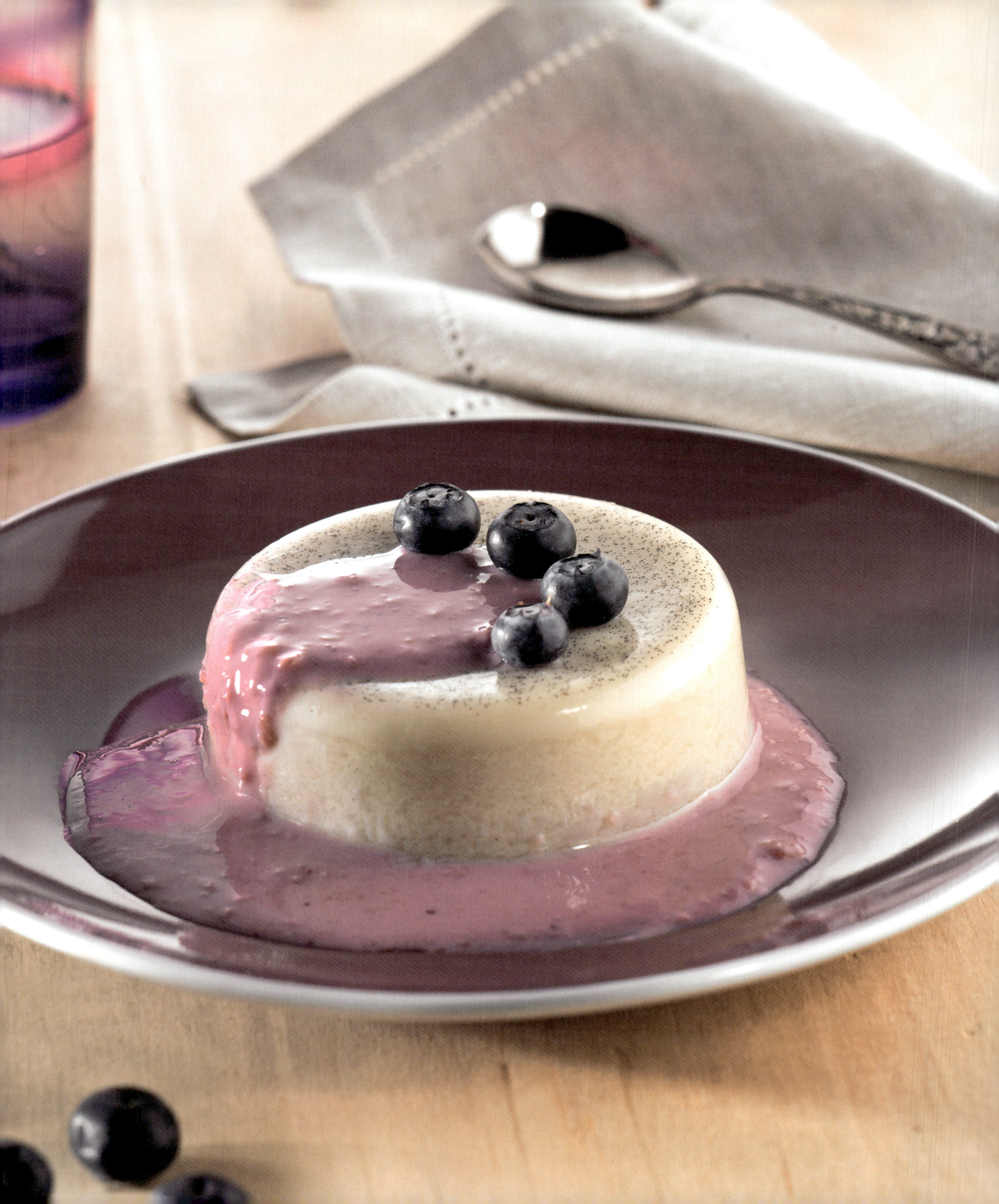

Panna Cotta

Panna Cotta bedeutet gekochte Sahne und ist ein weltweit beliebter Dessertklassiker, den jeder zu schätzen weiss, der einmal unsere vegane Version probiert hat.

Vanilleschoten halbieren und das Mark auskratzen. Alle Zutaten in einer Pfanne unter ständigem Rühren langsam aufkochen lassen. 2 bis 3 Minuten leicht köcheln lassen und anschliessend in 4 Gläser füllen. 6 bis 8 Stunden kalt stellen. Auf einen Teller stürzen.

Um das Stürzen zu erleichtern kann man das Glas unter warmem Wasser abspülen oder mit einem kleinen Messer etwas Luft auf den Glasboden lassen.

Mit frischen Beeren nach Wahl garnieren.

Als Sauce eignet sich ein Beerensojajogurt. Natürlich können auch andere Sojajoghurtsorten verwendet werden.

Zutaten (für 4 Personen)

2	Vanilleschoten
800 ml	Hafermilch
160 ml	Agavendicksaft
3 g	Agar Agar

** Als süssere Variante zur Hafermilch kann Reismilch verwendet werden. Zum zusätzlichen Süssen: Agavendicksaft oder Dattelmousse (siehe Rezept Seite 59).*

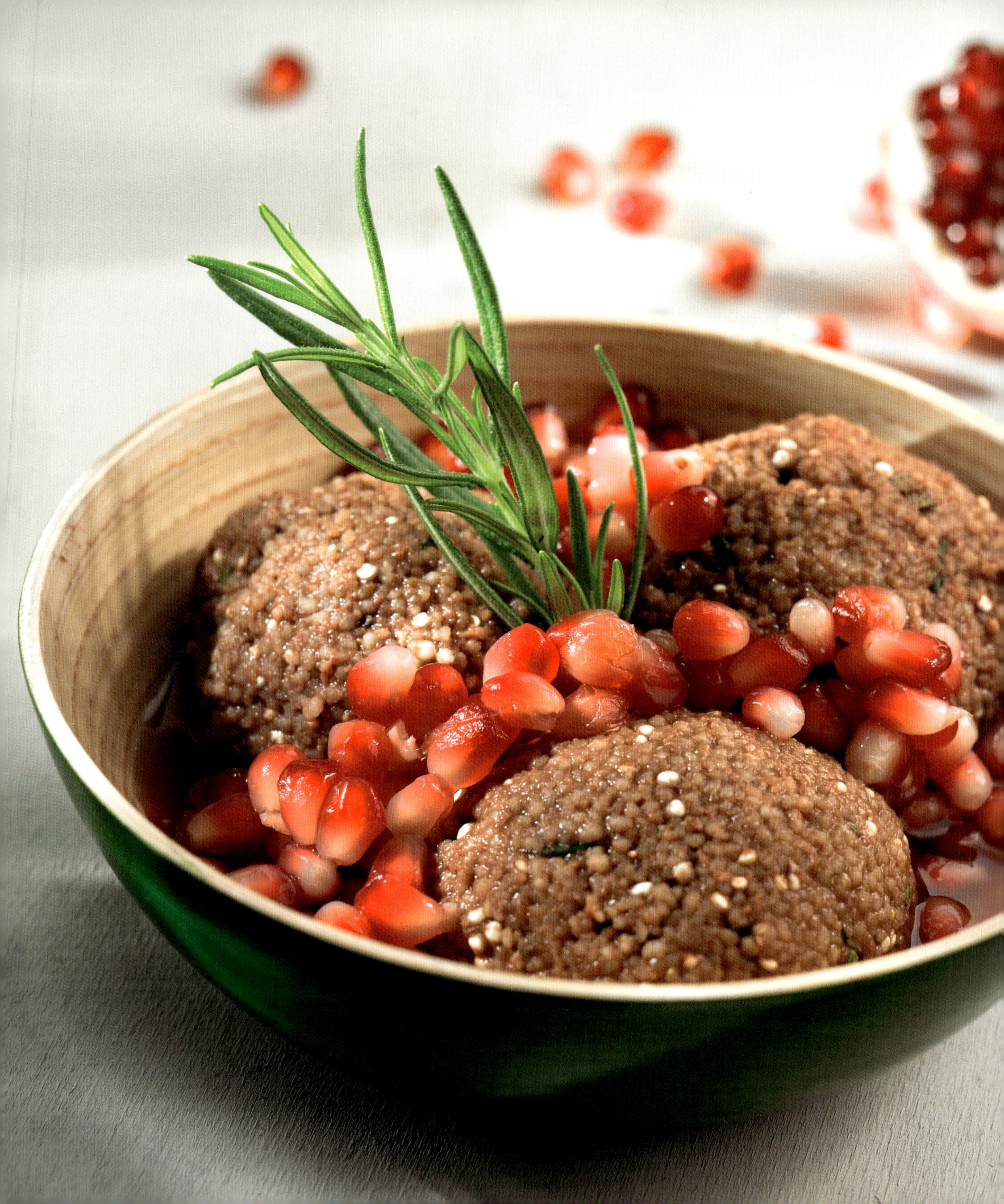

Rosmarin Kakaocouscous mit Granatapfel

Das afrikanische Couscous begegnet in unserem Rezept dem asiatischen Granatapfel auf besonders charmante Weise – mit einem Ergebnis, das sich sehen bzw. schmecken lassen kann: Ein fruchtig würziger Traum in Kakao. Noch Dessert oder schon Märchen? Beides.

Couscous

Couscous mit Kakaopulver mischen und in Reismilch einweichen lassen bis dieser die gesamte Flüssigkeit aufgesogen hat. Rosmarin zupfen, fein hacken und während des Einweichens dem Couscous hinzufügen. Aus dem Couscous Kugeln formen.

Sauce

Granatapfelkerne aus der Frucht brechen und kurz im Traubensaft aufkochen.

Die Kugeln mit den Granatapfelkernen übergiessen und nach Belieben mit Agavendicksaft süssen.

Zutaten (für 4 Personen)

Couscous

160 g	Couscous
4 EL	Kakaopulver
360 g	Reismilch
1	Rosmarinzweig

Sauce

1	Granatapfel
4 EL	Traubensaft
	Agavendicksaft

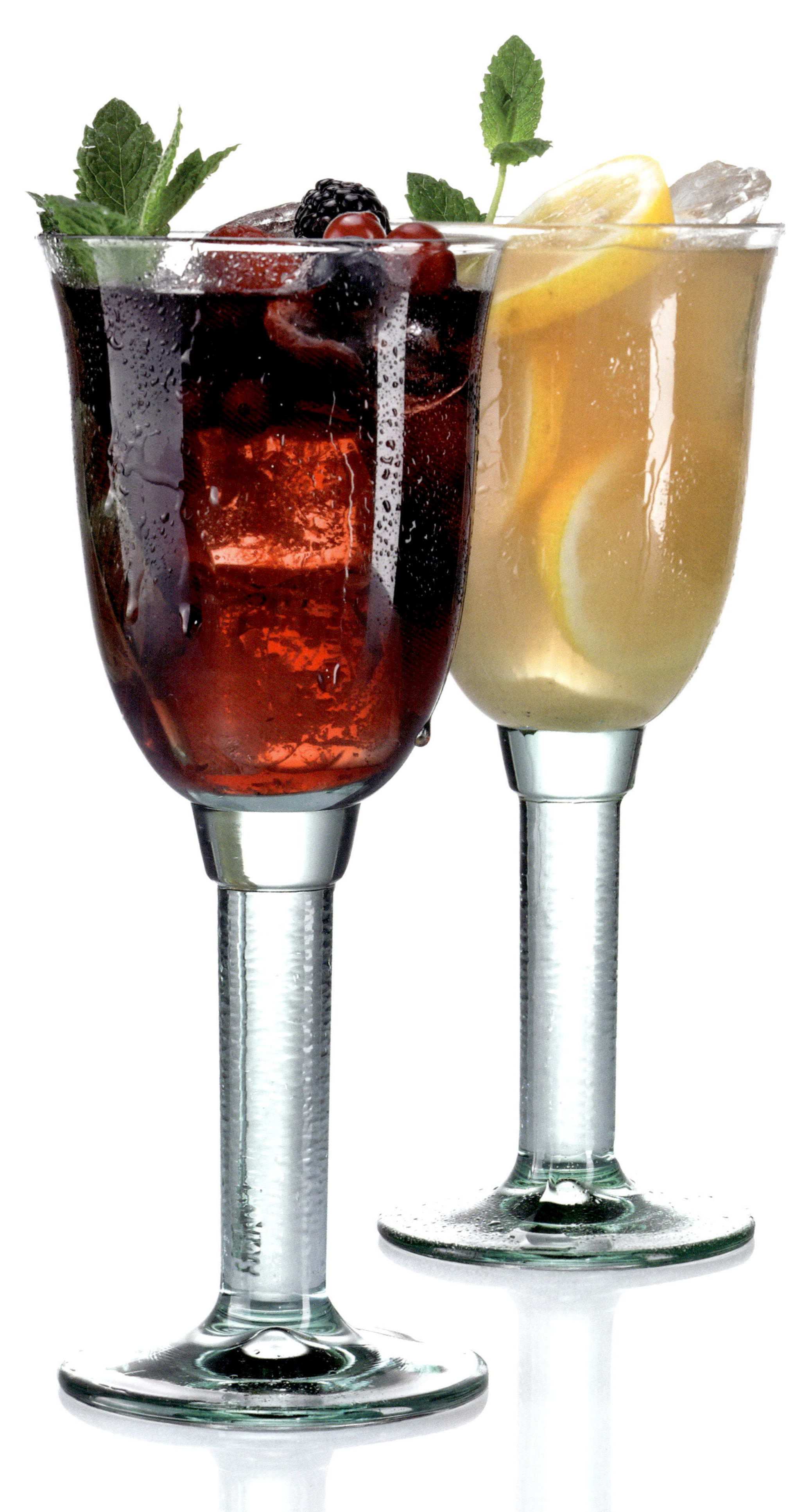

Drinks

Erfrischend. Bezaubernd.
Belebend.

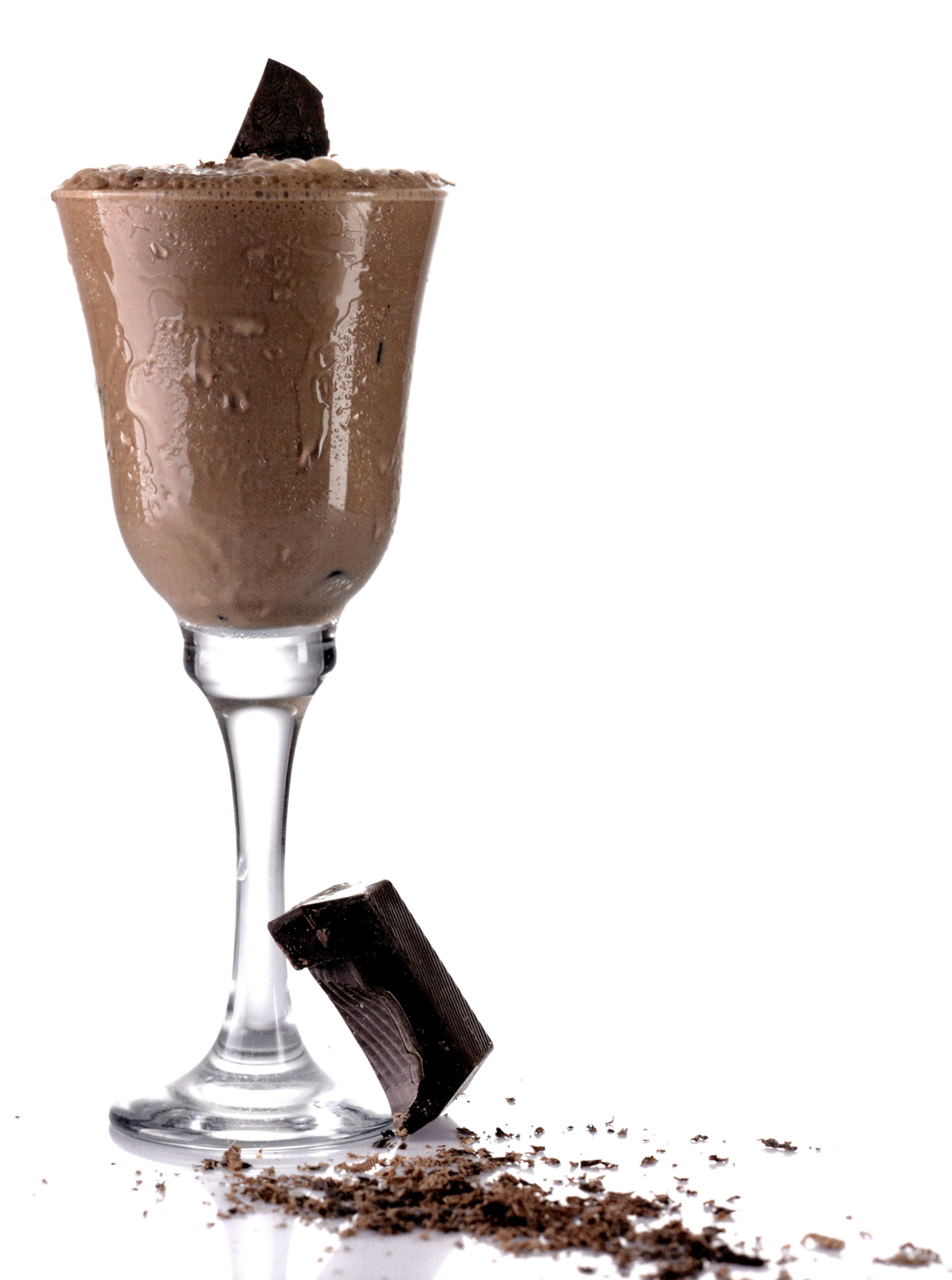

Schoko Maximum

Unser Schoko Maximum hat es in sich. Er ist sowohl erfrischend als auch supergesund. Schmeckt immer. Nicht nur zur Sommerzeit.

Die Eiswürfel auf 2 Gläser verteilen. Alle Zutaten mixen und über die Eiswürfel giessen.

Zutaten (für 2 Personen)

6–10	Eiswürfel
500 ml	Reismilch
100 g	Mandelmus (weiss)
3 EL	Kakaopulver
1	Banane
30 ml	Agavendicksaft

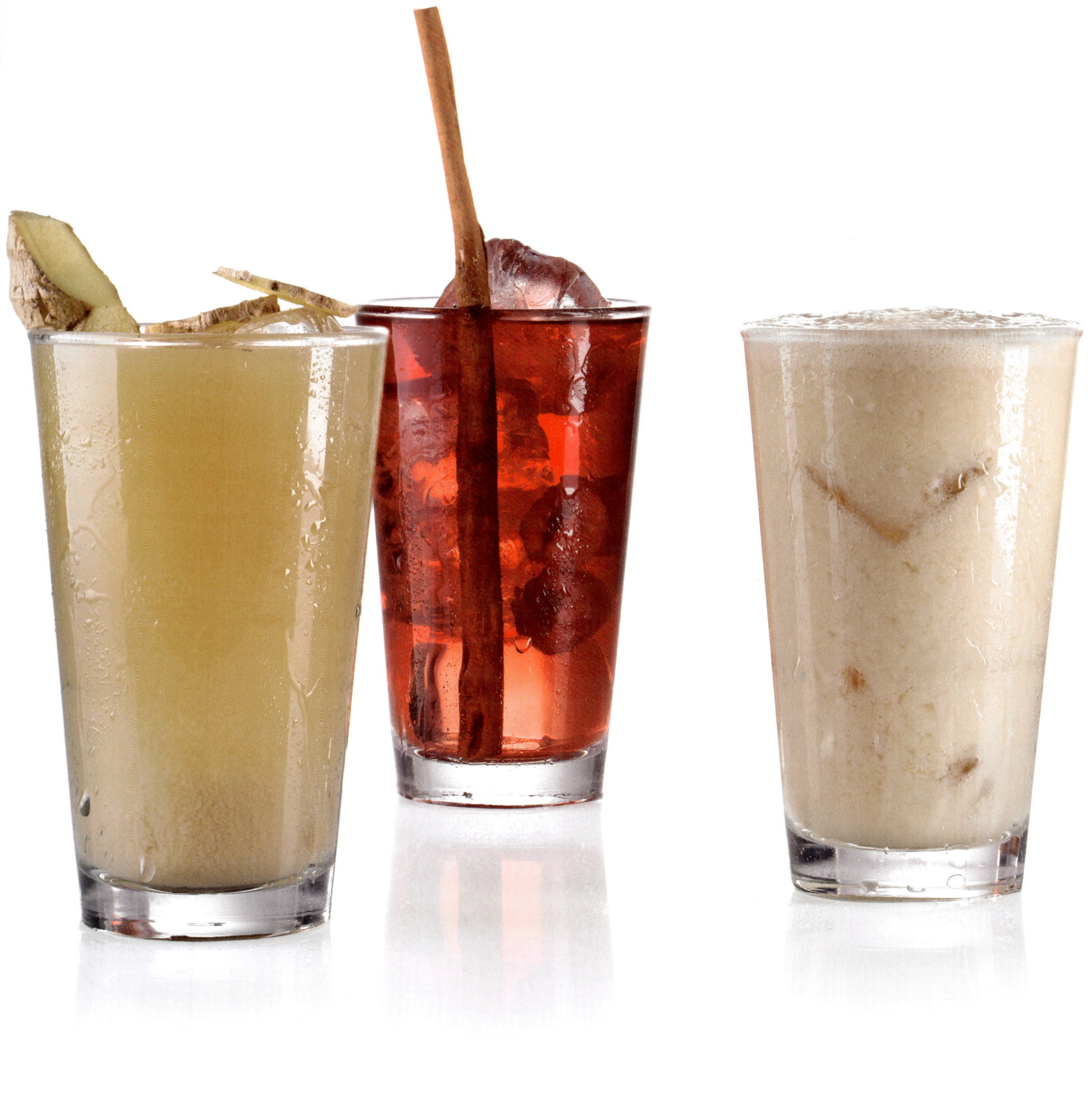

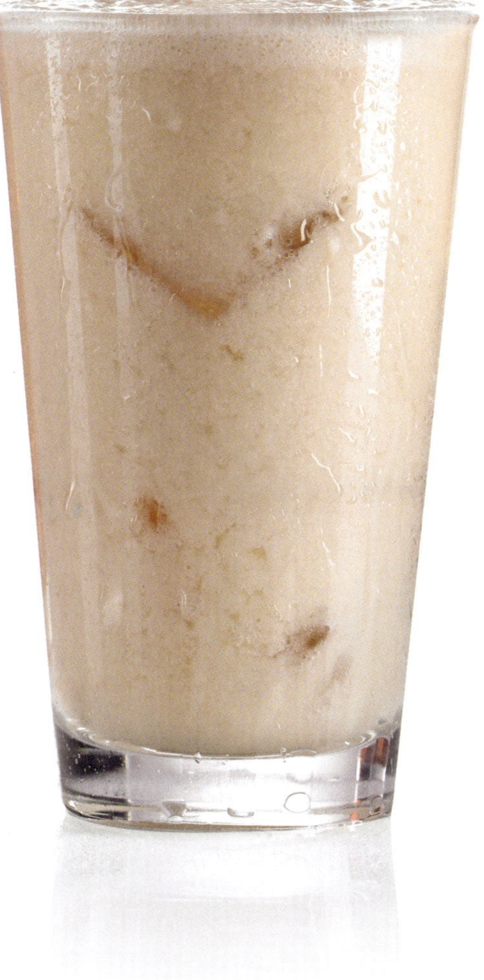

Drei Teedrinks

Bekannte Eistee- oder Teedrinksorten haben häufig ein ganz typisches Merkmal: Sie sind stark gesüsst – und zwar in der Regel mit raffiniertem Industriezucker. Der kommt bei uns weder in Frage noch ins Glas.

Ingwer

Grüntee nach Anleitung zubereiten. Ingwer schälen, in Scheiben schneiden und im heissen Grüntee 10 Minuten ziehen lassen. Hafermilch und Agavendicksaft beigeben und mischen. Die Eiswürfel auf 2 Gläser verteilen und mit der Flüssigkeit auffüllen.

Früchte Zimt

Früchtetee nach Anleitung zubereiten, noch heiss mit Kirschsaft und Agavendicksaft mischen. Zimtstangen und Eiswürfel auf 2 Gläser verteilen und mit der Flüssigkeit auffüllen.

Coco Banane Grüntee

Grüntee nach Anleitung zubereiten. Kokosmilch aufkochen und mit der Banane pürieren. Grüntee und Agavendicksaft beigeben und mischen. Die Flüssigkeit kalt stellen. Eiswürfel auf 2 Gläser verteilen und mit der Flüssigkeit auffüllen.

Zutaten (für 2 Personen)

Ingwer

4 Scheiben	Ingwer
300 ml	Grüntee
100 ml	Hafermilch
5 EL	Agavendicksaft
6–10	Eiswürfel

Früchte Zimt

300 ml	Früchtetee
200 ml	Kirschsaft
5 EL	Agavendicksaft
2	Zimtstangen
6–10	Eiswürfel

Coco Banane Grüntee

300 ml	Grüntee
100 ml	Kokosmilch
1	Banane
5 EL	Agavendicksaft
6–10	Eiswürfel

** Tipp: Zimtstangen können beim Tee mehrfach verwendet werden.*

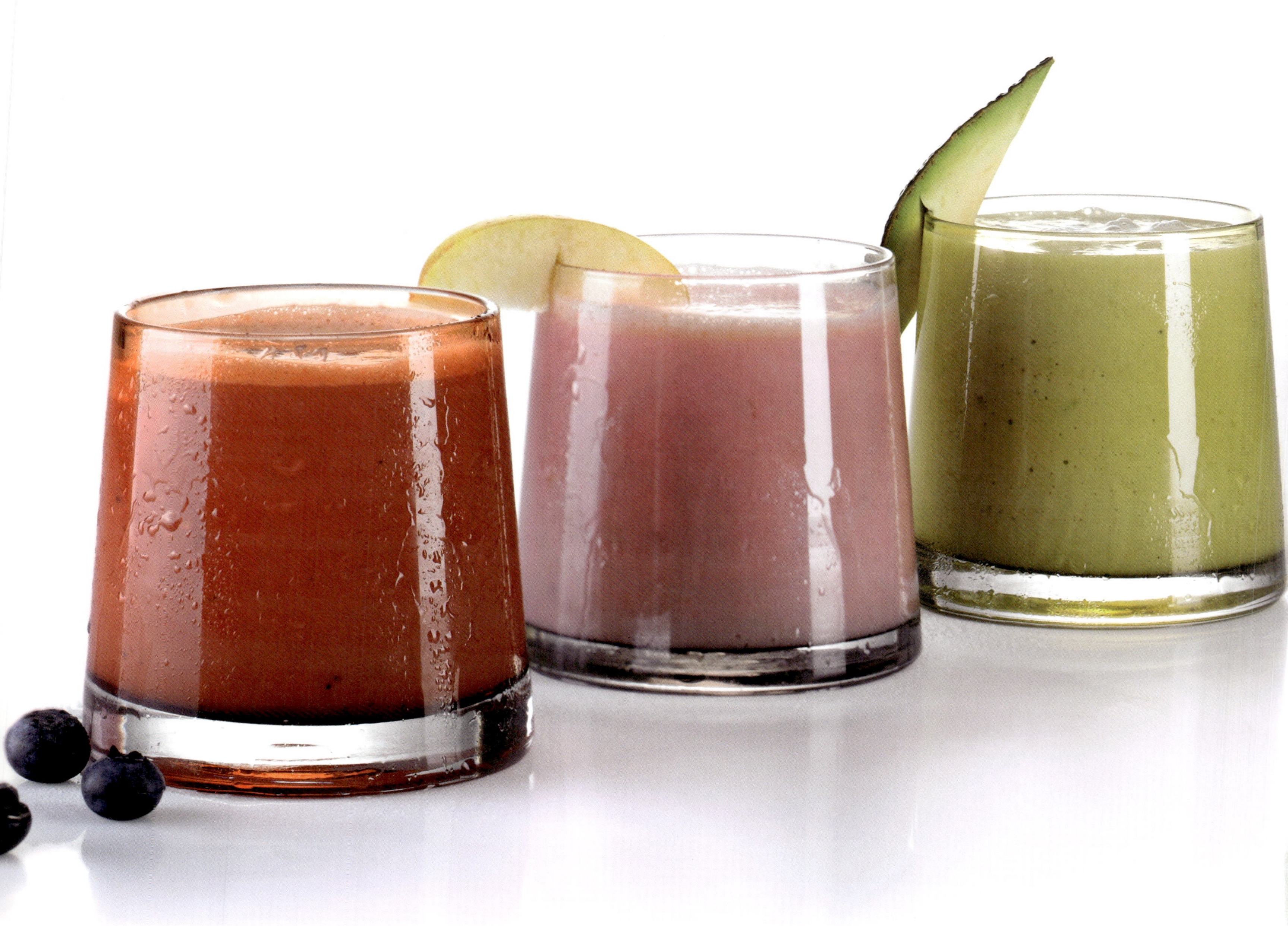

Gemischte Drinks

Der cremige Avocado Drink, der vollfruchtige Apfel Himbeer Mix oder das leicht herbe Heidelbeer Getränk. Hier sind drei fruchtig sommerliche Mischungen, die frische Energie nicht nur versprechen sondern auch halten, dazu hervorragend schmecken und glücklich machen.

Avocado Banane

Das Fruchtfleisch der Avocado vom Stein trennen. Alle Zutaten gut mixen und in Gläser füllen.

Apfel Himbeer

Apfel säubern, entkernen und in kleine Würfel schneiden. Die restlichen Zutaten mixen, mit den Apfelwürfeln mischen und in Gläser füllen.

Heidelbeer Blutorange

Alles mit dem Saft der Limette mixen und in Gläser füllen.

Zutaten (für 2 Personen)

Avocado Banane

1	Avocado
400 ml	Hafermilch
1	Kugel Bananen Eis (siehe z. B. Rezept Seite 263)
5 EL	Agavendicksaft

Apfel Himbeer

1	Apfel
400 ml	Hafermilch
100 g	Seidentofu
200 g	Gefrorene Himbeeren
5 EL	Agavendicksaft

Heidelbeer Blutorange

250 ml	Blutorangensaft
300 g	Heidelbeeren
2 EL	Schwarzer Johannisbeersaft
5 EL	Agavendicksaft
1	Limette

***** *Alle Drinks kalt und mit Eiswürfeln servieren.*

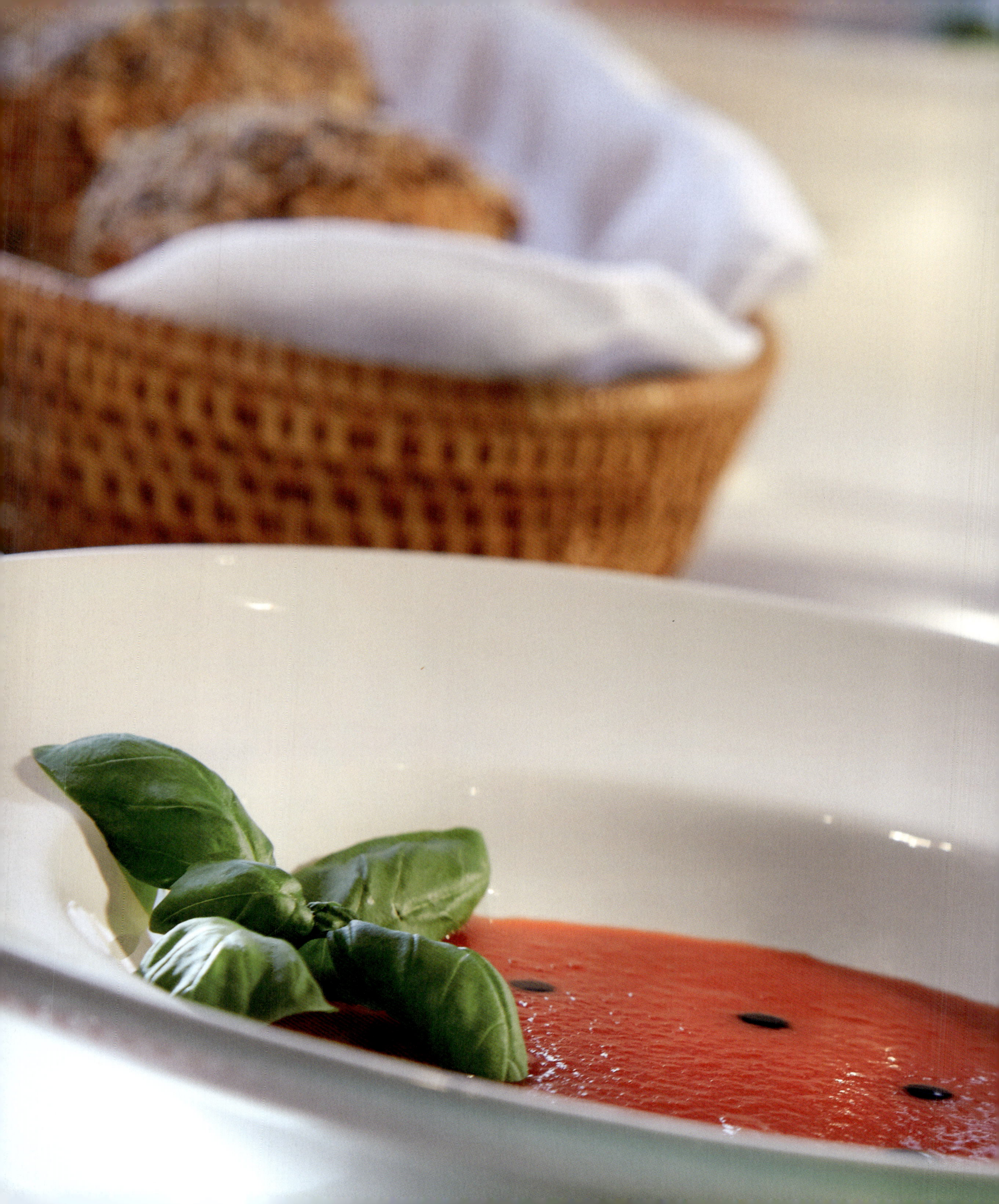

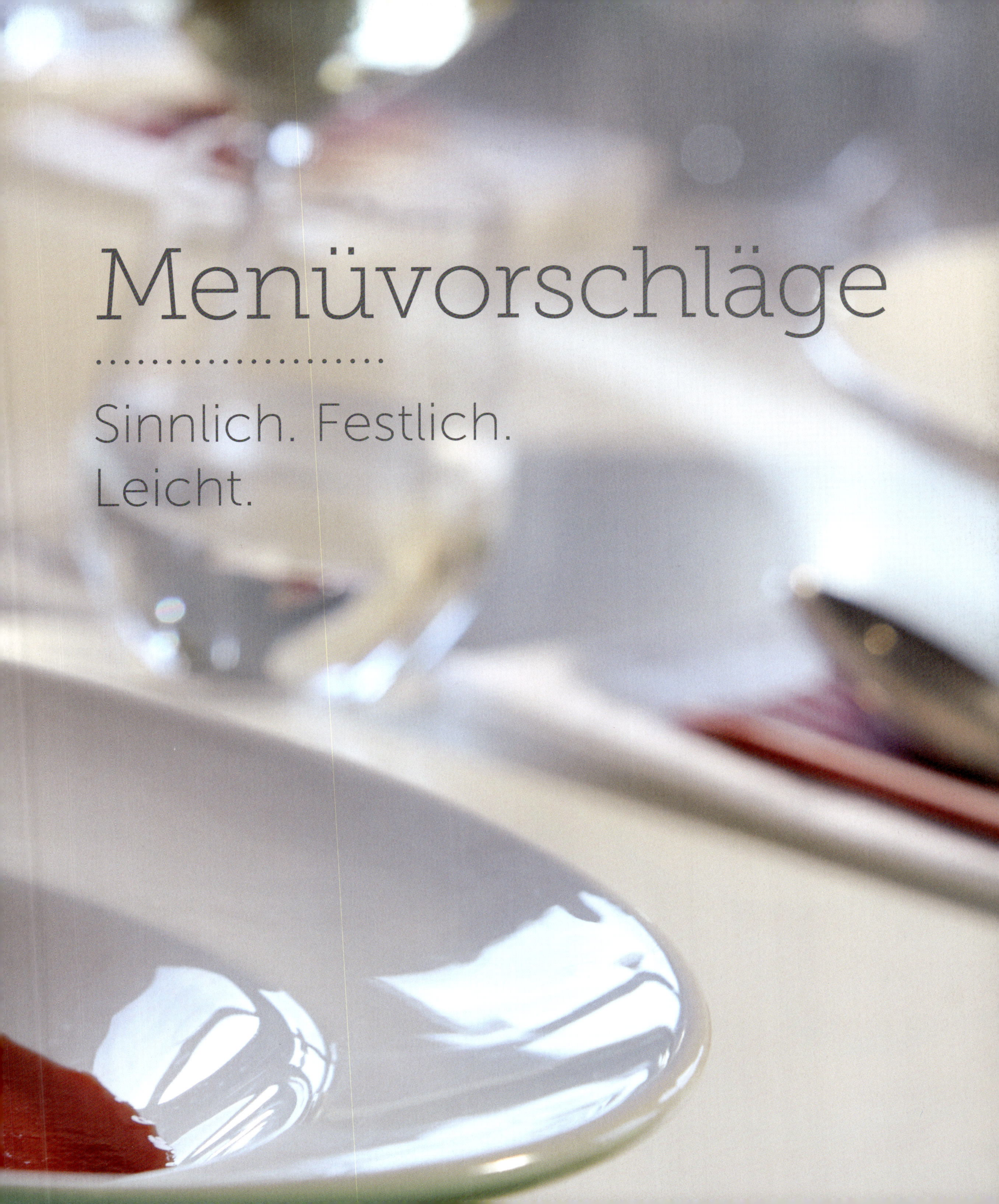
Menüvorschläge
Sinnlich. Festlich.
Leicht.

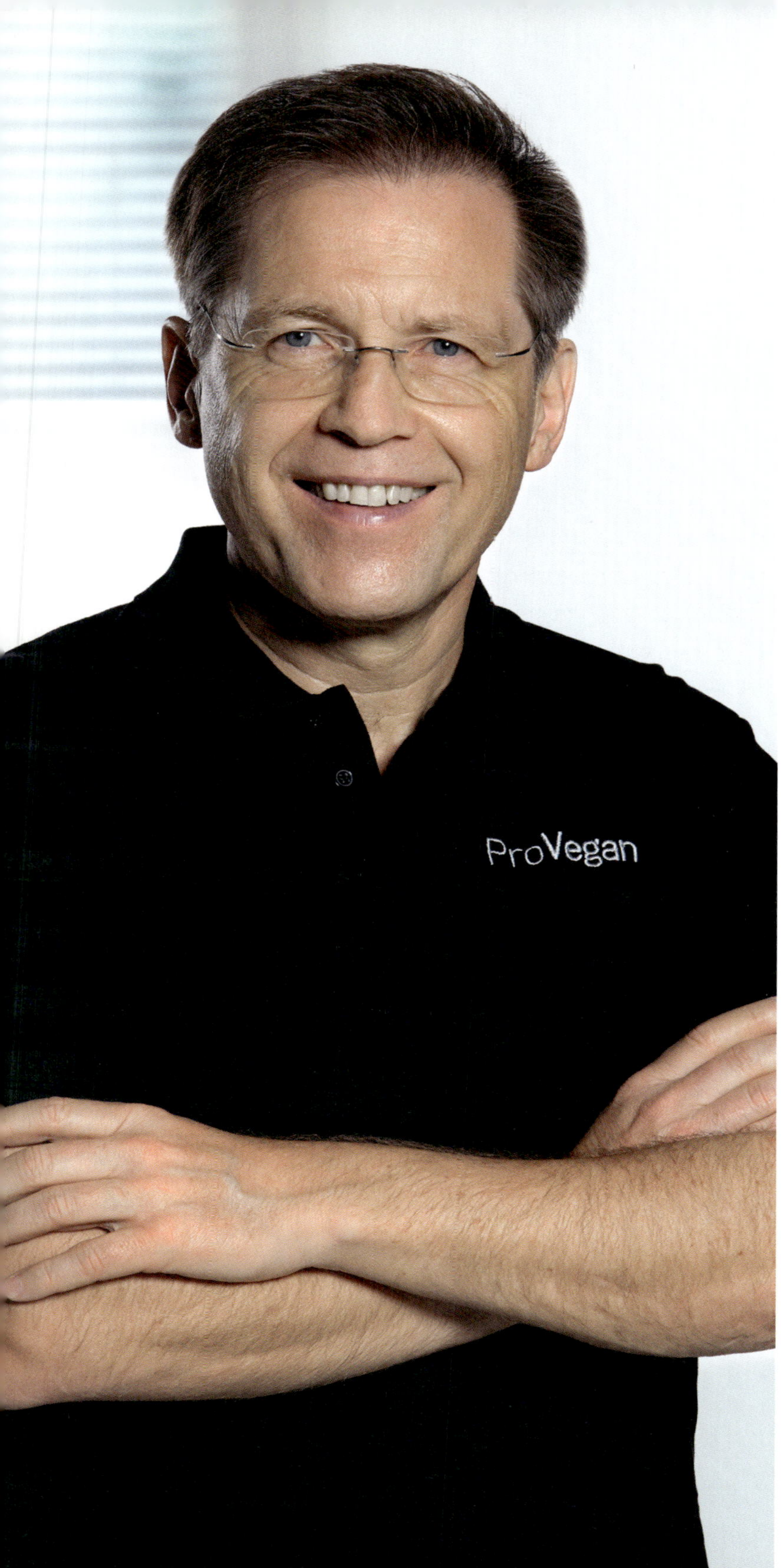

Frühlingsmenü

....

Einfach purer Genuss
Dr. med. Ernst Walter Henrich
Arzt und Ernährungsexperte

....

Lauch Ingwersuppe mit Brunnenkresse

Gerne gönne ich mir in dieser delikaten Suppe eine
Extraportion Ingwer. Vegan, gesund und würzig –
ein hervorragender Auftakt für mein frühlingsfrisches
Menü.

Rezept siehe Seite 115

Die allerbeste Lieblingspizza

Ich liebe diese Pizza! Italienisch, vegan, gesund
und scharf. Die 7 vegan gesunden Regeln voraus-
gesetzt, lässt sich die allerbeste Lieblingspizza auf
vielfältige Weise variieren. Mit frischen Kräutern,
sehr viel Knoblauch und knackigem Gemüse –
ein Hochgenuss!

Rezept siehe Seite 231

Aprikosenlimettenschnitte

Ein Dessertraum, der nur noch von unserem
Mohnkuchen übertroffen wird. Im Frühjahr ist
bei mir aber eher Fruchtiges angesagt. Aprikosen
und Limetten – ein rundum geschmackvolles
Menü-Finale.

Rezept siehe Seite 261

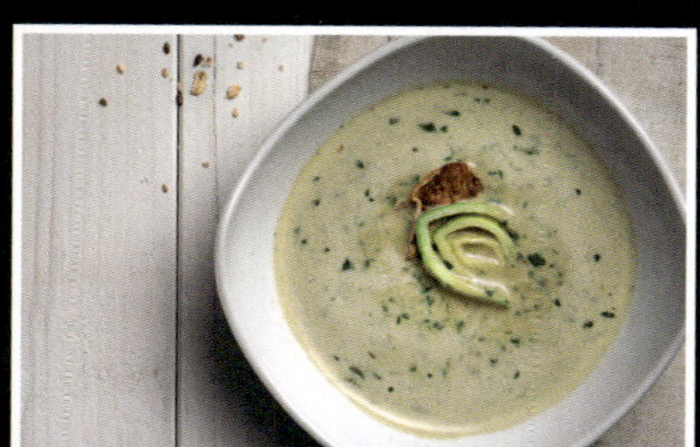
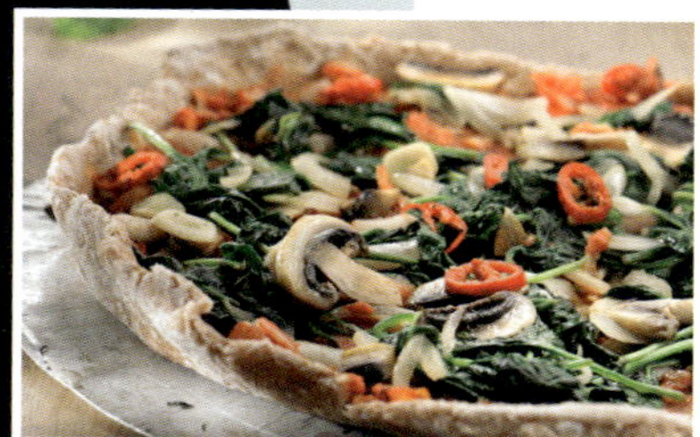
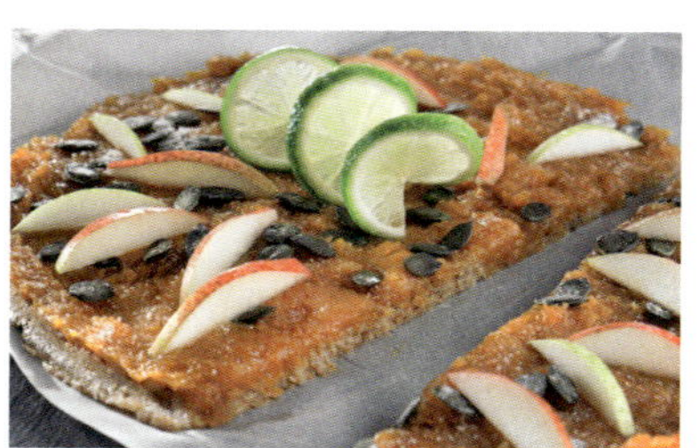

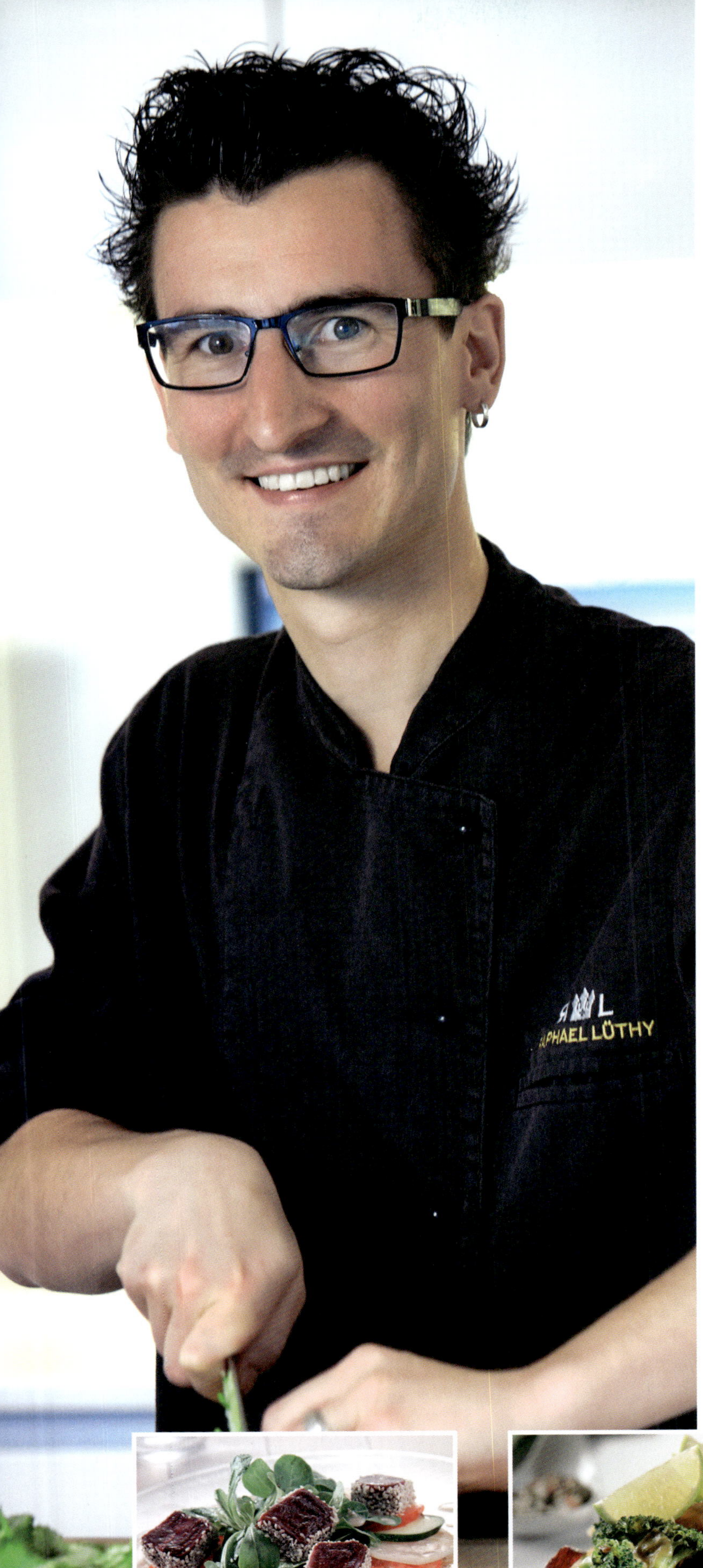

Sommermenü

....

Kochen mit Herz und Seele
Raphael Lüthy
Gourmetkoch

....

Gemüsecarpaccio und Rote Bete Würfel
Sommergemüse und Rote Bete. Es kommt zusammen, was zusammengehört – und was zusammen
hervorragend schmeckt. Diese Vorspeise erinnert
an einen Spätsommernachmittag und verschafft
mir sofort gute Laune. Sonnig, fruchtig und
unwiderstehlich.
Rezept siehe Seite 127

Pasta an Limettensauce mit Brokkoli
Summertime – *and the livin' is easy* …
Italienische Pasta. Zitronige Frische. Saftiges Grün.
Mehr brauche ich nicht. Einfach vegan und gesund.
… and the cotton is high.
Rezept siehe Seite 173

Panna Cotta
Die klassische Süssspeise in ihrer vegan gesunden
Version. Erfrischend fruchtig. Da kann ich nur sagen:
Der Sommer ist da!
Rezept siehe Seite 271

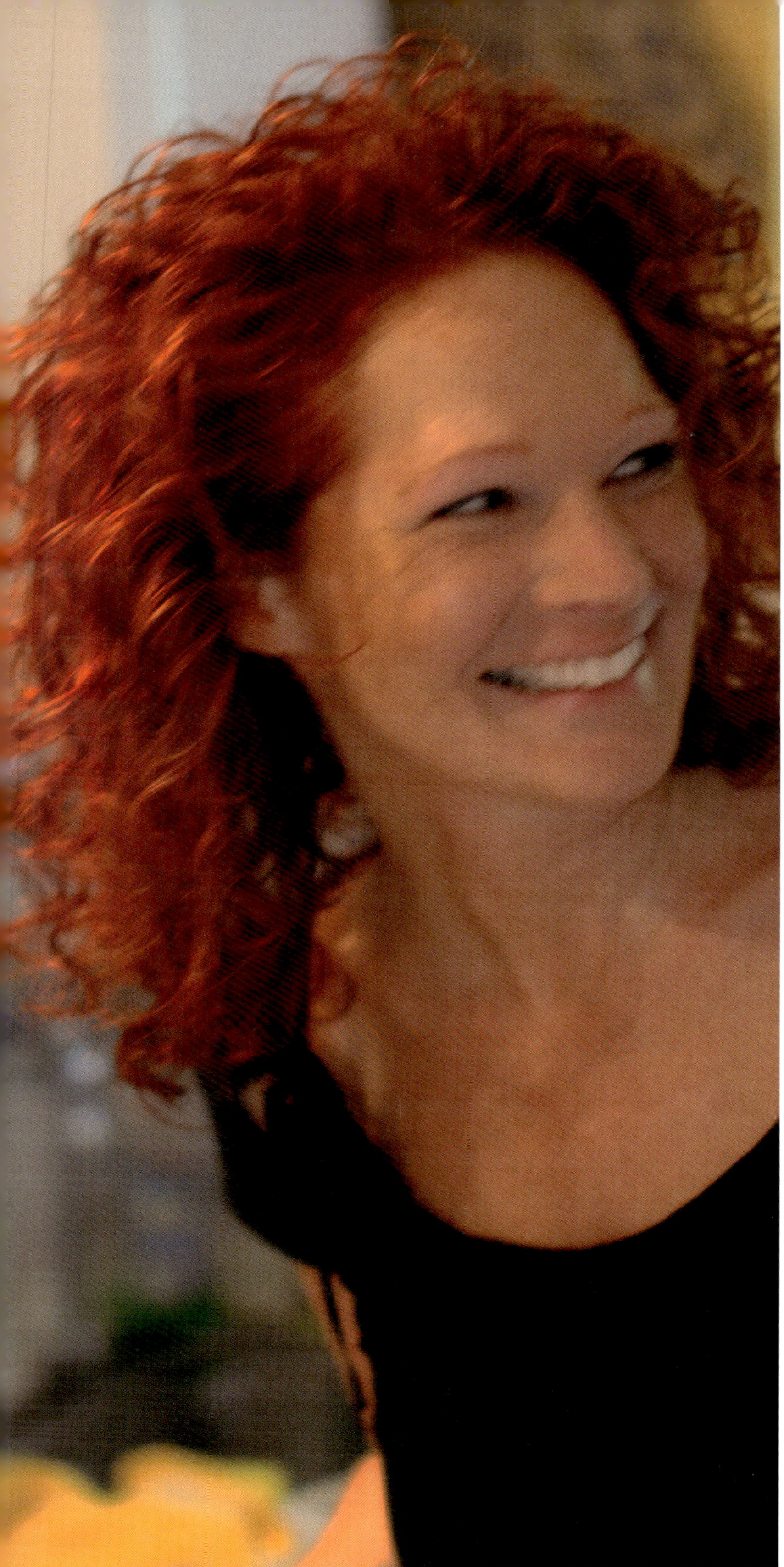

Herbstmenü

Ein sinnliches Vergnügen
Anja Randolf
Grafikerin und Köchin aus Leidenschaft

Linsen Currysuppe mit Ananas
Wenn eine Vorspeise schon optisch auf den
Herbst einstimmen kann – dann ist es diese Suppe.
Curry, Kokos und Ananas – ein Farbspiel, das mich
an die satten Töne von Herbstlaub erinnnert.
Ein sinnlicher Genuss.
Rezept siehe Seite 111

Kürbis Gemüseragout mit Ananas
Ein Herbst ohne Kürbis – das will ich mir nicht
vorstellen. Ein wundervolles, farbenfrohes und
wärmendes Hauptgericht. Kräftig, vollfruchtig und
auch ein wenig exotisch. Quinoa dazu – und alles
ist gut.
Rezept siehe Seite 217

Rosmarin Kakaocouscous mit Granatapfel
Schokoladisierte Couscouskugeln mit fruchtiger
Zugabe. Die würzig vitaminreiche Einstimmung
auf kalte Tage. Ein fruchtiger Abschluss. Her mit
dem Herbst!
Rezept siehe Seite 273

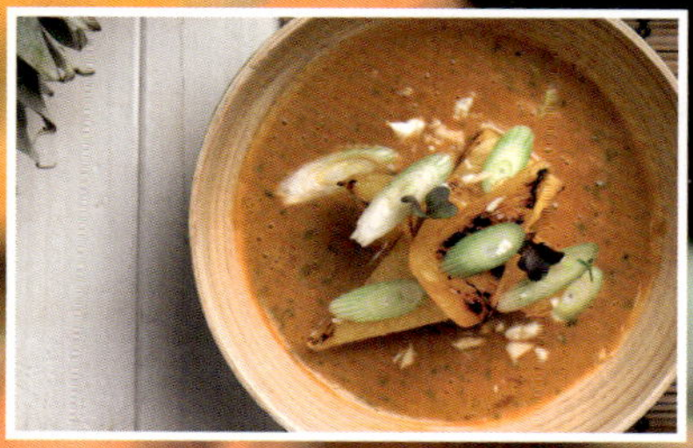

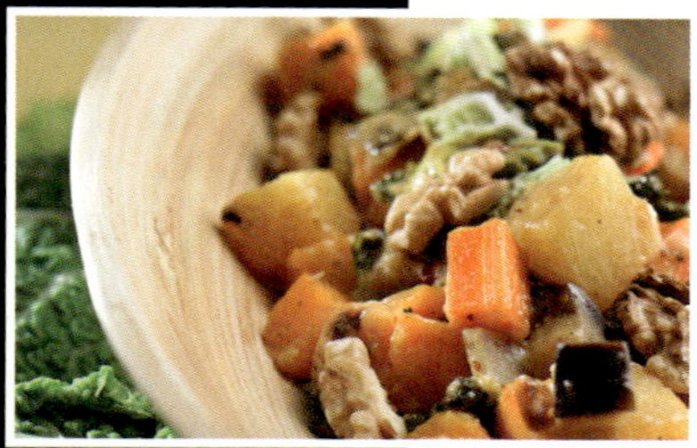

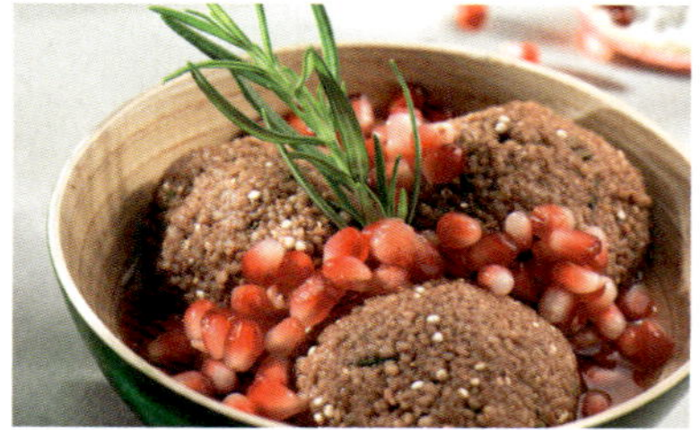

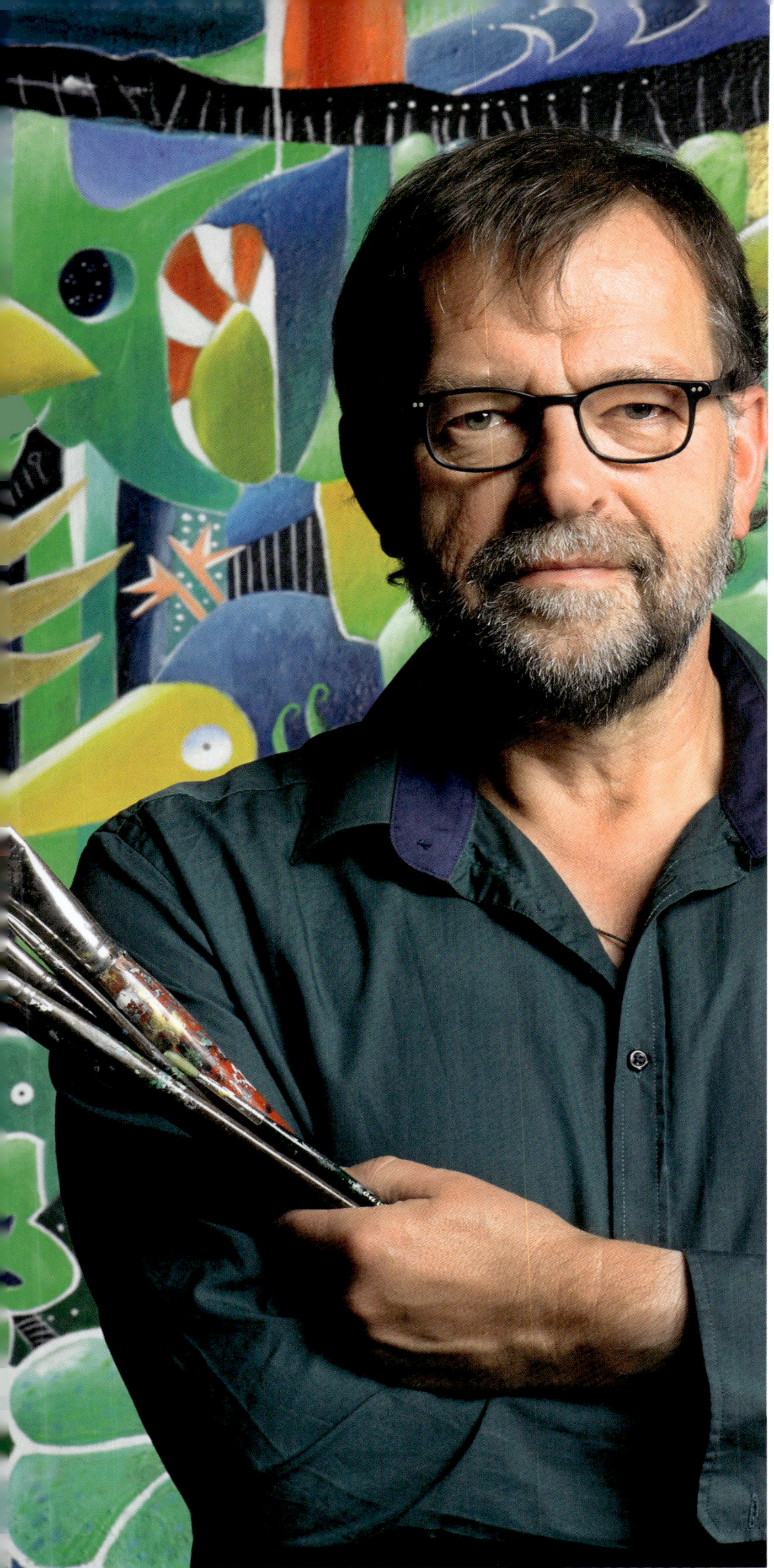

Wintermenü

Kochen und Malerei – die schönsten Künste
Ulrich Bender
Dipl.-Designer und Künstler

Oliven Knoblauchbrot

Knusprig und würzig. Mediterran. Das Richtige
zum Einstieg in ein kräftiges Wintermenü. Ein wenig
Sehnsucht nach Sonne und Meer, während das Holz
im Kamin prasselt und sich Knoblauch und Oliven im
Ofen duftig entfalten. Ganz zum Schluss: Espresso!
Rezept siehe Seite 99

Gulasch

Gulasch. Mir ist es völlig egal, auf welchen Namen
ein Essen hört. Ich lege drei Kriterien zugrunde:
1. Kein Lebewesen soll für mein Essen leiden.
2. Es muss gut schmecken.
3. Es sollte gesund sein.
Ein herrlich unkompliziertes und geschmackvolles
Gericht. Deftig. Würzig. Winterlich.
Rezept siehe Seite 241

DER Mohnkuchen

Ich weiss nicht, wie oft ich DEN Mohnkuchen
schon „gebacken" und gegessen habe. Hier ist
allerhöchste Vorsicht geboten! Extreme Suchtgefahr!
Ein Glas Rotwein dazu. Vegan natürlich. Schmeckt
wie gemalt!
Rezept siehe Seite 267

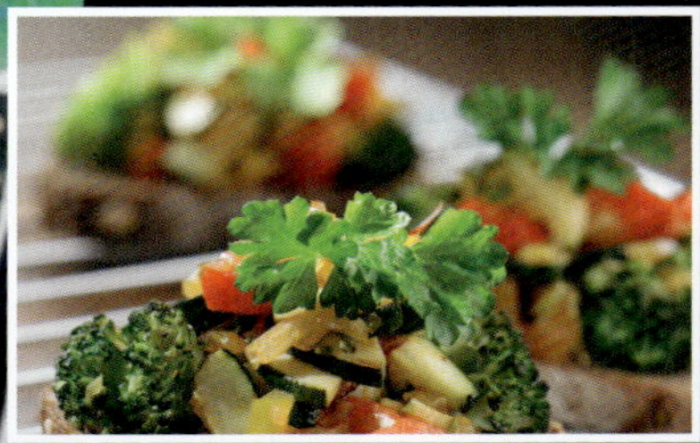

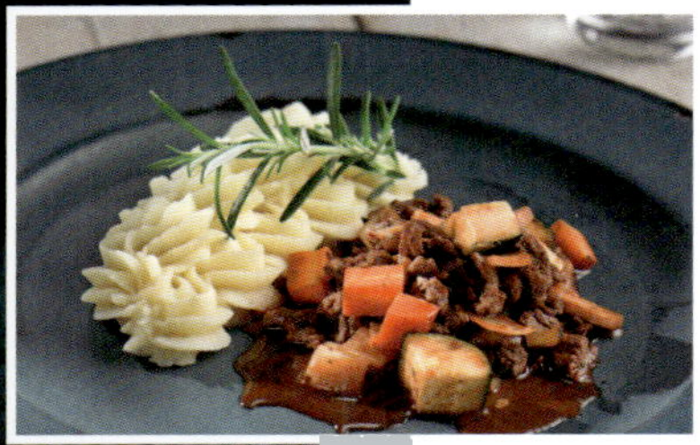

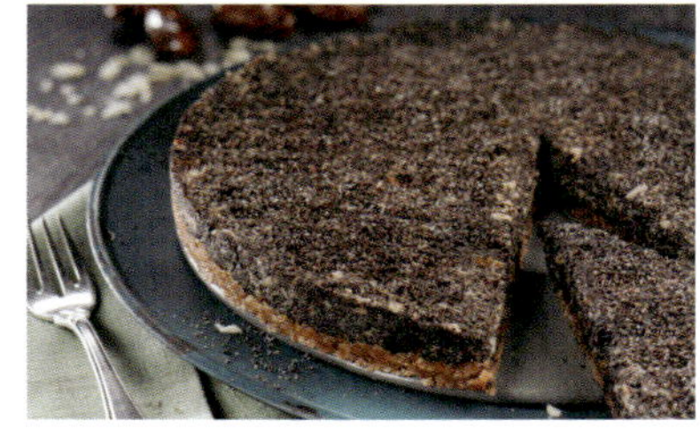

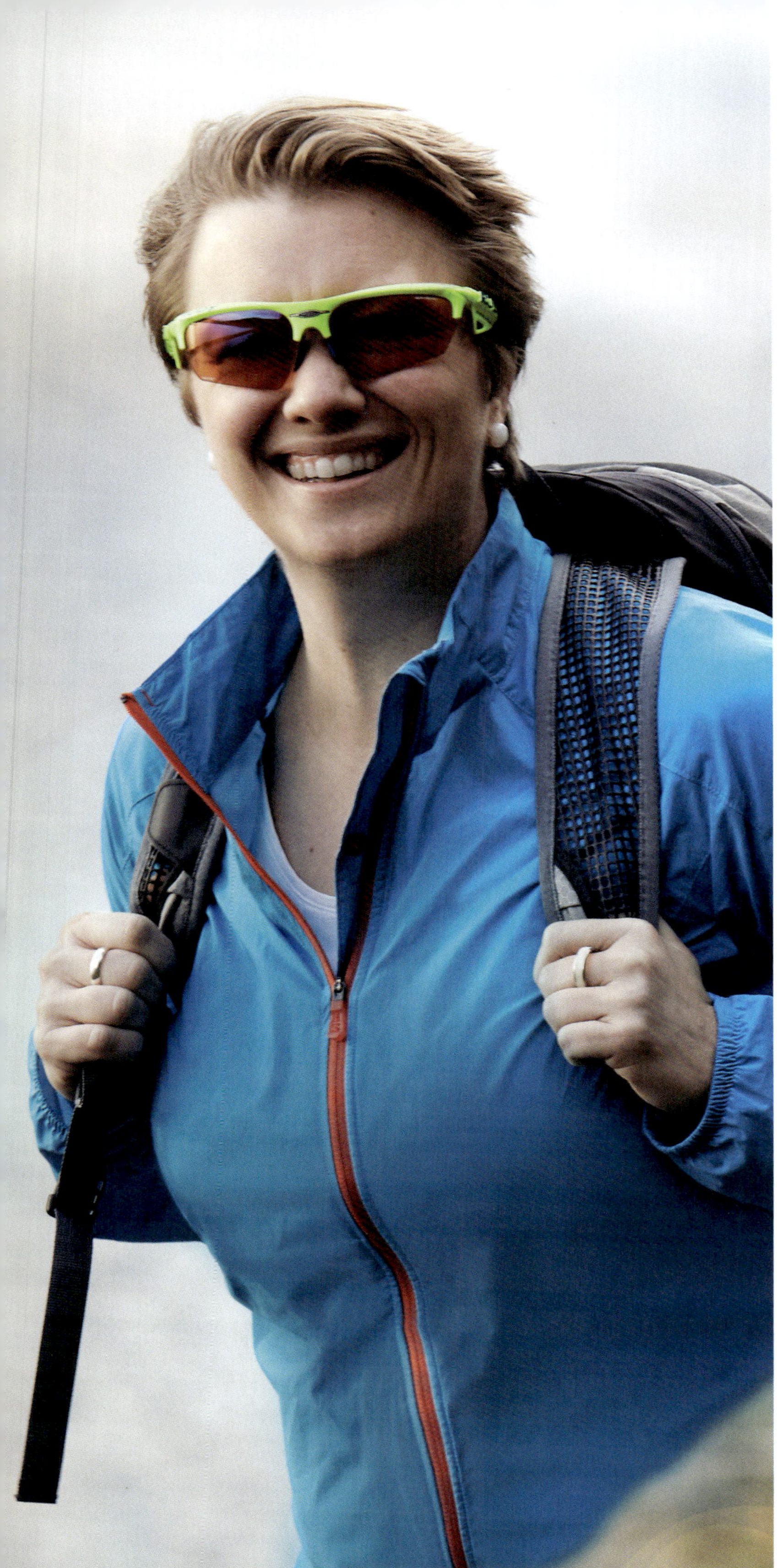

Leichtes Menü

Die vegan gesunde Küche – einfach on top
Sabrina Kögler
Fotografin und Bergsportlerin

Melo Mango Salat
Frucht pur. Zwiebel, Balsamico, Pfeffer und ein Hauch
von Salz geben diesem superfruchtigen Salat das
gewisse Etwas. Mehr davon!
Rezept siehe Seite 133

Zucchinispaghetti
Als Pasta- und Gemüsefan bin ich mit
Zucchinispaghetti sofort auf der Zielgeraden.
Und mit der Haselnuss-Variante begebe ich mich
direkt in mein kulinarisch veganes Schlaraffenland.
Ein leichtes und vollmundiges Vergnügen.
Rezept siehe Seite 177

Milchreis mit Ananas und Basilikum
In Reismilch sanft gegarter Risottoreis mit
exotischem Ananasflair und einem Hauch Basilikum,
getoppt mit kräftigen Balsamico. Fein nuanciert und
ein fruchtig leichter Genuss zum guten Schluss.
Rezept siehe Seite 259

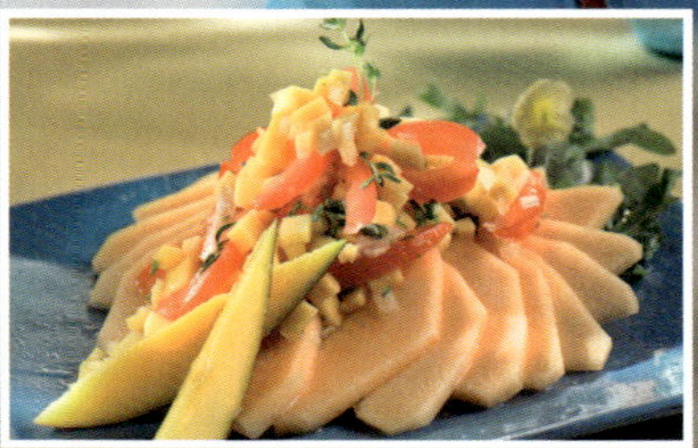

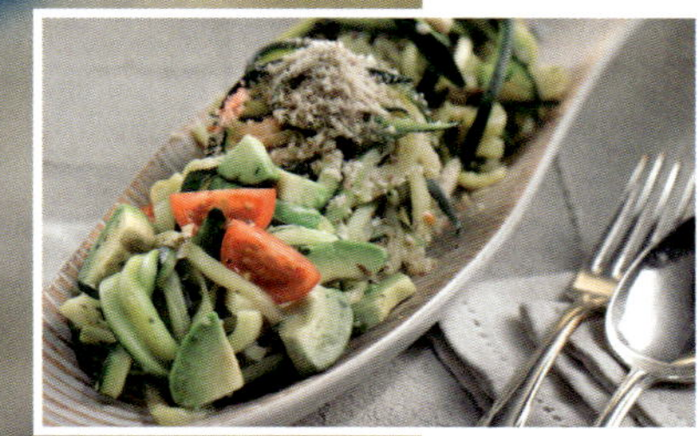

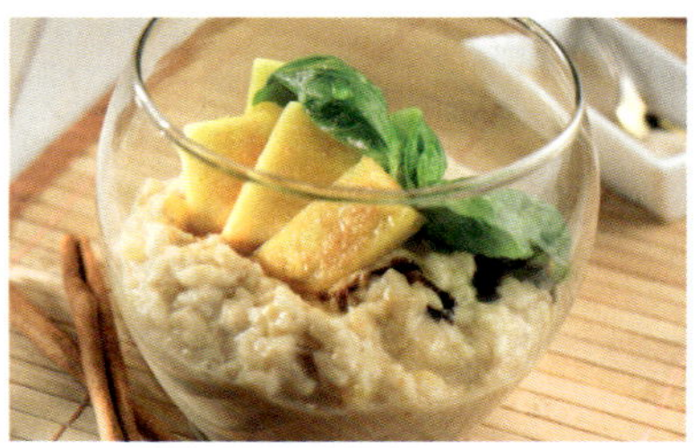

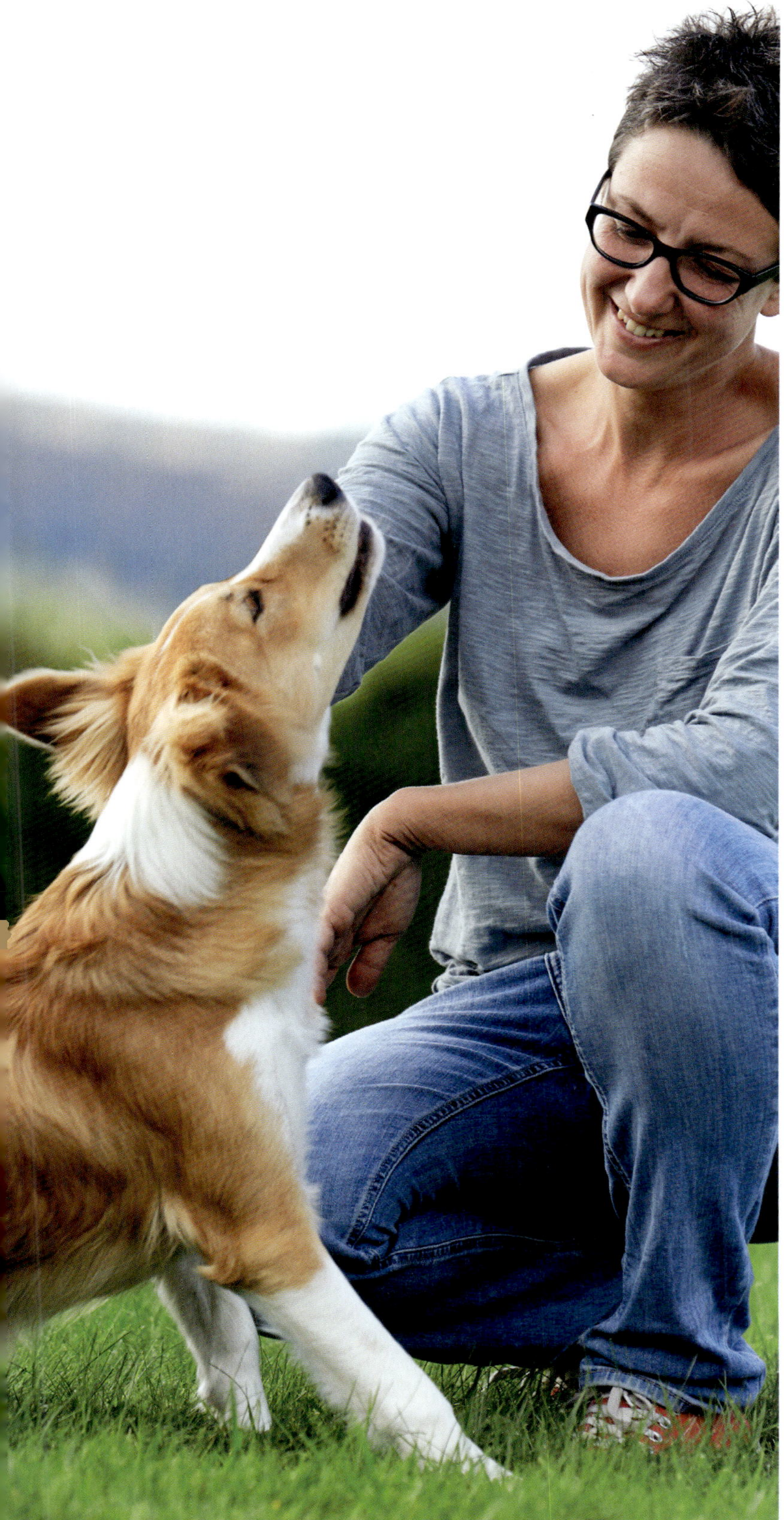

Festliches Menü

Vegan gesund – für Mensch und Tier das Beste
Gabi Sonnenschein
Fotodesignerin

Gemüsebrot

Ich lasse es gerne mal richtig krachen. Jedenfalls was
Brot betrifft. Ein frisches Brot und knackiges Gemüse
dazu – es gibt für mich kaum ein schöneres Entree
für ein Menü. Am liebsten möchte ich mich davon
sattessen.
Rezept siehe Seite 95

Rahmspinat mit Nüssen und Kartoffelkugeln

Leidenschaftlich gerne halte ich mich in der Natur
auf. Aber nicht nur als Fotografin bin ich begeistert von
dem, was Tiere und Pflanzen zu bieten haben. Frischer
grüner Spinat, leuchtend gelbe Safrankartoffelkugeln
und knackige Nüsse dazu … optisch und kulinarisch
mein Menü-Highlight!
Rezept siehe Seite 197

Schokoladenmousse

Genial. Der Klassiker in der veganen Version.
Der köstliche Schlusspunkt eines festlich veganen
Menüs. Da kann ich nicht widerstehen …
Rezept siehe Seite 265

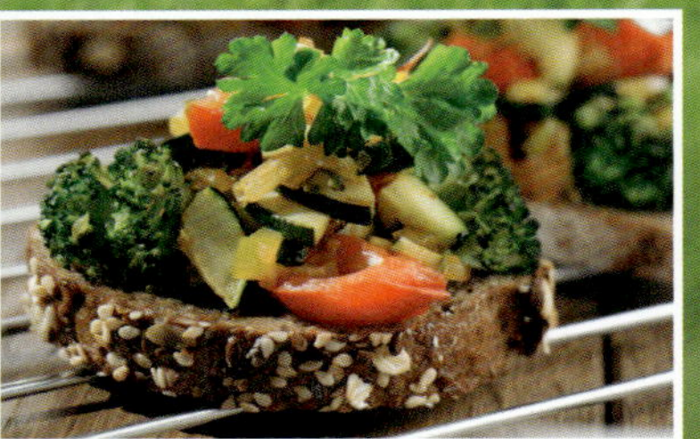
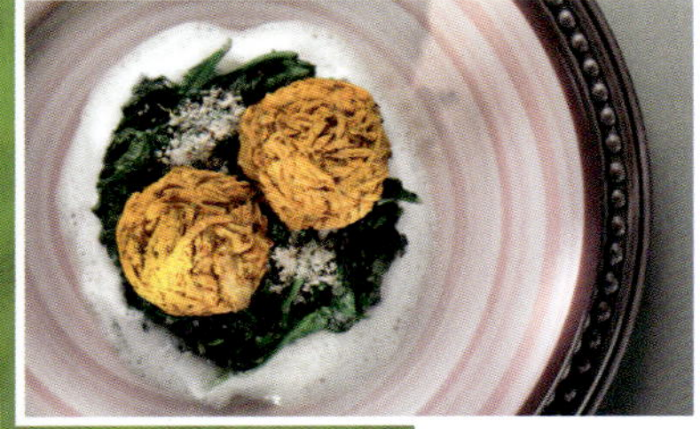
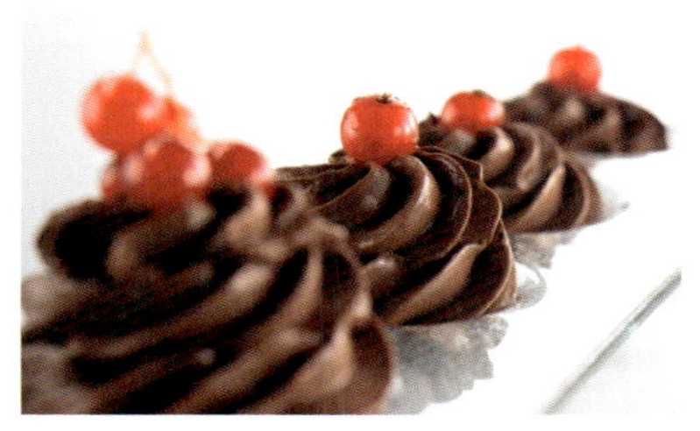

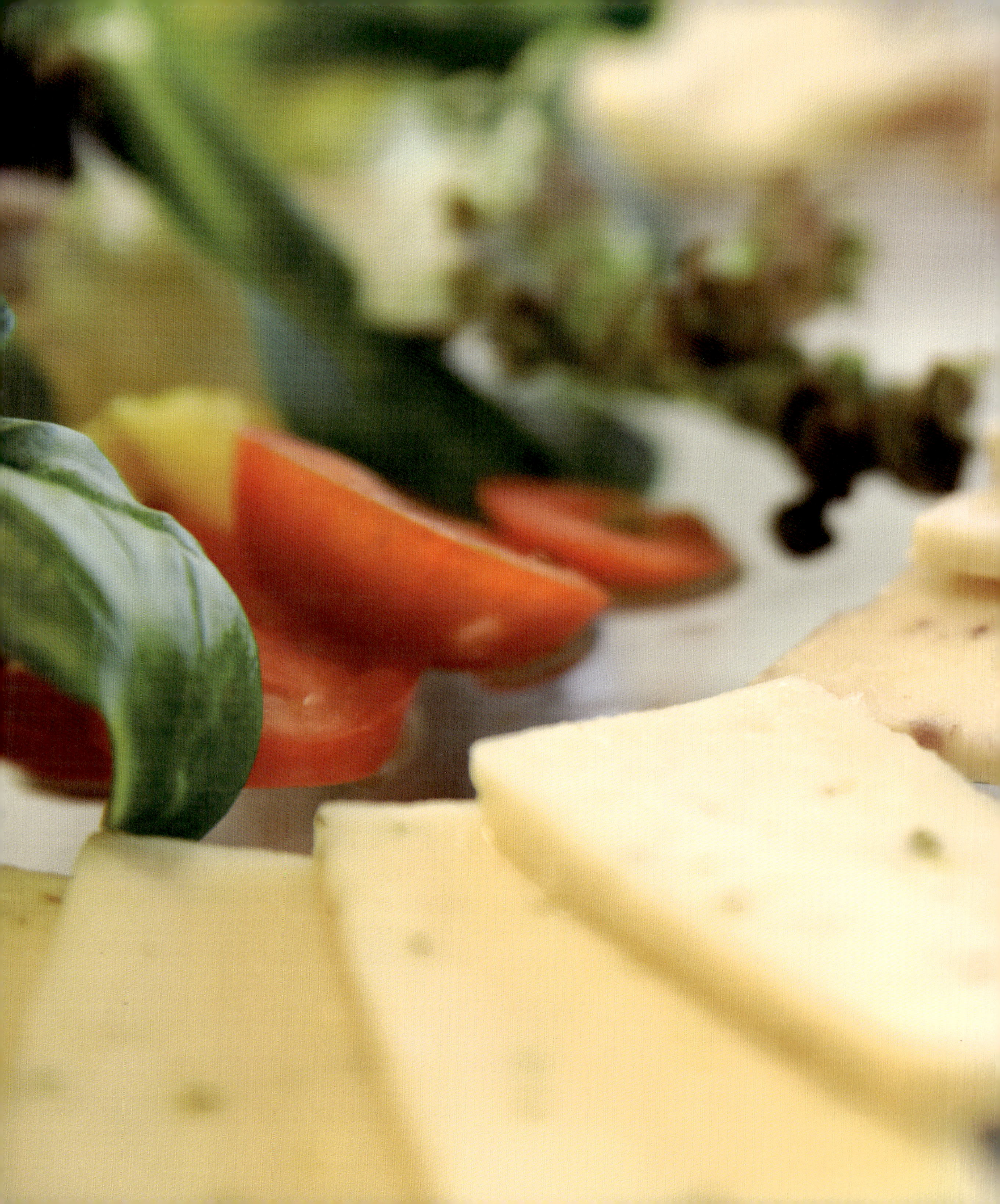

Darf's ein bisschen mehr sein? Vegane Alternativen für eine gesunde und tierleidfreie Ernährung

Obwohl ich der Meinung bin, dass die vegane Küche es nicht nötig hat, möglichst nah an die konventionelle Küche heranzukommen, gibt es einige Produkte, bei denen wir uns in der Küche anders organisieren müssen. Ich mag an dieser Stelle den Ausdruck „Ersatzprodukt" nicht. Wenn es um einen Ersatz geht, spricht man von einer Kopie, von Etwas, das dem Original möglichst ähnlich sein soll. Dies würde den pflanzlichen Produkten, die wir als Alternative zu der Kuhmilch, den Eiern, dem Fisch und dem Fleisch benutzen, nicht gerecht werden. Deshalb rede ich lieber von Alternativprodukten, die durchaus auch besser schmecken können, als das tierliche Pendant.

Da wir uns in unserer Kultur an tierliche Produkte und deren Einsatz in der Küche gewöhnt haben, finden sich diese in der konventionellen Küche in fast jedem Gericht wieder. Vor allem beim Kochen sind aber die meisten ganz einfach und vielfach auch geschmacklich eins zu eins zu ersetzen. Bei vielen Rezepten können solche Komponenten auch einfach weggelassen werden, ohne dass sich das Ergebnis verändert. Man muss bedenken, dass viele Rezepturen über Generationen weitergegeben wurden, ohne dass man jemals hinterfragt hat, ob z. B. bei Kuchen der Einsatz von Eiern wirklich nötig ist. In Anbetracht unseres heutigen Wissens sollten wir aber genau das hinterfragen. Selbst wenn das Resultat nicht genau das Gleiche wie das des ursprünglichen Rezepts sein wird, kann es dennoch sehr gut sein, dass die neue Version sogar besser schmeckt — mit Sicherheit aber gesünder und vernünftiger zubereitet wurde. Versuchen Sie darum auch selbst, Ihre Rezepte zu „veganisieren". Es ist um vieles leichter, als Sie vielleicht bis jetzt gedacht haben. Hierzu ein paar nützliche Tipps aus meiner Erfahrung im Umgang mit Alternativprodukten.

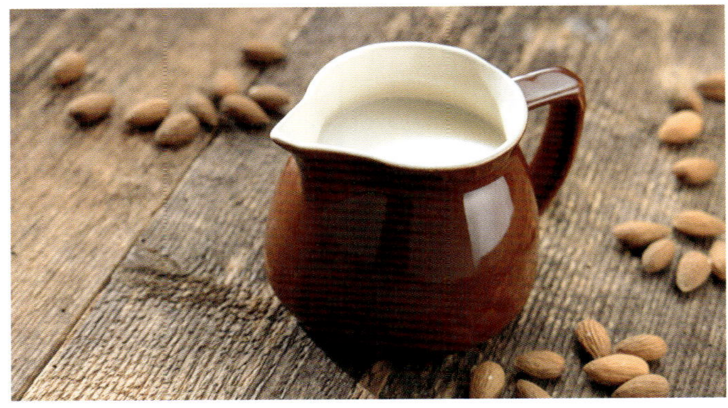

Milch

Wenn man an den Unterschied zwischen Veganern und Vegetariern denkt, fällt einem als erstes immer die Milch ein, die der Veganer bei seiner Ernährung grundsätzlich weglässt. Doch genau hier haben wir ein gutes Beispiel dafür, wie viele Alternativen es zur traditionellen Kuhmilch gibt. Falls mich jemand fragt, welche Pflanzenmilch der „richtigen" Milch am nächsten kommt, antworte ich immer: „Keine". Ob eine Soja-, Hafer-, Kokos- oder Reismilch, man muss sich einfach durchprobieren und selbst entscheiden, welche „Milch" man persönlich am liebsten mag. Sojamilch ist am Anfang sicherlich erst ein bisschen gewöhnungsbedürftig. Vorteil: Sie ist nahezu in jedem Supermarkt erhältlich. Die Reismilch wiederum besticht durch ihre Süsse und ist somit der absolute Favorit meiner Tochter. Hafermilch ist dagegen neutraler und mir am angenehmsten.

> Für den Kaffee eignet sich übrigens Sojasahne am besten. Es ist kaum ein Unterschied zu einer konventionellen Kaffeecrème zu schmecken.

Zum Kochen oder Backen können Sojamilch und Hafermilch eins zu eins wie Kuhmilch eingesetzt werden. Ich persönlich greife, seit ich keine Kuhmilch mehr trinke, öfter als früher auf Kokosmilch zurück. Kokosmilch ist auch in der konventionellen Küche sehr bekannt und wird hier vor allem für asiatische Gerichte eingesetzt. Sie hat den Vorteil, dass man sie besser kochen kann, ohne dass sie gerinnt. Ich setze sie weit über die asiatische Küche hinaus für viele Saucen und Suppen ein.

Vom Geschmack und der Qualität unterscheiden sich die Produkte der verschiedenen Hersteller sehr – also auch hier heisst es probieren, probieren, probieren.

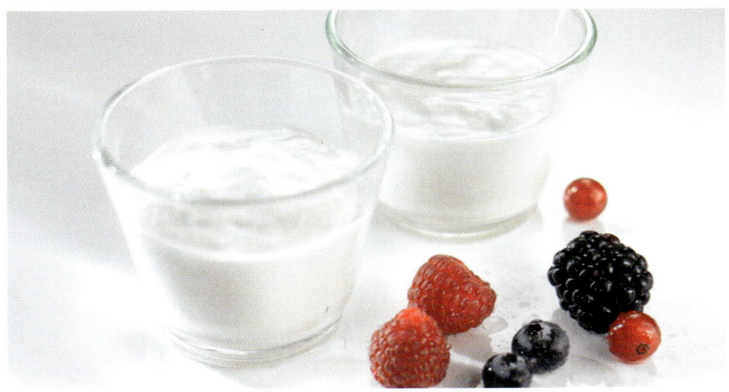

Sahne

Als Sahnealternative eignet sich Sojasahne. Bei einem guten Produkt ist sie, geschlagen oder auch in flüssiger Form, kaum von der klassischen Sahne zu unterscheiden. Vegan heisst allerdings nicht automatisch gesund – diese fettreichen Produkte sollten nur in kleinen Mengen konsumiert werden.

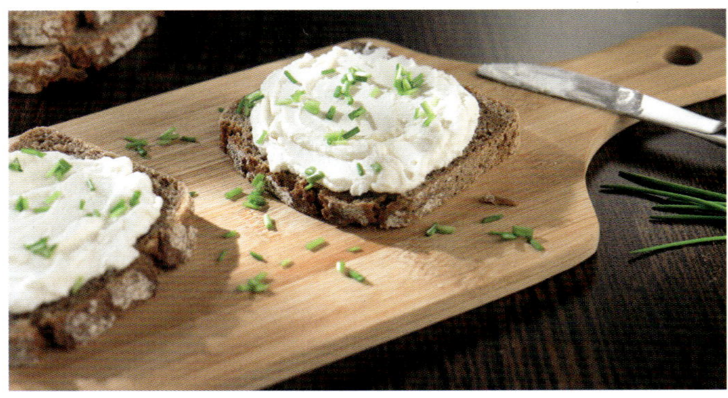

Frischkäse und Quark

Hier gibt es mittlerweile eine grosse Auswahl an Fertigprodukten in den Reformhäusern und Bioläden. Einige von diesen Fertigprodukten sind wirklich sehr lecker. Man kann sie aber mit einem Sojajoghurt selbst herstellen. Für einen Frischkäse lassen Sie einfach einen Sojajoghurt über Nacht in einem Tuch abtropfen und verfeinern ihn dann nach Belieben. Ob mit frischen Kräutern, Knoblauch oder Limette: Es wird immer ein Hochgenuss werden. Dieser „Frischkäse" ist auch meine liebste Alternative zu Mayonnaise. Er hat ein bisschen mehr Säure, ist jedoch viel leichter und gesünder und kann genau wie Mayonnaise verwendet werden. Falls jemand den Aufwand des Abtropfens nicht auf sich nehmen will, darf auch einfach der reine Joghurt verfeinert werden. So schmeckt er etwa wie Quark. Eine weitere Möglichkeit besteht darin, pürierten oder weichen Tofu als Basis für Dips und Aufstriche zu nehmen.

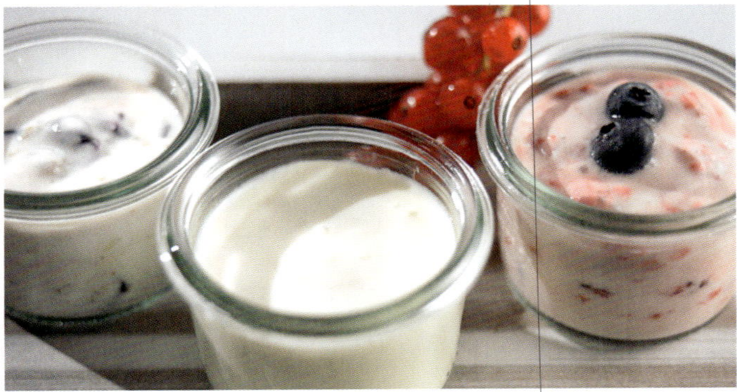

Joghurt

Die Auswahl an Sojajoghurts ist mittlerweile sehr gross und unterscheidet sich geschmacklich nicht wesentlich von den Kuhmilchjoghurts. Die grösste Auswahl findet man in Reformhäusern oder Bioläden.

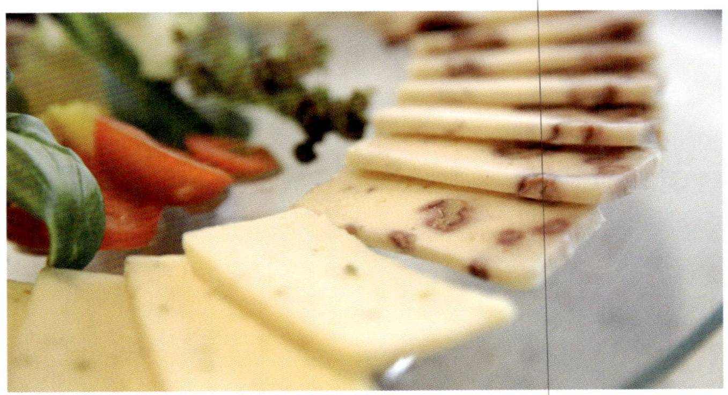

Käse

Es gibt verschiedene gute Produkte, die eine Alternative zu Käse sind. Geschmacklich habe ich aber noch kein Produkt kennengelernt, das wie Käse schmeckt. Deshalb sollte man diese Produkte nicht mit der Erwartung an einen Käse probieren, sonst wird man enttäuscht sein und weiss ein im Grunde gutes Produkt nicht zu schätzen. Auch Tofu ist eine gute Alternative zu Käse. Tofu wird immer als **der** Fleisch-Ersatz dargestellt — von der Herstellung her gesehen ist es aber eher ein Käse. In Kräuteröl eingelegt oder geräuchert ist ein guter Tofu (es gibt grosse Qualitätsunterschiede) eine wirkliche Delikatesse.

Anders sieht es bei Käse zum Überbacken aus. Da gibt es wirklich hervorragende Hefeschmelzprodukte, mit denen man eine exzellente Pizza herstellen kann. Überbacken oder gekocht in einer Sauce ist der Unterschied zu einem Kuhmilchprodukt minimal.

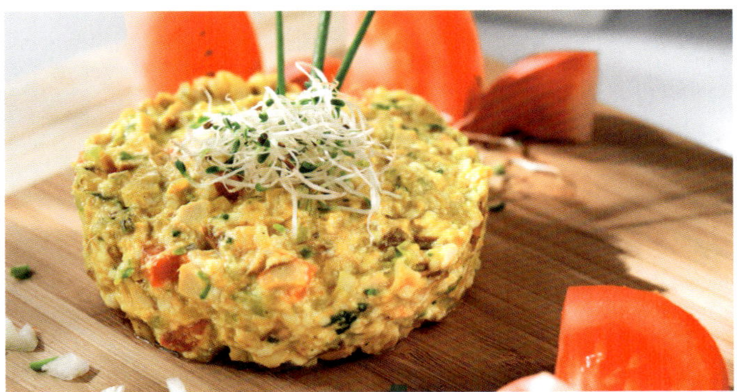

Eier

Es gibt kein Produkt, das ein 5-Minuten- oder ein Spiegelei ersetzt. Wir haben einige Tofu-Gerichte, die sich optisch an eine Eierspeise anlehnen und viele Alternativen zu Eierspeisen auf unserem Speisenplan. Aber keine echte Alternative. Hier müssen wir passen — was aber kein Problem sein sollte, angesichts der qualvollen Haltung, der Hühner üblicherweise ausgesetzt sind.

In sehr vielen Rezepten findet man Eier als Zutat. Eine Zutat, die eigentlich völlig überflüssig ist. Pasta ist das beste Beispiel: Eine original italienische Pasta hat niemals ein Ei im Rezept. Nudeln ohne Eier sind qualitativ ganz einfach besser. Auch viele Backrezepturen funktionieren wunderbar, wenn man auf das Ei verzichtet.

Also lassen Sie die Eier aus Grossmutters Kuchenrezept einfach mal weg und schauen Sie, was dabei entsteht. Sie werden überrascht sein. Falls Sie doch einmal auf die Eigenschaften von Eiern angewiesen sein sollten, gibt es zum Backen und Kochen gute Ei-Ersatzpulver (z. B. Sojamehl), die man je nach Produkt anrühren kann. Darüber hinaus gibt es eine Vielzahl von Spezialmehlen, die eine ei-ähnliche Bindeeigenschaft aufweisen.

Und für den schönen Glanz auf dem Gebäck empfehle ich eine Mischung aus Sojamilch und Öl im Verhältnis 1:1. Diese Mischung kann einfach vor dem Backen mit einem Pinsel auf das Backgut gestrichen werden.

Schokoladenmousse, Bayerische Creme, Crème brulée etc. funktionieren bestens ohne Ei z. B. mit veganer Sahne oder mit Seidentofu. Geschmacklich wird in vielen Fällen „das Original" noch übertroffen. Hier verlässt man sich aber besser auf schon bestehende Rezepte.

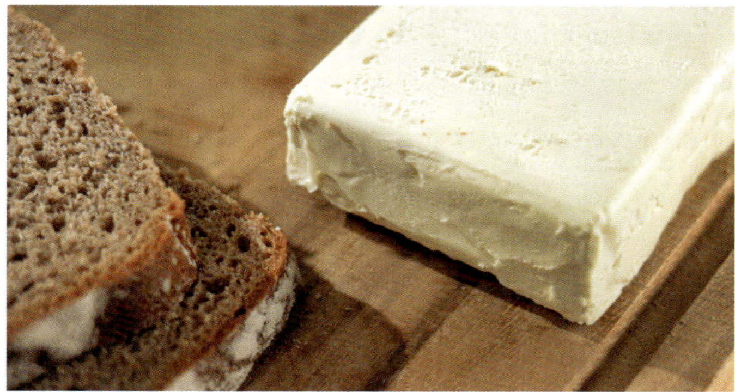

Butter

Butter wird ganz einfach durch Margarine ersetzt. Sie verhält sich sowohl im Aufstrich als auch beim Kochen wie Butter. Eine gute Margarine ist auch geschmacklich kaum von Butter zu unterscheiden. Hier gibt es aber sehr viele verschiedene Qualitäten – und Margarine heisst auch nicht automatisch vegan, oft sind noch tierliche Produkte wie Molkepulver, Joghurt usw. enthalten. Alternativen, die sich allerdings im Geschmacklichen deutlich unterscheiden, sind Mandelmus oder Erdnussbutter.

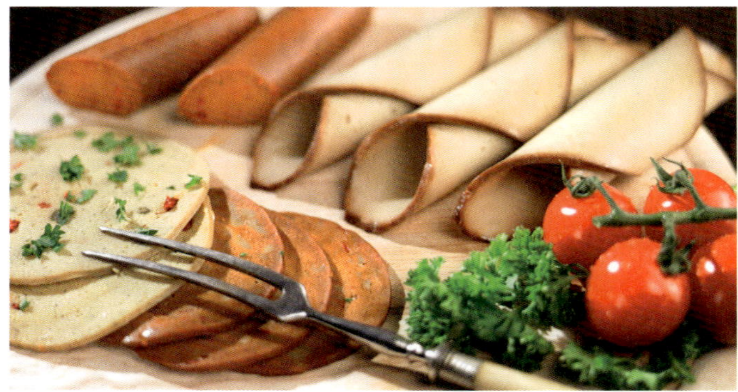

Wurst und Fleisch

Aufschnitt, Fleischersatzprodukte und Streichwürste gibt es heute schon in einer sehr grossen Auswahl in vielen Supermärkten. Diese Vielfalt ist allerdings nicht unproblematisch. Es wird sehr viel Fragwürdiges angeboten. Viele Menschen, die ihre Ernährung umstellen möchten, greifen gerne auf solche Produkte zurück. Und werden enttäuscht. Dies ist besonders schade, da sich nach dem Verzehr dieser Produkte viele Menschen wieder zurückbesinnen und der veganen Ernährung abschwören. Gute gibt es jedoch in allen Varianten: Vom fertigen Jägerbraten bis hin zur klassischen Bratwurst findet man (fast) alles, was das Herz begehrt. Auch wenn ich kein grosser Freund dieser Produkte bin, testen muss ich alle! Und verzweifeln Sie nicht, wenn eins mal nicht schmeckt, das nächste wird wieder Freude machen. Bei allen Fertigprodukten muss dennoch gut aufgepasst werden, denn in vegetarisch deklarierten Produkten ist meistens noch tierliches Eiweiss enthalten. Diese liegen in der Kühlvitrine immer direkt neben den veganen Produkten und sind sehr ähnlich gestaltet und verpackt.

Ein getrocknetes Sojagranulat kann man in Rotwein, Sojasauce und Gemüsefond einlegen. So verhält es sich wie klassisches Hackfleisch. Richtig zubereitet sind also Burger, Bolognese, Lasagne und Hackbraten von einem konventionellen Fleischgericht nicht mehr zu unterscheiden. Für Geschnetzeltes oder Ragout eignen sich Seitanblöcke, die wie ein Stück Fleisch verarbeitet werden können. Mit den typischen Fleischgewürzen wie Paprika, Curry, Kreuzkümmel, Anis, Muskatnuss usw. kommt man sehr nah an das Fleischgericht heran. Wichtig ist einfach ein gutes Anbraten mit Zwiebeln zur Bildung der Röstbitterstoffe. Man muss hier bedenken, dass der Geschmack, der typisch für Fleisch ist, immer beim Würzen und Anbraten entsteht. Der Geschmack hat also weder etwas mit Fleisch noch etwas mit vegan zu tun. Hier eignen sich Fleischgewürzmischungen, die genau diese Aromen enthalten und in der Regel rein vegan sind.

Tofu richtig zubereitet ist ebenfalls eine gute Alternative zu Fleisch – aber nicht das richtige Produkt, um ein Stück Fleisch oder ein Fleischgericht zu imitieren.

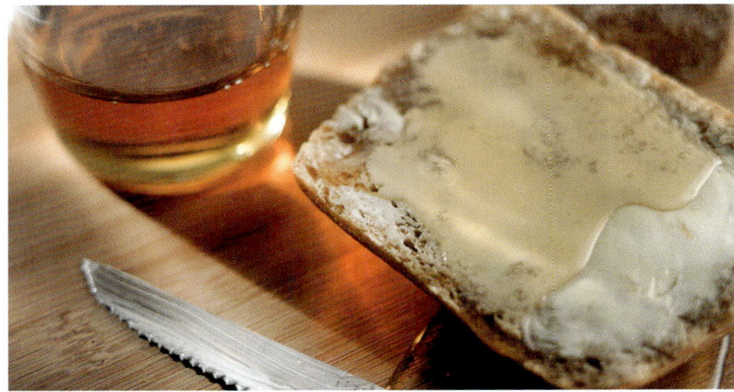

Honig

Honig kann ganz einfach durch Ahornsirup, Agavendicksaft, Birnendicksaft, Zuckerrübensirup oder unser Dattelmousse (siehe Rezept Seite 59) ersetzt werden. Vor allem die ersten drei sind eigentlich in jedem Supermarkt erhältlich und lassen sich sowohl als Brotaufstrich wie auch zum Kochen ähnlich wie Honig einsetzen. Hier haben wir ein Produkt, das einfach wegfällt und viele Produkte, die alternativ eingesetzt werden können, aber in einer konventionellen Küche eher selten zum Einsatz kommen. Bedauerlich, dass viele Menschen die tierleidfreien Alternativen nicht kennen (wollen).

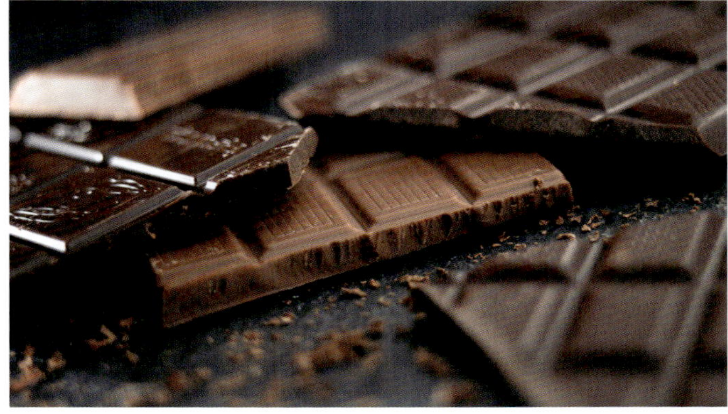

Schokolade und Süsses

Bei vielen Süssigkeiten – von Gummibärchen bis hin zu Panna cotta – wird Gelatine verwendet. Eigentlich völlig unsinnig, da wir z. B. mit Agar Agar all diese Produkte ohne einen Unterschied auch vegan produzieren können. Leider bewegt sich hier die Lebensmittelindustrie nur sehr langsam. Der vegane Trend bedingt, dass auch in Supermärkten immer mehr vegane Süssigkeiten angeboten werden. Diese sind in der Regel mit dem Vegansiegel gekennzeichnet. Darüber hinaus sind diese Produkte in Reformhäusern und Biomärkten zu finden. Auch bei Schokolade gilt: Kaufen Sie nur klar vegan deklarierte Produkte. Denn die meisten Schokoladen enthalten Milch oder Milchpulver. In Reformhäusern und Biomärkten gibt es aber hervorragende Produkte, die aus Sojamilch oder Sojasahne hergestellt werden.

Das Einkaufen in einem Supermarkt dauert bei einem Veganer meist ein wenig länger, da viele kleine Zutatenlisten auf tierliche Stoffe geprüft werden müssen. Aber selbst das ist nicht 100 Prozent sicher. Ein zusätzliches Problem sind die Verarbeitungs-Produkte, die nicht genannt werden. Laut Lebensmittelgesetz müssen Zusätze, die nur bei der Verarbeitung verwendet werden und dem Produkt theoretisch wieder entzogen werden, nicht deklariert werden. In der Praxis ist dies z. B. bei Wein aber auch be verschiedenen klaren Fruchtsäften der Fall. Diese werden während der Produktion mit Gelatine oder anderen tierlichen Produkten geklärt. Da aber laut Gesetz die Gelatine dem Produkt wieder entzogen wird, muss sie nicht deklariert werden. Wer also wirklich sicher sein möchte, dass ein Produkt vegan ist, sollte auf das Vegan-Label achten. Oder Sie stellen möglichst vieles selbst her und verzichten auf fertigproduzierte Lebensmittel. Ich hoffe, dass Sie sich auch dazu von unserem Kochbuch gerne anregen lassen.

Raphael Lüthy

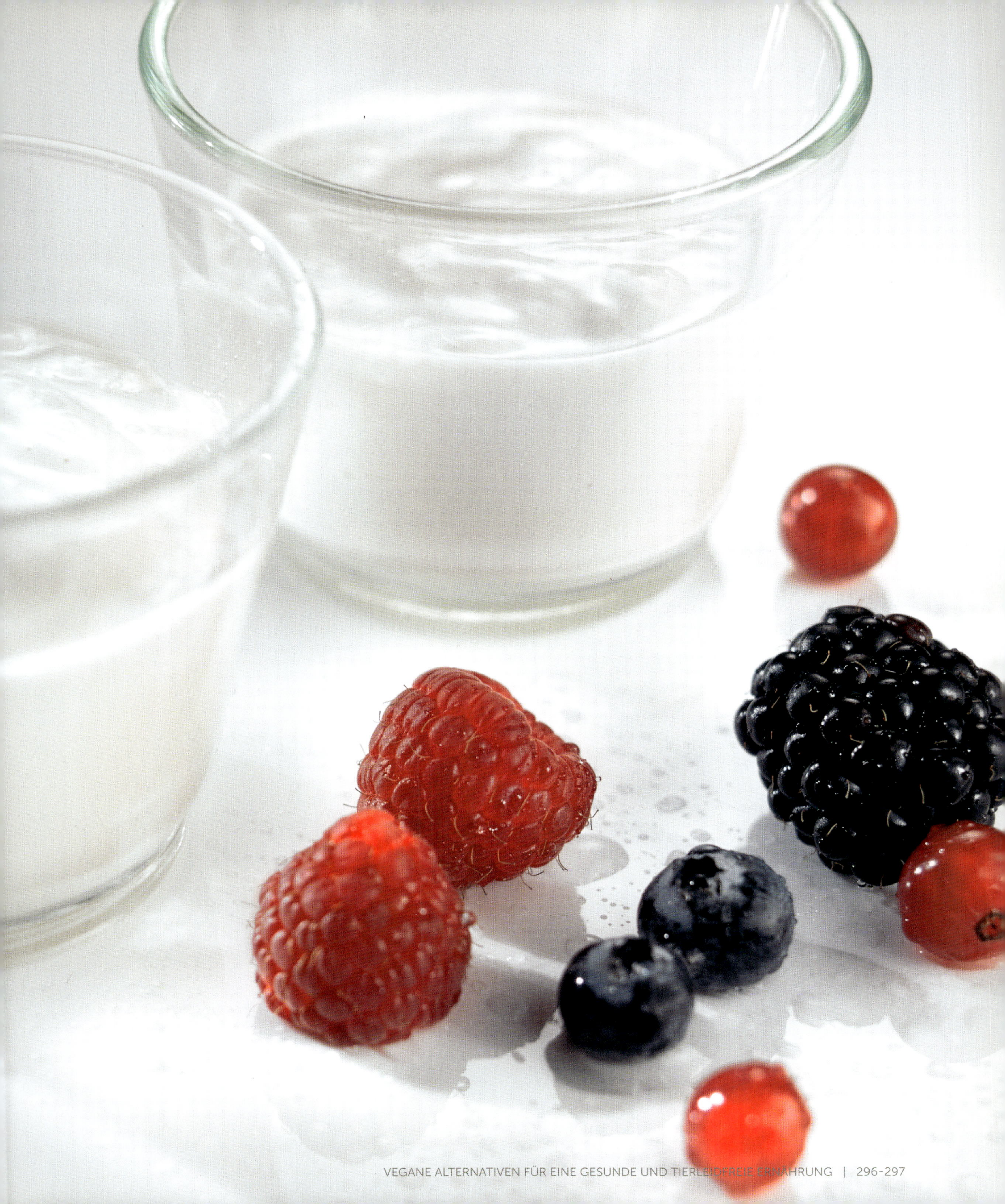

Rezeptverzeichnis

Empfehlungen

Links

- www.VeganGesund.info
- www.ProVegan.info
- www.ProVegan-Shop.info
- www.hotelswiss.info
- www.pcrm.org
- www.drmcdougall.com

Literatur

- „China Study" von T. Colin Campbell, 2. Deutsche Auflage, Verlag Systemische Medizin,
  ISBN 978-3-86401-001-9
- The China Study: The Most Comprehensive Study of Nutrition Ever Conducted and the Startling Implications
  for Diet, Weight Loss and Long-term Health von T. Colin Campbell Verlag: Perseus Distribution,
  ISBN-13: 978-1932100662
- Essen gegen Herzinfarkt: Das revolutionäre Ernährungskonzept von Caldwell B. Esselstyn
  Verlag: TRIAS, ISBN-13: 978-3830469087
- „Prevent and Reverse Heart Disease" von Caldwell B. Esselstyn, Avery (Penguin Group) New York 2008,
  ISBN-10: 1-58333-272-3
- „Milch besser nicht" von Maria Rollinger, JOU-Verlag, ISBN 3-00-013125-6
- „Food Revolution" von John Robbins, Ernährung – der Weg zu einem gesunden Leben in einer gesunden Welt,
  in deutscher Sprache, Hans-Nietsch-Verlag, ISBN: 978-3-934647-50-3, ein fantastisches Buch – sehr zu empfehlen!

DVD

- „Gabel statt Skalpell" – Sehr guter, sehr informativer Film über die Arbeiten von Prof. Campbell, Dr. Esselstyn
  und anderen Wissenschaftlern.

Die Autoren

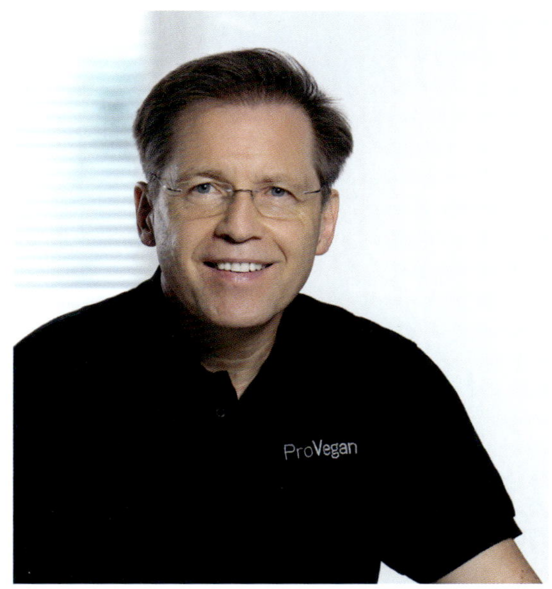

Dr. med. Ernst Walter Henrich studierte Medizin in Köln und promovierte 1986 an der medizinischen Fakultät zum Dr. med. Nach seiner naturheilkundlichen Fortbildung erhielt er 1988 durch die Ärztekammer die Erlaubnis zum Führen der Zusatzbezeichnung „Naturheilverfahren". Er spezialisierte sich auf Gebiete der Gesundheitsvorsorge – insbesondere auf gesunde Ernährung und gesunde Hautpflege. Diese Spezialgebiete lehrt er seit vielen Jahren auf Fortbildungsseminaren. Dr. med. Ernst Walter Henrich ernährt sich seit vielen Jahren vegan. Sein ebenfalls vegan ernährter Hund Felix erreichte das erstaunliche Alter von 19 Jahren.

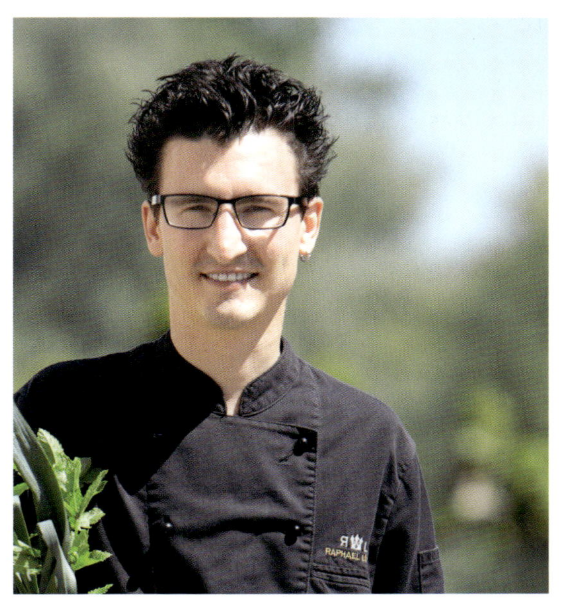

Raphael Lüthy erlernte im Jahr 2000 den Beruf als Koch in einem gut bürgerlichen Restaurant in der Stadt Bern. Nach verschiedenen Stationen in renommiertesten Häusern wurde er als 24-Jähriger in seinem ersten Jahr als Küchenchef bereits vom Gault Millau ausgezeichnet. 2011 machte er sich im Romantik Hotel Die Krone in Gottlieben selbstständig und wurde mit 26 Jahren Direktor. Unter seiner Führung erhielt das Haus unter anderem den renommierten Thurgau Tourismus Preis 2013. Seit 2012 führt Raphael Lüthy das Hotel Swiss in Kreuzlingen und setzt mit seinem Team ein konsequent veganes Gastronomiekonzept um. Dieses beinhaltet nicht nur ein Restaurant und eine Hotellerie, sondern bietet sowohl Caterings als auch Kochkurse und Events an. Raphael Lüthy ist verheiratet, hat zwei Kinder und einen Hund.

Die 7 Regeln einer gesunden veganen Ernährung

Regel 1
Am wichtigsten: So abwechslungsreich wie möglich ernähren!

Regel 2
Vitamin B12 als Nahrungsergänzung nehmen, im Winter eventuell Vitamin D (entweder veganes Vitamin D2 oder Vitamin D3 veganer Herkunft), Jod erhalten Sie aus Algen oder Jodsalz, das Sie aber bitte sparsam verwenden.

Regel 3
Vitamin-C-haltige Getränke zu den Mahlzeiten, um die Eisenaufnahme zu optimieren.

Regel 4
Raffinierten Zucker und Auszugsmehl meiden.

Regel 5
Zusätzliche Fette/Öle nur in geringen Mengen (Herzkranke sollten auf zusätzliche Fette/Öle völlig verzichten). Dies gilt aber nicht für vegane Kleinkinder.
Tipp: Omega-3-Fettsäuren bezieht man am besten aus frisch gemahlenen Leinsamen.

Regel 6
Industriell verarbeitete Nahrungsmittel eher selten konsumieren.

Regel 7
Frische Früchte, Gemüse, Hülsenfrüchte und Vollkornprodukte bevorzugen.